Collana di educazione e rieducazione

Alain Carré

Quando la musica parla al silenzio

Proposta di musicoterapia per bambini audiolesi

traduzione di
Monica Valenziano

Edizioni Scientifiche Magi

Alain Carré
Quando la musica parla al silenzio
titolo originale: *Vicariance et pertinence chez le sourd*

Via Bergamo, 7 – 00198 Roma
tel. 06/8542256 fax 06/8542072
Copertina: F. Lunghini

ISBN: 88-86801-08-4

PRIMA PARTE

IL SORDO IN TUTTI I SUOI STATI

Conoscere una verità [...] non ci esime dallo scoprirne altre, ma anzi ci facilita.
DESCARTES (*Regulae ad directionem ingenii*, I Vrin)

I sordi appartengono alla società degli uomini, non a quella dei pappagalli.
FERDINAND BERTHIER, 1820 (allievo sordo di Bébian, creatore della Société Centrale des Sourd-Muets de Paris)

«Non c'è peggior sordo di chi non vuol sentire». Tra «voler sentire» e «poter sentire», il sordo non ha scelta: egli non può sentire; o piuttosto, ciò che egli sente appartiene ad un altro ordine acustico rispetto alla materia sonora generalmente percepita.

Si può immaginare abbastanza facilmente quello che un cieco non vede. È diverso per quanto riguarda quello che un sordo non sente: poiché il deficit uditivo non riguarda soltanto l'intensità dei suoni percepiti ma anche la loro struttura (frequenze e armoniche). Nel corso di uno studio precedente (Carré, *Elaboration d'une méthode pour mesurer la saisie du langage...*), sono giunto alla realizzazione di una banda sonora che riproduceva le informazioni che arrivano al cervello del sordo in funzione del grado di sordità da cui egli è colpito, così che l'uditore si potesse trovare per qualche istante nella situazione quotidiana di percezione del sordo.

Questo non significa tuttavia *essere al posto del sordo*, aver compreso tutto delle sue condizioni di vita, della sua comunicazione. In effetti noi viviamo questi istanti eccezionali di situazione percettivo-deficitaria con il nostro passato di udenti: possediamo un bagaglio linguistico preliminare che il sordo non possiede, delle abitudini percettive, una storia sonora che permette al nostro cervello di compensare l'informazione deformata...

Sembra quindi necessario definire il deficit di percezione sonora che colpisce il sordo e le sue conseguenze (B) ai giorni nostri, dopo aver considerato il sordo nelle sue condizioni sociali, linguistiche e mediche a partire dalla definizione di sordomuto nel IV secolo a.C. (A). Il deficit di percezione determina naturalmente delle difficoltà di sviluppo della comunicazione orale (C) che molti metodi hanno tentato di risolvere, ciascuno precisando le proprie indicazioni, controindicazioni e limiti (D).

A. IL SORDOMUTO

Paradossalmente è nei *Dialoghi* di Platone, nel IV secolo a.C., che si trova per la prima volta menzione del modo in cui il sordo può comunicare.

> *Socrate*: «Rispondi alla mia domanda: se noi non avessimo né voce né lingua, e se malgrado tutto desiderassimo esprimere delle cose a qualcun altro, non dovremmo, come coloro che adesso sono muti, sforzarci di esprimere il senso delle cose con le mani, la testa e altre parti del corpo?».
>
> *Ermogene*: «Come potrebbe essere diversamente, Socrate?».
>
> *Socrate*: «Di conseguenza, penso che se desiderassimo esprimere qualcosa che sale e che è leggero, eleveremmo le nostre mani verso il cielo imitando la natura della cosa stessa; ma se volessimo indicare delle cose che scendono e che sono pesanti, dirigeremmo le nostre mani verso la terra. Se desiderassimo esprimere un cavallo che corre, o qualsiasi altro animale, mimeremmo dei gesti e delle espressioni con il nostro corpo simili a quelle cose, nel modo più simile possibile».

Presso gli egizi e i persiani la sordità era considerata come un segno del favore degli dei, mentre presso gli ebrei essa suscitava compassione e rispetto. Se due sordi si sposavano esprimendo il loro reciproco consenso con dei gesti, il loro matrimonio era considerato valido. Presso i greci, invece, i sordi erano respinti dalla società degli udenti. Al contrario di quello che avveniva presso i persiani e gli egizi, la sordità era considerata come un'imperfezione della natura. Fatta eccezione per Socrate, i gesti non erano ammessi come linguaggio. I bambini sordi venivano perfino gettati dall'alto delle scogliere, e quelli di Roma venivano deposti ai piedi delle statue per essere divorati dai cani. Bisognerà aspettare il Codice di Giustiniano nel VI secolo d.C. perché il sordomuto venga definito giuridicamente. Appare allora la distinzione tra sordità e mutismo, illustrata dai cinque casi fissati dalla legge:

- sordomutismo naturale;
- sordomutismo acquisito;
- sordità naturale;
- sordità acquisita;
- mutismo acquisito o naturale.

A queste cinque categorie corrispondevano dei diritti:

- se il sordomutismo era naturale, cioè dalla nascita, il sordo era privato di tutti i suoi diritti: divieto di sposarsi, inabilità al lavoro e agli atti importanti della vita;
- se il sordomutismo era acquisito, cioè apparso dopo la nascita, il sordo era autorizzato a dirigere i propri affari a condizione che fosse capace di scrivere; poteva in tal caso sposarsi;

– se la sordità era naturale o acquisita, il sordo aveva la capacità totale in quanto in grado di parlare;
– nel caso di mutismo acquisito o naturale, dal momento che la persona poteva udire e rispondere per iscritto, aveva anche una capacità giuridica totale.

Fino alla fine del Medio Evo, il sordo era integrato nelle comunità dei villaggi come lo erano i «folli» o gli «idioti». Così, malgrado la comunicazione difficile e poco elaborata, i sordi in questo contesto soffrivano di isolamento meno di quelli che vivevano nelle città, dove la comunità udente e parlante non li accoglieva affatto.

Nel XV secolo, durante il Rinascimento italiano, cominciano a stabilirsi delle relazioni tra udenti e sordi, che gli umanisti del XVI secolo svilupperanno. Un certo Huysmans, olandese, si recò a Ferrara per continuare gli studi. Egli affermò di aver incontrato un sordo dalla nascita che era riuscito a comprendere tutto ciò che egli aveva letto, e che esprimeva egli stesso i suoi pensieri per iscritto. Jérôme Cardan, nato a Parigi nel 1501, andò a Padova per studiare medicina e scoprì la testimonianza di Huysmans e redasse un manoscritto per insegnare ai sordi a leggere.

All'inizio del XVI secolo un sordo spagnolo, El Mudo, si recò in Italia per imparare a dipingere e diventare un discepolo di Tiziano. Di ritorno in Spagna, Filippo II gli affidò la decorazione di una parte del suo palazzo «El Escurial». Per undici anni El Mudo dipingerà delle tele gigantesche, d'ispirazione religiosa, la cui qualità artistica gli varrà l'ammirazione dei suoi contemporanei (Gremion, 1990).

Sempre in Spagna, un monaco benedettino, Pedro de Ponce de Léon, nato nel 1520, diventò precettore di alcuni sordi provenienti dalla nobiltà, tra cui i due fratelli e una sorella del Conestabile di Castiglia, figli del governatore d'Aragona. Egli insegnò loro a leggere, a scrivere e ad esprimersi oralmente. Il suo metodo d'insegnamento, messo per iscritto, fu probabilmente distrutto in un incendio che devastò la biblioteca del suo monastero di San Salvador.

Juan Martin Pablo Bonet, nato nel 1578 a Torrès di Berrelen, al servizio del Conestabile di Castiglia, riprenderà la fiaccola di Pedro de Ponce de Léon quando la famiglia gli chiese di educare il giovane Luigi. Così nel 1620, Bonet pubblicherà *Semplificazione delle lettere dell'alfabeto e metodo d'insegnamento che permettono ai sordomuti di parlare*. È la prima volta che appare stampato un alfabeto gestuale, di cui Bonet stesso attribuisce l'origine ad un teologo italiano del XIII secolo: San Bonaventura. Il principio del codice è semplice: a ciascuna lettera dell'alfabeto corrisponde una configurazione delle dita della mano. Per esempio, la vocale

«I» si esprime con la mano chiusa, ad eccezione del mignolo che resta teso. La consonante «L» è formata dal pollice e dall'indice tesi ad angolo retto e le altre tre dita ripiegate. Filippo IV di Spagna riconoscerà la qualità dell'educazione del giovane Luigi.

Alla fine del XVI secolo, San Francesco di Sales evangelizzò l'Alta-Savoia calvinista insieme ad un sordo, Martin, che aveva incontrato durante i suoi giri pastorali. I suoi biografi raccontano che Martin meravigliava gli ascoltatori raccontando tramite i gesti delle storie che tutti riuscivano a comprendere. Quando Francesco di Sales fu canonizzato, i sordi gli dedicarono una devozione senza fine, poiché egli fu uno dei primi religiosi a rispettarli, comprenderli ed amarli. Oggi San Francesco di Sales è il santo patrono dei sordi.

L'inglese John Wallis, grammatico, pubblicò a Londra, nel 1653, l'opera che viene considerata all'origine dell'ortofonia: *Grammatica Linguae Anglicanae cui praefigitur De Loquela Sive Sonorum Formationes.* A Oxford, Wallis si dedicò all'educazione di un sordo di venticinque anni, Daniel Whaley. Quando egli lo presentò alla corte e al re, questo sordo adulto «che parlava» stupì tutti. Nella stessa epoca ci sono stati molti casi di sordi che, seguiti da maestri diversi, diventavano sordi parlanti.

Contemporaneamente, in Belgio, il barone Von Helmont, intese far parlare i sordi utilizzando l'ebraico, che egli considerava la lingua universale. Nel 1667 pubblicò *Alphabeti vere naturalis Hebraici brevissima delineatio,* opera nella quale egli sosteneva la tesi secondo la quale ogni carattere dell'alfabeto ebraico è formato seguendo le posizioni degli organi vocali nel momento in cui questi emettono dei suoni.

George Raphael, nato in Slesia nel 1673, aveva sei bambini, e tra questi tre figlie sorde dalla nascita. Professore di teologia a Rostock, ispirandosi ai principi del *Surdus Loquens* (Conrad Amman, 1692) riuscì con successo ad educare alla parola la figlia primogenita, mentre le altre due si esprimevano con gesti e parole isolate.

Jean-Louis Arnoldi, nato nel 1735, pastore a Grossenlinden, fu incaricato di istruire molti sordomuti e pubblicò il suo metodo in un'opera intitolata *Metodo pratico per insegnare a parlare e a scrivere ai sordomuti.*

In Francia, nel 1679, il Parlamento di Tolosa pubblicò un decreto che riconosceva la validità di un testamento scritto da un sordomuto chiamato Guibal; in tale questione, il beneficiario del testamento aveva provato che Guibal sapeva usare perfettamente la lingua nella forma scritta; si ignora il nome dell'educatore di questo sordo, il primo sordo istruito di cui si abbia conoscenza in Francia, come pure del metodo che fu utilizzato (Vuillemey, 1940).

Etienne de Fay, egli stesso sordo, sarà ammesso nell'abbazia di Prémontré, dove riceverà un'educazione dominata dalla mimica e dalla scrittura. Matematico, architetto, scultore, in seguito aprirà lui stesso una scuola specializzata nell'educazione dei sordi.

Pereira, di origine portoghese (Jacob Rodriguez Pereira, nato nel 1715) studiò fino a che punto il tatto poteva supplire all'udito e alla vista. Egli esercitò il tatto e le sensazioni cinestesiche fino a comunicare con i suoi alunni al buio, attraverso la sola percezione dei movimenti delle dita. Tuttavia egli non trascurò l'udito: inventerà un cornetto acustico e praticherà su alcuni soggetti una vera rieducazione uditiva, nel corso della quale egli riuscirà a comunicare il suo stesso accento! Muore nel 1780, portando con sé il segreto del suo metodo.

In Germania, nella stessa epoca, Heinicke utilizza il senso del gusto per ottenere la fissazione degli elementi vocalici. Come Pereira, egli mantenne segreto il suo metodo. Tuttavia disse come fissava la vocale A (dando dell'acqua pura), O (dell'acqua zuccherata), OU (dell'olio), ecc. Nel 1778 fu nominato direttore della scuola dei sordomuti fondata a Leipzig. Egli si opporrà al metodo gestuale fondato dall'abate de l'Epée. Secondo lui, infatti, la vista non sostituiva l'udito. Egli basò il suo metodo d'insegnamento sulla lingua scritta e parlata. I suoi successori mantennero il suo metodo orale e nel XIX secolo la Germania sarà l'unico paese a non insegnare ai suoi sordi il linguaggio gestuale (l'utilizzazione del senso tattile sarà ripresa negli Stati Uniti nel 1926 da Miss Alcorn, poi da Robert H. Gault che metterà in evidenza l'intensità tattile della faccia palmare della mano ed utilizzerà per rieducare i sordi un metodo vibro-tattile ed uno comune. Nel 1938 il dottor Barczi di Budapest vi aggiunge l'educazione dei residui uditivi, creando un metodo *uditivo-tattile* che nel 1959 il professor Guberina perfezionerà nel centro S.U.V.A.G. di Zagabria, in Jugoslavia).

Charles-Michel Lespée, nato nel 1712, venne ordinato prete nel 1738. Si interessò alla causa dei sordi degli ambienti meno privilegiati. Per costoro, l'abate de l'Epéee fondò nel 1760 a Parigi, nella sua casa, il primo corso gratuito per sordi. Egli consacrerà la sua vita e le sue ricchezze per insegnare loro un nuovo linguaggio, da lui inventato: il linguaggio dei segni metodici, o linguaggio gestuale. Dopo molti anni di ricerca, di osservazione e di studio, pubblicò a Parigi nel 1776 la sua prima opera: *Istruzione dei sordi e dei muti attraverso la via dei segni metodici.*

Questo linguaggio mimico non somiglia in niente alla dattilografia di Pablo Bonet: si tratta, infatti, di un nuovo modo di comunicazione nel quale ogni gesto rappresenta un'idea, una parola, una frase, come negli esempi riportati di seguito, tratti dal *Dizionario* del dottor Blanchet pubblicato a Parigi nel 1850:

Abbandonare, lasciare:

1. posizionare le mani chiuse all'altezza e vicino al petto;

2. spostarle rapidamente in avanti aprendole bruscamente e simulando l'azione di lasciar sfuggire qualcosa che si teneva con le due mani.

Assente, assentarsi:

1. una mano tesa orizzontalmente col palmo in alto;

2. soffiare sul palmo di questa mano.

Amare: portare il palmo della mano destra sul cuore con l'espressione di un sentimento di tenerezza.

Cane: battere con il palmo della mano sulla coscia per simulare l'azione di chiamare un cane.

L'abate de l'Epée introdusse dunque i «segni metodici»: consideriamo il gesto che significa *amore*; gli si aggiunge il segno di aggettivo o di verbo, che corrisponde ad *amabile* o *amare*, e si forma un embrione di analisi sintattica «secondo il principio linguisticamente giusto che, non tenendo conto del livello fonologico, più due lingue sono vicine per struttura sintattica e strutturazione comunicativa, più è facile al locutore di una di esse apprendere l'altra» (Cuxac , 1983). L'abate de l'Epée fa riferimento alla *Grammatica generale ragionata* di Port-Royal come teoria linguistica; un secolo li separa, e tuttavia non stupisce veder citare i segni metodici riguardo al pensiero di Port-Royal. «Il movimento generale di revisione degli antichi valori», continua Christian Cuxac, «che ha agitato tutto il XVIII secolo in Francia, si traduce con la sostituzione della ragione, come valore costitutivo dell'uomo, con la nozione di natura umana». De l'Epée osservava il linguaggio gestuale dei sordi e per lui era il pensiero stesso dell'uomo «non ancora degradato dalla civilizzazione» (Abbé de l'Epée, 1776).

Così, nel pieno del secolo dei Lumi, l'abate de l'Epée dimostrò che i gesti possono costituire il veicolo del pensiero umano così come la lingua orale. Sul piano filosofico, la sua scoperta è fondamentale, soprattutto dal momento che si sa che Aristotele metteva i sordi e gli animali allo stesso livello, e che in tutte le opere della Scolastica che derivano dalla sua opera nessuno poteva concepire che un essere potesse pensare e comunicare senza il ricorso alla parola. Per la Chiesa il linguaggio è innato; è un dono di Dio. Nel Medio Evo, colui che avesse osato dubitare che «in principio era il verbo» sarebbe finito sul rogo. L'abate de l'Epée attribuisce molti vantaggi alla comunicazione gestuale:

- i sordi possono apprenderlo facilmente, comunicare tra di loro e con i loro maestri;
- anche gli udenti saranno interessati a sviluppare questo linguaggio uni-

versale, che si colloca più vicino alle emozioni che facilitano gli scambi: apprendendo questo linguaggio del corpo gli udenti possono stabilire tra loro una comunicazione migliore, universale e nella quale i sordi possono integrarsi e partecipare più facilmente (Mottier, 1978).

«I suoi successori non avranno né il talento né il coraggio di insegnare contemporaneamente ad ogni bambino un linguaggio orale e gestuale; in queste classi, presto sovraccariche, rimarrà solo il linguaggio gestuale, isolando nuovamente i sordi dagli udenti, così come in altri tempi avveniva per ignoranza» sottolinea Christiane Mottier (1978).

Tra i suoi successori, l'abate Sicard, grammatico, scriverà il suo *Corso d'istruzione ad uso di un sordo e di un muto*, così come una *Teoria dei segni*. Uno dei suoi alunni, Jean Massieu, ed uno dei suoi collaboratori, Bébian, s'interessarono maggiormente alla pedagogia. Massieu racconta così come sentì la sua evoluzione:

> Quando avevo dodici anni, i bambini della mia età non giocavano con me, mi disprezzavano. Ero come un cane. Mi divertivo da solo. Io conoscevo i numeri prima che me li insegnassero, le mie dita me li avevano insegnati. Non conoscevo le cifre... Cominciai a formare delle lettere con le dita. Nello spazio di diversi giorni, potei scrivere qualche parola...
> «Che cosa credevi che facessero coloro che si guardavano e muovevano le labbra?» gli domandano.
> «Io credevo – rispose – che esprimessero delle idee».
> «Perché credevi questo?».
> «Perché mi ero ricordato che avevano parlato di me a mio padre e che egli aveva minacciato di farmi punire».
> «Credevi dunque che i movimenti delle labbra fossero un mezzo per comunicare le idee?».
> «Sì».
> «Perché tu non muovevi le labbra per comunicare le tue?».
> «Perché non avevo guardato abbastanza le labbra dei parlanti e perché mi avevano detto che la mia voce era brutta. Siccome mi dicevano che la mia malattia era nelle orecchie, prendevo dell'acquavite e la versavo nelle orecchie che tappavo con del cotone».
> «Sapevi che cosa significava sentire?».
> «Sì».
> «Come l'avevi imparato!».
> «Una mia parente, che sentiva e che abitava a casa, mi aveva detto che lei riconosceva con l'udito una persona che non vedeva con gli occhi, quando questa persona veniva a trovare mio padre. Coloro che sentono possono vedere con l'udito, durante la notte le persone che camminano. Il passi nella notte permettono di distinguere le persone e dicono i loro nomi a coloro che sentono».

Alunno di Bébian (Bébian,1817), Ferdinand Berthier creò nel 1834 la Società Centrale dei Sordomuti di Parigi che poi diventerà la Società Universale dei Sordomuti. Egli venne chiamato dagli altri sordi il «Napoleone dei sordi» per l'ardore con cui egli li difese nella loro comunicazione gestuale. Questo sordo redasse numerose opere:

a. *Comunicazione sull'importante ruolo che la mimica ha avuto nei popoli antichi, e quello al quale essa potrebbe essere chiamata presso i moderni* (1839);
b. *L'abate de l'Epée, la sua vita, il suo apostolato, le sue opere e i suoi successi* (1852);
c. *Sull'opinione del defunto dottor Itard, medico a capo dell'Istituzione Nazionale dei Sordomuti di Parigi, relativa alle facoltà intellettuali ed alle qualità morali dei sordomuti; confutazione presentata alle Accademie di Medicina e di Scienze morali e politiche* (1852);
d. *Osservazione sulla mimica considerata nei suoi rapporti con l'insegnamento dei sordomuti* (1854).

Nel 1863 Ferdinand Berthier scrisse anche un *Codice Napoleone*, il codice civile dell'Impero francese messo alla portata dei sordomuti, delle loro famiglie e dei parlanti che si trovavano in rapporto giornaliero con loro, per rivendicare una cittadinanza a pieno titolo per il sordo.

Dal 1827 al 1850, diversi tentativi di ritorno all'oralismo fallirono. Tra coloro che hanno cercato di reintegrare i sordomuti nel mondo dei parlanti, due medici furono successivamente a capo dell'Istituto Nazionale dei Sordi a Parigi: i dottori Itard e Blanchet. Il dottor J.M.G. Itard (1774-1838) diede vita alla medicina otologica con il suo *Trattato sulle malattie dell'orecchio* nel 1822. Seguiranno: *Saggio sulle malattie dell'orecchio* di Hubert Vallerooux, nel 1846 e *Trattato sulle malattie dell'orecchio* del dottor Kramer nel 1848, tradotto dal dottor Ménière.

Itard proscrive il linguaggio gestuale dell'Istituto, invocando la povertà del suo vocabolario, la sua sintassi precaria e la difficoltà ad accedere successivamente al linguaggio orale. Legata alla debolezza dell'udito, l'imperfezione del linguaggio, secondo lui, indebolirà il pensiero, ridurrà l'astrazione, per questo nasce la sua decisione di sviluppare il linguaggio orale. Il suo ideale è la realizzazione di una «colonia organizzata in società, sotto l'autorità assoluta di un governatore e sotto la direzione di alcuni istitutori, scelti tra i più istruiti» in cui il talento del sordo e la sua originalità possano esprimersi (Blanchet, 1850a).

Il dottor Blanchet, che successe ad Itard, creò un nuovo metodo di rieducazione dell'udito che consiste nell'emettere dei suoni di intensità crescente e nell'eccitare i nervi di sensibilità generale. Per Blanchet il sordo può sentire, può parlare. Le sue ricerche sono presentate nel suo *Trattato filosofico e medico sul sordomutismo* del 1853. Anche se, come Itard, si adopera per favorire l'accesso del sordo al linguaggio orale, se ne distinguerà per principi e per mezzi:

– da una parte egli apprezza il linguaggio gestuale, che ritiene indispensabile per la comunicazione dei sordomuti tra di loro. Egli raccomanda anche agli udenti, che si occupano dei sordi, di apprendere questo linguaggio gestuale. Per essi egli crea un dizionario (Blanchet, 1850b);

– raccomanda l'educazione uditiva dei residui dell'udito: «Combattere i disturbi funzionali dell'apparato uditivo e vocale del sordomuto e del sordo, con l'aiuto della ginnastica vocale e uditiva, del canto, della lettura ad alta voce, della conversazione reciproca all'orecchio, della musica vocale, strumentale (piano, organo, audiometro, sirena, monocorda, ecc.) applicati a questi diversi esercizi metodici e determinati» (Blanchet, 1859);

– egli è convinto che uno sviluppo migliore del sordo si realizzerà più facilmente a contatto di tutta la specie umana, piuttosto che nella sola comunità sorda. È così che egli tenta nel 1848 un esperimento di integrazione dei sordi in un ambiente comune, nelle scuole pubbliche della città di Parigi.

I risultati di questo esperimento di integrazione superano le sue speranze e il sistema si allarga ad altre scuole. Sfortunatamente, il sostegno necessario per questi numerosi bambini integrati non fu mai realizzato e il processo pervenne a numerosi fallimenti. Ecco perché in Francia, tra il 1850 e il 1900, si apriranno trentuno nuove istituzioni fondate sugli stessi principi di quelle del primo centro fondato dall'abate de l'Epée (Wagner, 1970).

Ultimo avvenimento importante per i sordi del XIX secolo, il Congresso Internazionale di Milano nel 1880 valorizzerà i principi di Itard per quanto riguarda il valore dell'*oralismo*. Ad eccezione di Gallaudet, il delegato americano, «ci fu una grande celebrazione dell'oralismo» secondo l'immagine del delegato italiano:

> La parola, non esaltando il senso, non fomentando la passione, come lo fa il linguaggio fantastico dei segni, eleva lo spirito molto più naturalmente, con calma, prudenza e verità, e scarta il pericolo di esagerare i sentimenti di ciò che si dice e di svegliare nello spirito dei sentimenti nocivi. Io mi guardo bene dal definire con dei segni Dio, gli angeli, l'anima, la fede, la speranza, la carità, la giustizia, la verità e tutto ciò che nella religione si rapporta a degli esseri o a delle idee di questa natura. La parola viva, orale, ancor più della scrittura, è il solo segno mentale che possa indicare le cose spirituali e astratte, senza dar loro una figura, senza materializzarle. Di natura divina, essa stessa (cioè la parola) è il mezzo più adatto per parlare di cose divine e di cose razionali.

La nuova Carta per l'insegnamento dei sordi si ispirerà alle raccomandazioni del Congresso, considerando *l'incontestabile superiorità della parola sui segni per restituire il sordomuto alla società e per dargli una migliore conoscenza della lingua* e dichiarando *che il metodo orale deve essere preferito a quello della mimica per l'educazione e l'istruzione dei sordomuti.*

Jean Grémion, ne *Il pianeta dei sordi* (1990) cita questa giustificazione biologica dell'ispettore generale Regnart a proposito del sordo e della sua parola:

> Tutti sanno che i sordomuti sono degli esseri inferiori sotto ogni aspetto: solo i professionisti della filantropia hanno dichiarato che sono degli uomini come gli altri... Poiché il sordo assomiglia all'*Homo Alalus*, l'uomo senza parola dei tempi preistorici, anzi, ancora peggio, dal momento che non sente passa nell'ambiente dei suoi uguali, per lui simili a delle ombre, senza sentirli, senza comprenderli: tutto ciò che è umano gli è estraneo. In questo lavoro io non devo che studiare le condizioni determinanti il sordomutismo, lesione del cervello, dell'orecchio interno, ecc., ereditarie nel sordo alla nascita, acquisite negli altri (in seguito a meningite, febbre da tifo, convulsioni, ecc.). Anche in questi ultimi casi, ci deve essere una predisposizione particolare: l'ereditarietà, senza dubbio, domina e dirige tutta la biologia. Non si tratta di un parallelo da stabilire tra i criminali e i sordomuti, ma solamente del fatto che in tutti i casi di questo tipo, la degenerazione ereditaria è il fatto dominante.

Bisognerà aspettare un secolo, cioè il giugno 1977, una circolare del ministero della Sanità, per abrogare l'ostracismo che pesava sul linguaggio gestuale dopo il Congresso di Milano.

B. IL DEFICIT DI PERCEZIONE SONORA E LE SUE CONSEGUENZE

«Gli organi sensoriali sono di importanza vitale per l'organismo poiché permettono la sopravvivenza dell'individuo e della specie» (Schindler, 1984), afferma Oskar Schindler, professore di foniatria all'Università di Torino. Certamente, ma essi hanno tutti uguale importanza? Si può affermare che il ruolo dei cinque sensi non è uguale per la sopravvivenza della specie e che il grado di importanza di questo ruolo è evoluto nella storia; solo la vista, tra i cinque sensi, sembra essere sempre stata essenziale per la nostra sopravvivenza. Gli altri quattro sensi, si tratti dell'udito, dell'olfatto, del tatto o del gusto, si sono indeboliti nel corso delle generazioni e dell'evoluzione della società umana, a tal punto che gli uomini ora organizzano dei corsi per imparare a sentire, a gustare, a toccare, ad ascoltare. Nel campo dell'udito, una iniziativa recente della Sicurezza stradale è significativa: un'inchiesta intitolata *Prévenson* è stata effettuata nel 1988 in un certo numero di scuole per valutare quale importanza esse attribuivano al suono nell'educazione.

L'obiettivo riconosciuto di questa operazione era quello di preparare una gigantesca campagna di sensibilizzazione degli scolari all'ascolto del loro ambiente sonoro quotidiano, per prevenire alcuni incidenti di circolazione di cui sono vittime i bambini. Si trattava difatti di esercitare nuovamente l'udito per la preservazione della specie.

L'educazione uditiva soffre di un manifesto sottosviluppo nelle famiglie e a scuola, poiché si pensa che questo senso non abbia bisogno di essere esercitato al di fuori del contesto musicale. Infatti non si dice in musica «avere orecchio» o peggio «non avere orecchio»? In realtà, malgrado tutte le informazioni tecniche e le conoscenze di cui noi disponiamo attualmente, la confusione tra sentire e ascoltare rimane e si ignora sempre ciò che il sordo sente male e ciò che l'udente ascolta male, così che nel 1990 si trovano ancora degli individui ritenuti sordi che non lo sono, e degli individui che sentono male senza che il loro deficit di percezione sia mai stato considerato.

Ecco perché nelle pagine seguenti ci concentreremo a spiegare le cause della sordità (primo punto) e le loro manifestazioni (secondo punto) prima di presentarne le conseguenze.

1. Eziologia delle sordità

Si distinguono due grandi categorie di sordità in funzione della localizzazione delle lesioni:
- le sordità di *trasmissione* dovute ad una lesione dell'apparato timpano-ossiculare (confrontare lo schema dell'orecchio qui sotto);
- le sordità di *percezione* dovute ad un danno dell'orecchio interno e delle vie nervose.

Sordità di trasmissione

Le sordità di trasmissione sono essenzialmente legate a dei disturbi del funzionamento della tromba di Eustachio, a un danno del rinofaringe o ad una infezione cronica dell'orecchio medio.

❑ *Ostruzione tubarica*

L'ostruzione tubarica che determina una cattiva aereazione della cassa del timpano è la causa più frequente di ipoacusia nel bambino. Questa ipoacusia è moderata ed è oggetto di un trattamento medico o chirurgico che permette una restituzione della funzione uditiva (ablazione delle ve-

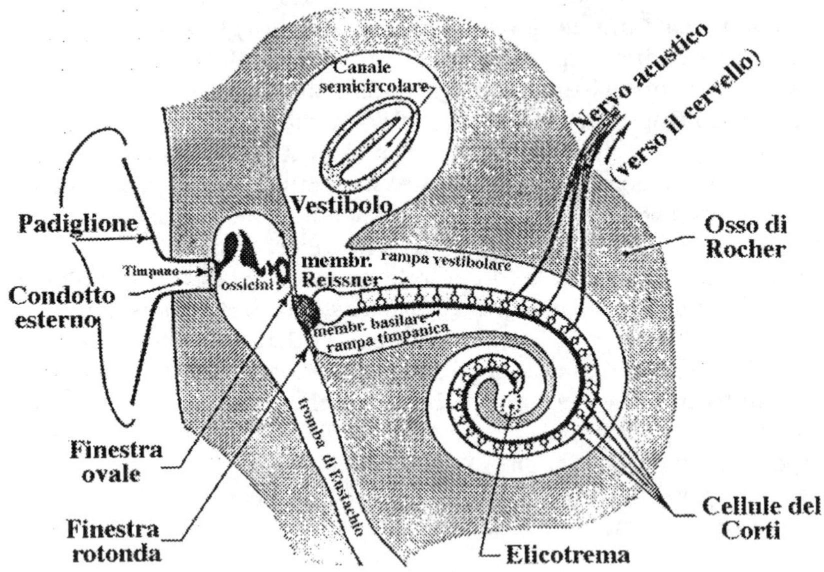

Schema dell'orecchio

getazioni, massaggio tubarico, trattamento della patologia nasale, insufflazione). Ad uno stadio più evoluto si può osservare una otite seria la cui tabella clinica è dominata dalla sordità.

❑ *Infezione dell'orecchio medio*

L'otite acuta determina solo una sordità transitoria, tranne quando diventa cronica. La paracentesi permette di dar sollievo al bambino praticando un'incisione nel timpano; i liquidi purulenti possono allora uscire. Le paracentesi, anche se temute dalle famiglie, mettono meno in pericolo l'integrità del timpano piuttosto che le rotture spontanee sotto la pressione della massa purulenta.

Si possono distinguere vari tipi di danni uditivi cronici:

a. l'*otorrea tubarica*: le secrezioni mucose della tromba di Eustachio e del cavo scorrono dal condotto uditivo esterno, attraverso una perforazione del timpano, conseguenza di una otite acuta mal curata o particolarmente necrotizzante. Se l'otorrea è infettiva, c'è rischio di osteite delle pareti della cassa e degli ossicini. La sordità in quel caso è più grave) (Busquet, *Rééducation de l'enfant sourd*);

b. l'*otite colesteatomatosa* ha un aspetto molto specifico: il colesteatoma erode l'osso che lo circonda, provocando così delle complicazioni talora gravi, spesso il danneggiamento del labirinto.

Questi diversi danni dell'orecchio medio necessitano di un trattamento medico e chirurgico i cui risultati sono più o meno soddisfacenti secondo i casi. La funzione uditiva non può sempre essere ristabilita e talvolta bisogna prendere in considerazione l'uso di una protesi acustica. Esistono ugualmente delle malformazioni congenite dell'orecchio medio ed esterno.

Nei casi di sordità di trasmissione, le incidenze sul linguaggio sono generalmente minime, ad eccezione delle deficienze uditive superiori a 50 decibel e apparse molto presto. Ma non bisognerà tuttavia trascurare queste ipoacusie, che sono spesso la causa di difficoltà scolastiche.

La percentuale di bambini affetti da sordità di trasmissione durante il periodo scolastico è di circa il 3 per cento.

Sordità di percezione

Queste sordità corrispondono ad un danno dell'orecchio interno o delle vie nervose. In quasi tutti i casi si constatano dei disturbi del linguaggio, tanto più gravi quanto più il deficit uditivo è profondo, precoce, o la lesione sia centrale. Circa lo 0,5 per cento dei bambini in età scolare sono affetti da sordità di percezione a differenti gradi.

Il miglioramento della qualità dell'udito è molto raro, in alcuni casi di sordità acquisite. Al contrario, si osservano dei peggioramenti progressivi della sordità, spesso in casi di sordità familiari, ma anche nel caso di danni di diversa origine.

Nella sordità di percezione si distinguono:

a. *Le sordità ereditarie*
Rappresentano circa il 20 per cento dei casi e numerose eziologie sconosciute appartengono a questo gruppo. Alcune di esse, si possono constatare dalla nascita. Le sordità degenerative, al contrario, appaiono più o meno tardi dopo la nascita e si aggravano progressivamente.

La sordità genetica può essere associata ad altri disturbi sensoriali, motori o mentali;

b. *Le sordità acquisite*
❒ Sordità di origine prenatale:
- la rubeola (o rosolia) quando sopraggiunge tra la settima e la decima settimana di gravidanza determina una sordità di percezione causa-

ta dall'arresto dello sviluppo della coclea. Il deficit generalmente è grave e può essere accompagnato da altri danni, soprattutto cardiaci e oculari.
- la toxoplasmosi contratta dalla madre in periodo di gestazione può determinare una sordità che può essere o meno associata ad altre malformazioni.

L'incompatibilità sanguigna può provocare un danno cocleare nella misura in cui essa si complica di ittero nucleare. Gli incidenti di incompatibilità sanguigna sono regrediti in questi ultimi anni grazie ai progressi della prevenzione e della terapia medica.

❒ Le sordità di origine neonatale:
- l'anossia neonatale può determinare lesioni uditive;
- ugualmente la nascita prematura;
- un trauma ostetrico.

❒ Le sordità di origine post-natale: la sordità può allora essere causata da:
- alcune malattie infettive come le meningite e le encefaliti;
- delle affezioni da virus neurotropi ed in particolare le reazioni meningee parotitiche che determinano delle sordità colpendo il neurolabirinto; in questo caso è spesso colpito un solo orecchio;
- delle terapie farmacologiche tossiche per l'orecchio, come la streptomicina, la canamicina, la gentamicina, il chinino, in particolare quando vengono somministrate a lungo ed in gran quantità;
- traumi con frattura della piramide (o rocca);
- danni metabolici come il mixedema o il diabete infantile.

Classificazione eziologica delle sordità (secondo il Dottor Busquet)

Varietà

1. *Genetica*: costituzionale, degenerativa (sordità familiari progressive);
2. *Prenatale*:
   - embriopatia: affezioni materne in particolare;
   - fetopatia: incompatibilità sanguigna, emorragie.
3. *Neonatale*: prematurità, anossia, trauma ostetrico (distosie, forcipe, ecc.).
4. *Infantile*:
   - infettiva: meningite, virale, otitica;
   - tossica esogena: streptomicina...;
   - traumatica: choc sonoro, cranico;
   - metabolica: endocrina, proteinica, tossico endogena.
5. *Adulta*: in più rispetto ai precedenti: vascolare, allergica, di senescenza.

Metodologia medica

1. Osservazioni, antecedenti;
2. Esami paraclinici: elettroencefalogramma, radiologia, cariotipo, ematologia vestibolare, elettronistagmografia oculare.

Classificazione clinica delle sordità

1. Sordità di trasmissione

È detta «di trasmissione» la sordità che l'audiometria tonale permette di distinguere dalla sordità di percezione:

- ❑ infezioni;
- ❑ aerazione difettosa dell'orecchio medio;
- ❑ danno otospongioso;
- ❑ dislocazione traumatica.

2. Sordità di percezione

- ❑ Recezione (perdita tonale):
  - – propriamente detta (orecchio interno);
  - – retro-cocleare, spesso associata ad un disturbo d'integrazione;
  - – integrazione (disturbo verbale non legato alla perdita tonale; se è presente)
- ❑ disturbo funzionale;
- ❑ disturbo lesionale.

3. Forme associate

Il deficit uditivo può essere la sola alterazione. Ma capita che la sordità sia associata ad altri disturbi, che sono:

a. abitualmente legati alla sordità e provocati dalla stessa eziologia;
b. spesso in correlazione senza che si possa affermare una causa comune;
c. indipendenti, ma la cui conoscenza sarà necessaria alla diagnosi clinica e all'orientamento, soprattutto se si tratta di un bambino;

- ❑ disfasie associate;
- ❑ alterazioni funzionali:
  - – sensoriali: disturbi vestibolari, ambliopia;
  - – motori: I.M.C., disturbo motorio;
- ❑ disturbi mentali e del comportamento:
  - – insufficienze il cui grado è definito dal quoziente intellettivo:

* leggera: Q.I. compreso tra 80 e 70;
* media: Q.I. compreso tra 70 e 50;
* profonda: Q.I. compreso tra 50 e 30;
- ritardo, imbecillità, idiozia;
- disturbi caratteriali, demenze.

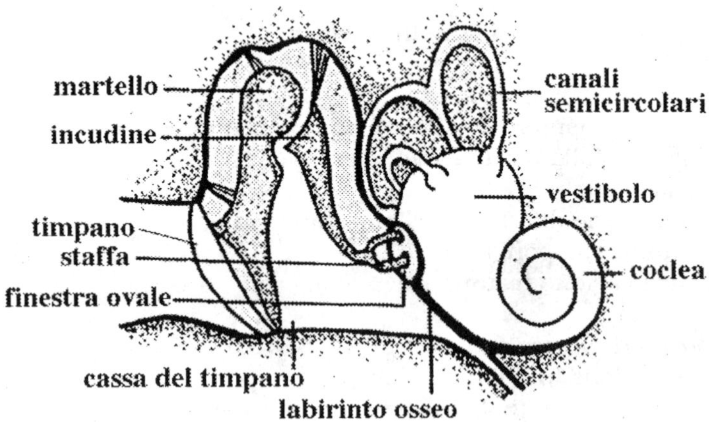

Catena degli ossicini (orecchio medio) e orecchio interno

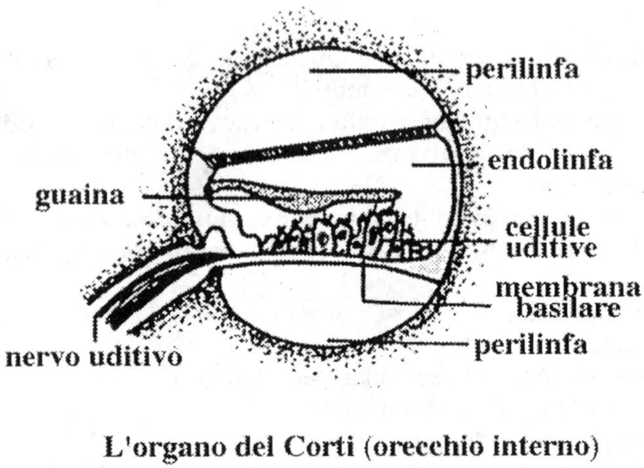

L'organo del Corti (orecchio interno)

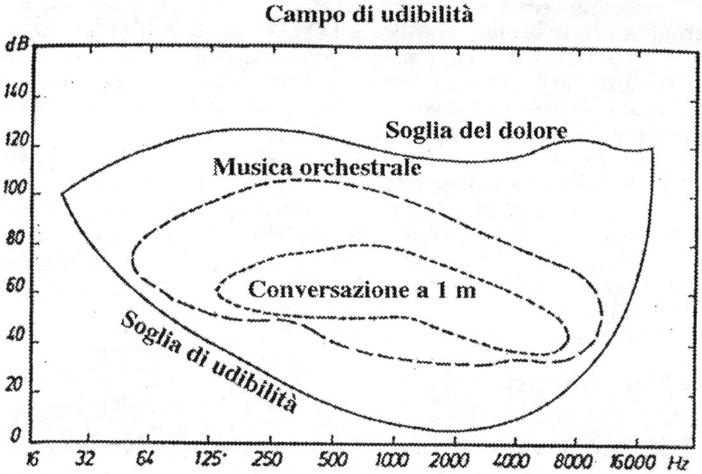

Il campo della musica coincide con gran parte del campo generale dell'udito.

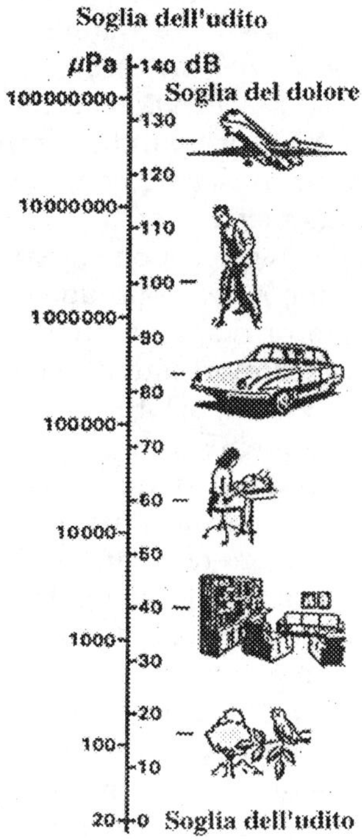

A sinistra la scala è indicata in pascal, a destra in decibel. La misura «0» corrisponde a ciò che un orecchio esercitato può percepire come più piccola variazione d'intensità a 1000 hertz.

Valutazione dell'handicap

Per valutare l'handicap legato alla sordità, una commissione dell'Ufficio Internazionale di Audiofonologia ha lavorato in questi ultimi anni per analizzare obiettivamente le capacità funzionali del sordo, l'esperienza acquisita del linguaggio e della parola, il suo livello scolastico.

Esistono attualmente per la sordità molte «tabelle» in funzione dei tipi di sordità e... delle amministrazioni. Jean Claude Lafon precisa:

> Queste tabelle a doppia entrata hanno ancora una scala a voce alta ed una a voce sussurrata, abbandonata da trenta anni nelle diagnosi audiologiche. *La più vantaggiosa, quella delle pensioni*

militari, è utilizzata secondo i regolamenti dal C.D.E.S. (Commissione Dipartimentale di educazione Speciale) e il C.O.T.O.R.E.P. (Commissione Tecnica di Orientamento e di Riabilitazione professionale), per la sordità insorta durante l'infanzia, in seguito all'incidenza della sordità sullo sviluppo del linguaggio. I tentativi di attualizzazione hanno posto in più una scala di mezzo espressa in db (decibel) in rapporto all'orecchio normale. Per la sordità professionale, una media arbitraria, non giustificata dal valore informativo delle ottave, fa da decisione, ma delle tabelle con altri valori servono a precisare la percentuale di *incapacità*, che, infine, *è fissata arbitrariamente dai servizi amministrativi della Sicurezza Sociale*. Talora d'altronde, poiché ciò che è consigliato sotto forma di tabella lascia molto a desiderare, gli incompetenti si arrogano l'autorità di non applicare e di attribuire le incapacità a seconda del loro umore (Lafon, 1990).

Come si misura l'udito

È difficile misurare l'udito nel bambino poiché sono necessarie la volontà e la partecipazione del soggetto. L'80 per cento dei bambini con meno di un anno non rispondono agli stimoli sonori: tuttavia questo non significa che otto bambini su dieci siano sordi! Otto bambini su dieci non provano la necessità di manifestare che essi hanno sentito il suono che è stato emesso per provocare la loro reazione. Ecco perché è difficile fare una diagnosi precoce della sordità.

A partire dai due anni si utilizzano volentieri degli audiometri, che saranno descritti sommariamente più in là. La maggior parte di questi audiometri sono dei generatori di frequenze che emettono dei suoni puri, il che significa che spesso l'udito è testato con dei suoni che abitualmente non si sentono quasi mai: in effetti il nostro ambiente sonoro è costituito principalmente da:

- ❑ rumori (suoni dalle strutture aperiodiche);
- ❑ voci parlate;
- ❑ voci cantate;
- ❑ suoni strumentali;

e molto raramente da suoni puri (giochi elettronici, generatori).

Per ottenere una giusta misurazione dell'udito valutando la situazione uditiva quotidiana dell'individuo, converrebbe dunque utilizzare tre tipi di misure corrispondenti alle tre categorie acustiche, alle nostre tre condizioni di vita sonora:

- misura dei suoni complessi dalle curve aperiodiche;
- misura dei suoni complessi dalle curve periodiche;
- misura dei suoni puri.

Questa audiometria tuttavia può essere qualificata come soggettiva, poiché il soggetto può sentire e non manifestare niente, qualunque sia la natura acustica del suono proposto. L'audiometria realizzata senza che la volontà del soggetto interferisca è chiamata audiometria oggettiva ma vi si ricorre poco, tanto è delicata la sua tecnica.

Esempi di audiogrammi

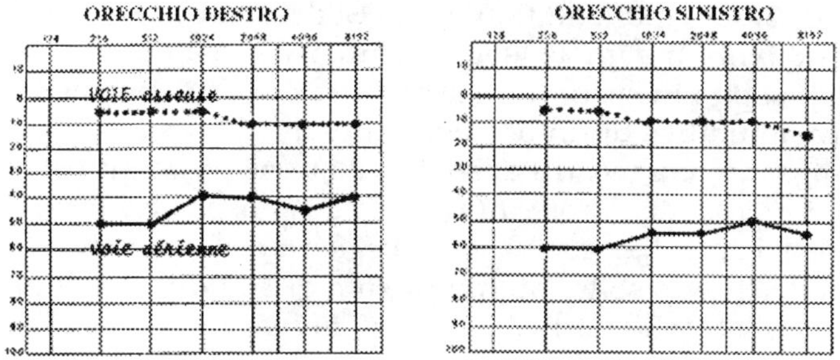

Sordità di trasmissione: esempi di otite sierosa

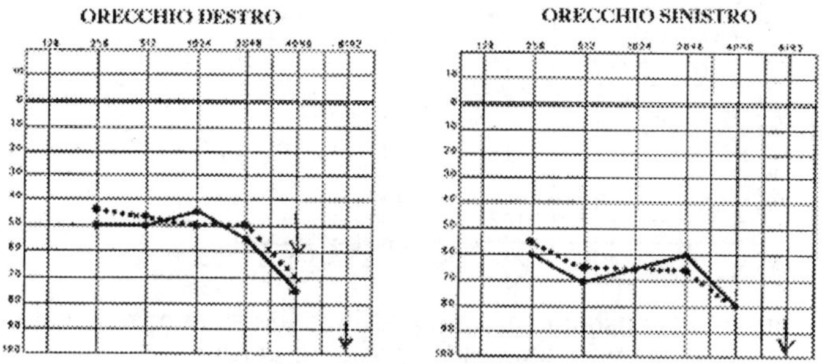

Sordità di percezione: media

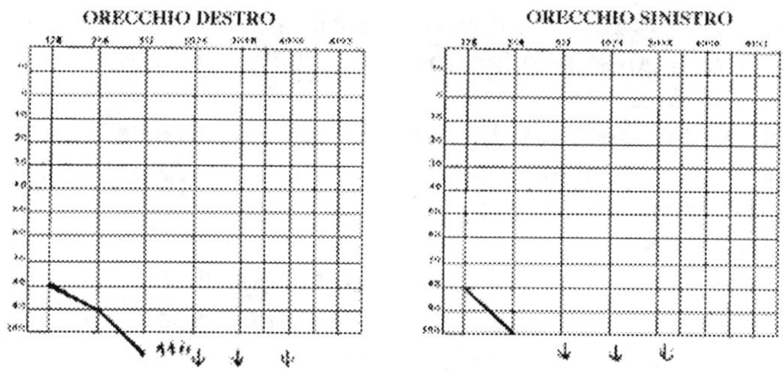

Sordità di percezione: profonda

Audiometria soggettiva

Natura acustica dei suoni utilizzati

❑ suoni puri.
Il generatore di frequenze emette dei suoni puri alle frequenze 125, 250, 500, 1.000, 2.000, 4.000, 8.000 hertz. Si determina per ogni frequenza la soglia di udibilità minimale (soglia d'intensità alla quale si percepisce la frequenza); si può in seguito tracciare una curva audiometrica che esprimerà il livello uditivo di un orecchio normale.

Se il soggetto non mostra di sentire il suono pervenuto al suo orecchio destro o sinistro, l'operatore aumenterà l'intensità della frequenza testata di 10 decibel. Se il soggetto reagisce, sarà acquisito che sulla frequenza testata il soggetto soffre di una perdita di 10 decibel, dal momento che in rapporto alla soglia normale gli sono necessari 10 decibel in più.

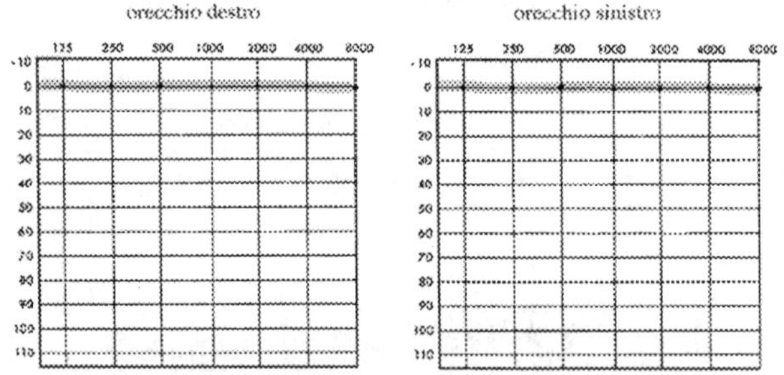

Non viene constatata alcuna perdita sulle frequenze testate
(tratto spesso: 0 decibel di perdita)

- ❑ *bande strette di rumore bianco.*
  Nei test i suoni puri talvolta sono rimpiazzati da bande strette di rumore bianco di cui si può facilmente modificare l'intensità.
- ❑ *suoni complessi.*
  Questi suoni sono così chiamati perché ognuno di loro è costituito dalla sua frequenza fondamentale arricchita da vibrazioni dette secondarie chiamate armoniche del tono fondamentale.
- ❑ *materiale vocale.*
  Nel momento dei test non ci sono molte possibilità con il bambino molto piccolo che non parla. Tuttavia durante l'esame si chiama il bambino per nome, si danno degli ordini semplici. Per quanto il livello del linguaggio del bambino lo renda possibile, le prove vocali (test di immagi-

ni, ripetizione di parole) completano l'esame. Esse saranno utilizzate per la taratura della protesi acustica e la valutazione dei progressi del bambino.

Metodi utilizzati per i test audiometrici

La scelta del metodo dipende principalmente dall'età del bambino testato.

❑ L'osservazione delle reazioni e dei riflessi.

Come abbiamo già detto, le reazioni del bambino piccolo alle stimolazioni sonore sono rare. Si ammette chc l'origine della reazione è uditiva se ogni altra stimolazione è eliminata e se la reazione è in relazione temporale certa con lo stimolo sonoro. Le risposte sono generalmente saltuarie e molte di esse appaiono solo quando i suoni sono intensi.

Le reazioni più frequenti agli stimoli sonori sono:

- ❑ il riflesso cocleo-palpebrale (chiusura delle palpebre sincrona all'emissione del suono);
- ❑ il riflesso cocleo-muscolare generalizzato (contrazione muscolare diffusa o reazione di sobbalzo);
- ❑ reazioni cefaliche audiotrope o audiofughe;
- ❑ movimenti lenti delle membra o delle estremità;
- ❑ modificazioni del ritmo cardiaco o respiratorio;
- ❑ modificazioni del comportamento (reazioni di arresto, di smorfie, di sorrisi, di movimenti di suzione).

In questo contesto i suoni utilizzati sono, secondo l'ordine di quantità di reazioni provocate, i suoni complessi, in seguito suoni puri ed infine le bande strette di rumore bianco. L'intensità è al di sopra del normale e si constata che le reazioni diminuiscono progressivamente con la ripetizione degli stimoli.

A partire dagli otto mesi si ottengono più facilmente delle reazioni con degli stimoli sonori la cui intensità è vicina alla soglia normale: si può allora osservare il riflesso di orientamento (il bambino gira la testa verso la sorgente sonora) ed ottenere una curva audiometrica approssimativa dell'udito del bambino.

Test di condizionamento

Creati per ottenere delle soglie precise, essi esigono la partecipazione volontaria del bambino. Si tratta di instaurare un condizionamento con il suono, la risposta che lo segue e la ricompensa che essa (la risposta) comporta.

❑ *Riflesso di Orientamento condizionato (R.O.C.).*
Si tratta di installare un riflesso di orientamento spaziale verso una sorgente allo stesso tempo sonora e visiva. Ecco una descrizione di questo test fatto dal Dott. Busquet:

> Il bambino è seduto sulle ginocchia della madre, ad 80 cm da un piccolo mobile, che ha alle due estremità due altoparlanti separati da una distanza di un metro circa. Sotto ciascun altoparlante c'è un piccolo teatro contenente un giocattolo che si illumina. Si condiziona il bambino a girare la testa verso l'uno o l'altro altoparlante inviando un suono di frequenza grave ad una intensità più forte della soglia supposta ed illuminando dallo stesso lato il piccolo teatro con uno sfalsamento di alcuni secondi. Il bambino è condizionato a girare la testa verso il lato dal quale proviene il segnale sonoro senza attendere l'illuminazione del gioco. Allora si diminuisce progressivamente l'intensità fino al momento in cui il bambino non risponde più; si considera allora ottenuta la soglia uditiva. Per mantenere l'attenzione del soggetto è necessario sottolineare i tempi di riposo, rinnovare il suo interesse cambiando i giochi...

Questo metodo dà dei risultati utilizzabili nei bambini da uno a tre anni. Ma bisognerà sempre stare attenti affinché l'assenza di reazione non sia sistematicamente interpretata come sospetto di sordità.

❑ *Metodo del peep-show*

Questo metodo esige una partecipazione del bambino ancora più attiva e permette di ottenere delle soglie molto vicine alle soglie reali nei bambini dai tre ai sei anni. Permette ugualmente di testare le due orecchie separatamente.

> Il bambino è seduto davanti ad uno schermo. Lo stimolo sonoro è dato sia da un altoparlante, sia dalle cuffie o da un vibratore mastoideo. Si condiziona il bambino a premere su un pedale quando sente un suono; in quel momento una diapositiva è proiettata sullo schermo. Se egli si appoggia in assenza di rumore, non succede niente. Dal momento in cui egli ha appreso a rispondere bene allo stimolo sonoro, si diminuisce l'intensità del suono, fin quando il bambino prima esita e poi cessa di premere sul pedale; la soglia di udibilità è così ottenuta.

È il gioco che deve suscitare l'interesse del bambino; è per questo che nei laboratori si trovano delle motivazioni diverse per il condizionamento (cartoni animati sullo schermo, piccolo treno elettrico).

❑ *L'audiometria tonale*

È quella che abbiamo descritto sommariamente nell'introduzione di questo studio e che si applica nei bambini a partire da cinque-sei anni. Un suono puro, la cui frequenza va dai 125 hertz agli 8.000 hertz, è trasmesso attraverso la cuffia che porta il bambino. Si è innanzitutto convenuto con il bambino sulla maniera in cui egli segnalerà che ha sentito il suono a destra o a sinistra. Dunque con questo test si può valutare l'udito di ogni orecchio in suoni puri e stabilire una curva delle soglie di udibilità per ogni orecchio.

❑ *Audiometria vocale*

Può essere utilizzata solo con un bambino che parla, poiché il suo doppio scopo è quello di valutare il riconoscimento delle parole da parte del bambino così come l'acquisizione del linguaggio.

Esistono molte prove in questo campo, e le più diffuse sono:

- test di parole con indicazione di immagini, nei quali il soggetto deve far corrispondere un'immagine o un oggetto alle parole udite;
- le ripetizioni di parole: si dicono delle parole al bambino, di dieci in dieci. Si modifica l'intensità durante il corso del test; e ad ogni livello di intensità si nota la percentuale di ripetizioni corrette, da parte del bambino, delle liste di parole che gli sono state sottoposte. Si costituisce così, a poco a poco, una curva d'intellegibilità delle parole.

L'audiometria vocale completa l'audiometria tonale testando un contesto *reale* di percezione e non *artificiale* come con il materiale dei suoni puri.

Audiometria oggettiva

❑ *L'impedenzometria*

Questa misurazione oggettiva dell'udito nei diversi aspetti si realizza grazie a due prove.

La timpanometria:
essa permette di provare l'elasticità del timpano in risposta alla pressione

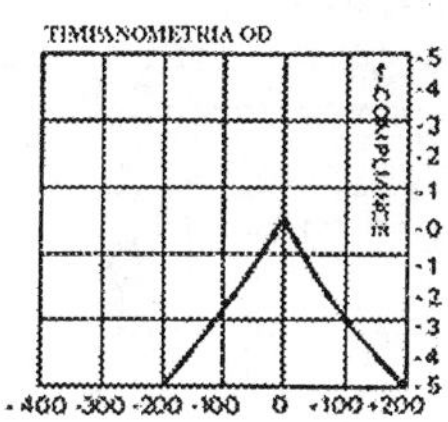

Curva normale

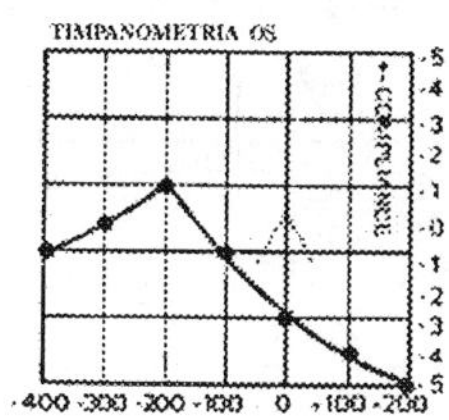

Insufficienza tubarica

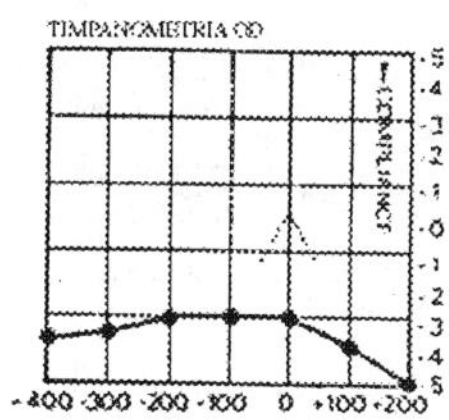

Otite sierosa

prodotta sul condotto uditivo esterno. L'impedenza del timpano è ritenuta normale quando la curva forma una «V» al contrario. Curve anormali possono essere il segno di problemi nell'orecchio medio, come una disfunzione tubarica, un'otite sierosa...

La misurazione del riflesso:
si provoca questo riflesso emettendo un suono di forte intensità, di circa 80 decibel al di sopra della soglia. Questo test permette di verificare lo stato della catena degli ossicini e l'assenza di liquido nella cassa del timpano.

❑ *L'elettroencefalografia uditiva*

Riflesso stapediale	
Stimolazione OS	Riflesso OD
500 : 90 dB	⊕ 0
1000 : 95 dB	⊕ 0
2000 : 95 dB	⊕ 0
4000 : 90 dB	⊕ 0

Questo metodo consiste nel rilevare sulla corteccia i potenziali uditivi evocati, per testare la funzione uditiva.

Si tratta di estrarre dei ritmi dell'elettroencefalogramma, con una media elettronica, provocando le risposte corticali con uno stimolo uditivo determinato. Attualmente la risposta è ben conosciuta; la latenza e l'ampiezza sono le sue caratteristiche principali. Se questo esame permette di confermare alcune diagnosi difficili per dei bambini particolarmente poco cooperanti, esso non è sempre affidabile, soprattutto nel caso di bambini molto piccoli. Nella maggior parte dei casi l'audiometria elettroencefalografica non è sufficiente da sola per confermare la diagnosi; deve entrare nel quadro di un esame completo.

L'elettrococleogramma:
questa misurazione permette di valutare il potenziale d'azione del nervo uditivo. La stimolazione provoca una risposta elettrica che è registrata da un elettrodo. Si determinano così le soglie d'udito per ciascuna delle due orecchie.

Classificazione audiometrica delle sordità

Curve audiometriche per i tre tipi di sordità

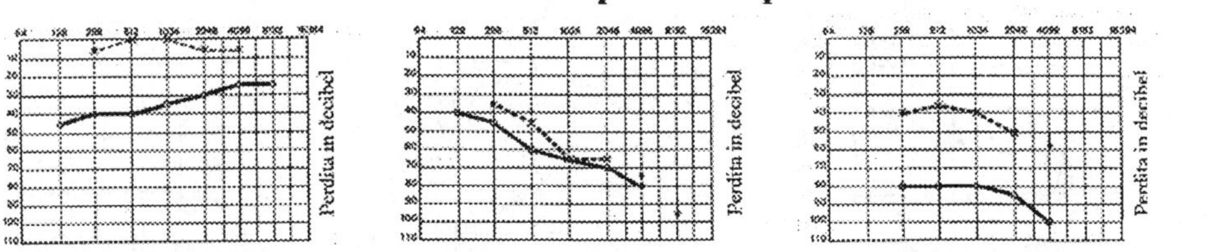

Sordità di trasmissione — Sordità di percezione — Sordità mista

L'Ufficio internazionale di Audiofonologia, detto BIAP, è l'autorità in questo campo. Esso ha classificato le deficienze uditive in quattro categorie, in funzione della media delle perdite audiometriche *tonali* rilevate alle frequenze di 500, 1.000 e 2.000 hertz (queste tre frequenze sono state adottate dall'Organizzazione Mondiale della Sanità (O.M.S.), poiché esse si trovano a delle frequenze strategiche, che coincidono con le frequenze utilizzate più spesso nella parola (vedi tabella delle frequenze dei fonemi nelle pagine successive).

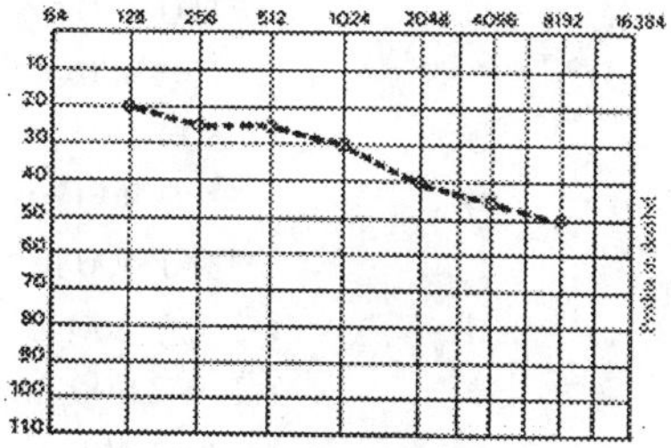

Deficit uditivo leggero
Perdita media: 31 dB

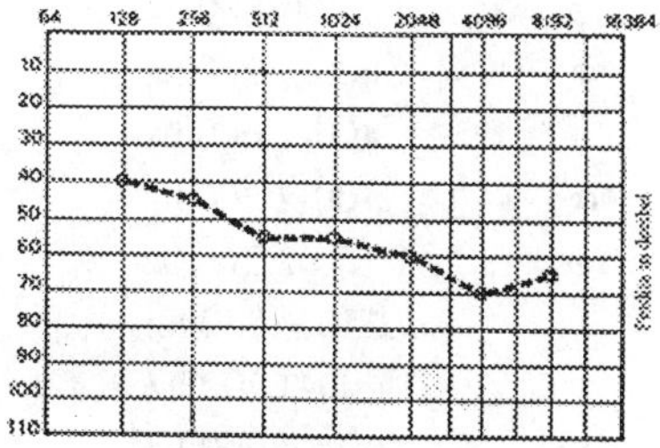

Deficit uditivo medio
Perdita media: 56 dB

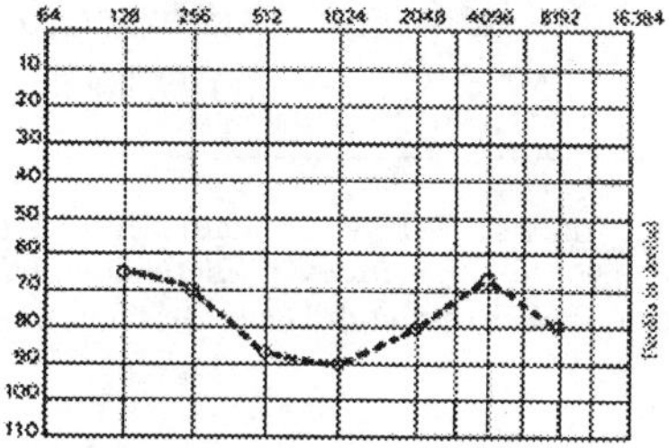

Deficit uditivo grave
Perdita media: 85 dB

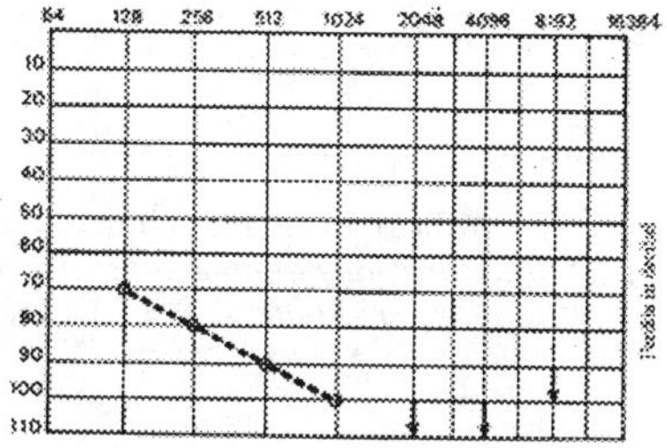

Deficit uditivo profondo
Perdita media: 103 dB

È curioso constatare come l'udito umano sia ufficialmente e scientificamente valutato:

- ❑ in una situazione artificiale (con suoni puri);
- ❑ in una banda limitata (frequenze medie).

Nel grafico di questa pagina:

- ❑ deficit uditivi leggeri: media delle perdite tra 20 e 40 dB;
- ❑ deficit uditivi medi: media delle perdite compresa tra 40 e 70 dB;
- ❑ deficit uditivi gravi: media delle perdite compresa tra 70 e 90 dB;
- ❑ deficit uditivi profondi: media perdita che oltrepassa i 90 dB;

Campo ottimale delle frequenze

CAMPO OTTIMALE DI FREQUENZE PER LE VOCALI E LE CONSONANTI			
	vocali		consonanti
u	150-300 hz	m	150 300 hz
o	400-800 hz	n	150-300 hz
ɔ	600-1.200 hz	ŋ	150-300 hz
a	800-1.600 hz	b	300-600 hz
œ	1.100-2.200 hz	p	400-800 hz
ø	1.180-2.260 hz	g	800-1.600 hz
y	1.250-2.560 hz	d	1.200-2.400 hz
ɛ	1.600-3.200 hz	f	1.200-2.400 hz
e	2.000-4.000 hz	k	1.200-2.400 hz
i	3.200-6.400 hz	t	1.600-3.200 hz
		ʃ	1.600-3.200 hz
		z	4.800-9.600 hz
		s	6.400-12.800 hz

L'ordine considera la frequenza minimale di ogni fonema (D.E.A. di linguistica di Alain Carré, maggio 1985. *Elaborazione di un metodo per misurare la percezione del linguaggio nell'udente in condizioni d'ascolto perturbate*, U.E.R. del linguaggio, Università di Haute Bretagne).

2. Manifestazioni della sordità

Le manifestazioni della sordità si situano principalmente al livello dello sviluppo del linguaggio nel bambino. Dalle prime parole è difficile distinguere un bambino sordo da un bambino che sente, poiché sia l'uno che l'altro producono dei suoni con i loro organi vocali.

Il bambino sordo spesso produce una forma di lallazione come quello che sente. Intorno agli otto-nove mesi, le produzioni vocali si moltiplicano, si perfezionano e cominciano a strutturarsi nel sistema fonologico nel quale il bambino si evolve; è in questo periodo che il bambino sordo cessa di chiacchierare, ed il gioco per lui finisce là. Questo mutismo potrebbe costituire un segnale per dei genitori attenti, ma si sa ugualmente che molti bambini organizzano tardi le loro produzioni linguistiche senza che la causa sia per questo uditiva.

Le manifestazioni della sordità non si situano necessariamente al livello della reazione ai suoni dell'ambiente. Il bambino sordo reagirà come quello che sente alla porta che sbatte, al treno che passa... Poiché, riprendendo la definizione tradizionale del suono: «vibrazioni che danno nascita a delle sensazioni sonore», il nostro bambino sordo reagirà alle vibrazioni anche quando queste non gli danno una sensazione sonora. Egli reagirà tanto più a queste vibrazioni, quanto più esse saranno meno numerose (basse frequenze) perché i recettori del corpo saranno più sensibili. Detto ciò, l'udito è un fenomeno complesso e molti bambini sordi reagiscono occasionalmente a delle frequenze fuori dalla portata del loro udito, se si considera la misurazione audiometrica di cui essi sono fatti oggetto. Così, diversi anni fa ho riscontrato personalmente uno di questi fenomeni. Priscille, attualmente mia cognata, era venuta a casa mia con la sua famiglia per una cena. Era affetta da una sordità profonda e all'epoca doveva avere circa otto anni. Stanca delle conversazioni degli adulti, era andata nella sala e si era addormentata su un canapè di gommapiuma. Un po' più tardi, al momento del dessert, io feci involontariamente stridere il coltello sul piatto di porcellana, producendo così un suono acutissimo caratteristico e... sgradevole. Quale fu la mia sorpresa nel veder arrivare improvvisamente Priscille dall'altra parte dell'appartamento in cui noi ci trovavamo, per spiegarci che il suono l'aveva svegliata, suono che lei non avrebbe dovuto oggettivamente percepire (1.500 hertz e +) e che aveva avuto il potere di disturbarle il sonno. Ella finì per addormentarsi di nuovo e io attesi che il suo sonno fosse profondo... per ricominciare l'esperimento. Priscille tornò in collera e affermò che questo suono era insopportabile e che io ero pazzo ad averlo provocato un'altra volta. Nessuna trasmissione vibratoria attraverso il pavimento o le mura poteva spiegare la sua reazione a questa frequenza.

In seguito ho incontrato numerosi casi di reazioni uditive in contraddizione con la misurazione audiometrica tonale.

I disturbi del linguaggio come manifestazioni della sordità sono stati studiati in modo particolare da Mme Borel-Maisonny, nota per i suoi numerosi lavori in qualità di ortofonista (Borel-Maisonny). Ecco una tabella comparativa che lei ha compilato, e che ha come parametri:

❑ il grado di sordità;
❑ il livello della parola;
❑ la comprensione che il bambino manifesta.

Disturbi del linguaggio secondo il grado di sordità
di S. Borel-Maisonny

Voce del locutore percepita a 2 m	Livello della parola	Comprensione quando si interroga il soggetto
I grado 30 dB	Ha iniziato a parlare spontaneamente. Qualche alterazione per alcune consonanti.	Nel ripetere talvolta alcune consonanti sono confuse.
II grado 45 dB	Ha iniziato a parlare in ritardo. Alterazioni vocaliche e consonantiche (fricative, confusioni sorde-sonore). Voce buona. Ritmo e intonazioni normali.	Può non capire alcune domande. Coglie male alcuni termini di relazione. Confonde le vocali vicine (é, è). Confusione di consonanti in rapporto con la zona di frequenza raggiunta.
III grado 55 dB	Ha iniziato a parlare tardi e male, ma spontaneamente. Ritmo normale, ma intonazione debole. Utilizza un vocabolario che può essere letto sulle labbra. Percepisce bene le frequenze gravi.	Comprensione parziale del linguaggio. Confonde molte vocali e numerose consonanti.
IV grado 70 dB	Emissione della voce. Linguaggio disorganizzato. 2 o 3 timbri vocalici.Emette solamente le consonanti checpossono essere lette sulle labbra.	Comprende solo qualche parola. Distingue alcune vocali di spettri diversi a voce intensa. Non può distinguere le consonanti senza lettura labiale.
V grado 80 dB	Non parla. Tentativi di parole comprensibili solo dalla madre.	Discriminazione di parole sporadiche con la lettura labiale. Fonemi identificati in condizioni artificiali di emissione.
VI grado 90-100 dB	Muto.	Sordo.

Se ci sono disturbi della voce, essi si manifesteranno sotto forma di padronanza non sviluppata, perché non controllata, delle componenti del suono vocale. Così il bambino sordo ottavizza spesso con la sua voce (cioè produce improvvisamente un suono con le frequenze dell'ottava superiore), privilegia senza intenzione questa o quella armonica. Per capire meglio le produzioni vocali del sordo sarebbe interessante aver studiato ed esperito la propria voce in modo da comprendere come essa si struttura fisiologicamente e come il bambino sordo, che non percepisce o percepisce male le sfumature di questa struttura, produca dei suoni incontrollati il cui risultato viene definito come timbro naturale della voce. In effetti il suono vocale presenta una configurazione paragonabile analogicamente alle falde stratificate di un terreno: il tono fondamentale e le sue armoniche di spessore diseguale, costituiscono il timbro vocale. Come potrebbe il sordo controllare facilmente ciò che la tensione dei suoi muscoli vocali e l'intensità delle loro vibrazioni producono come risultato sonoro? È per questo che spesso si riconosce «la voce del sordo»:

- ❑ dalla sua intensità spesso smisurata e variabile, indipendentemente dalla costruzione sintattica e dalla semantica del testo;
- ❑ dalla sua altezza in genere più acuta o più grave della media, come dalle brusche intonazioni ascendenti legate la maggior parte delle volte ai crescendo di intensità;
- ❑ dal suo timbro spesso nasale e smorzato.

Le manifestazioni della sordità al livello della parola colpiscono la prosodia. Questo aspetto sarà oggetto di uno sviluppo particolare nella parte C. 3 del nostro studio che riguarda

- ❑ il ritmo che caratterizza la produzione della parola del sordo;
- ❑ l'intonazione molto spesso recto-tono;
- ❑ gli accenti di intensità inesistenti o mal collocati.

Quanto all'articolazione, essa costituisce, nei primi anni di educazione del bambino sordo, il difetto principale della parola e mobilita tutti gli sforzi degli educatori (dell'ortofonista come anche dei genitori) del bambino.

Talora si trovano delle corrispondenze tra alcuni difetti di articolazione con degli aspetti della curva audiometrica del bambino:

- ❑ quando il deficit è grave soprattutto nei suoni acuti, i gravi restano integri. Tutti i fonemi composti acusticamente da acuti saranno deformati: spesso le spiranti sono rimpiazzate dalle occlusive; le vocali acute sono deformate: le *u* diventano *ou* e le *i* diventano *é* mentre le vocali a tono fondamentale grave sono ben percepite e ben emesse.
- ❑ quando il deficit è medio e ripartito nello stesso modo sui gravi e sugli acuti, la confusione è quasi totale: niente si distingue in modo particolarmente netto.
- ❑ quando la sordità è profonda il bambino che inizia una rieducazione ortofonica presenta un sistema fonologico povero di elementi. Possiamo trovare le [p], le [m], più labialmente visibili ed una [a] in realizzazioni molto diverse.
- ❑ secondo i casi, i difetti di articolazione sono variabili, come:
  - nasalizzazione di vocali orali;
  - sostituzione di costrittive con occlusive;
  - confusione tra consonanti sorde e sonore;
  - produzione di vocali chiuse in voce di testa e delle vocali aperte in voce grave;
  - delle realizzazioni fonetiche più anteriori o più posteriori.

3. Conseguenze della sordità

Dopo aver studiato come si manifesta la sordità, cerchiamo ora di analizzare le conseguenze:

a. dapprima al livello della *percezione*: che cosa può sentire il sordo? Di quali informazioni dispone?

b. livello dell'*intelligenza*: il fatto di sentire male impedisce al sordo di essere intelligente come uno che sente?

c. livello del *comportamento*: il sordo si comporta veramente come quelli che sentono bene? È veramente normale per quanto riguarda la psicologia, la psichiatria?

a. livello della percezione.

Nella mia pratica professionale, mi sono sempre chiesto cosa potevano percepire della mia voce e degli strumenti che utilizzavo i sordi con i quali lavoravo.

Due elementi mi intrigavano:

- ❑ il fatto di tapparsi le orecchie permetteva di avvicinarsi alla mancanza di intensità dell'informazione; il mistero del danno delle frequenze restava intero;
- ❑ le testimonianze di molti sordi, sia bambini che adolescenti e adulti, mi indicavano che:
  - da una parte le loro sensazioni sonore non sono e non saranno mai come quelle degli udenti;
  - dall'altra, che ciò che essi dicevano delle loro sensazioni sonore, variava, per una stessa sequenza, a seconda dei differenti gradi di sordità.

Io volevo conoscere meglio queste sensazioni e trovare un procedimento che permettesse a noi, udenti dal sistema uditivo integro, di metterci nell'orecchio del sordo, preludio ad una migliore comprensione dell'universo sonoro del sordo, del sordo in generale. L'indicazione di ciò che il sordo percepisce, cioè di ciò che egli sente, della sua sensazione sonora, ci è dato da ciò che egli ne dice. Come noi possiamo dire con sufficiente precisione quello che abbiamo appena sentito, così il sordo doveva essere la chiave del procedimento da trovare.

Una regola ugualmente importante risulta dall'osservazione che il bambino sordo è in grado di ripetere solo ciò che sente. Così, se si dice «banana» ad un bambino affetto da sordità profonda, anche in buone condizioni di amplificazione, egli generalmente ripete «patata», cioè la forma sonora che gli è pervenuta tenuto conto del suo deficit uditivo.

Sfruttando questo principio, il metodo di educazione per il bambino sordo del linguista iugoslavo Petar Guberina, metodo chiamato verbo-tonale, tenta di esplorare con ogni bambino sordo l'udito con l'aiuto di un apparecchio munito di filtraggi complessi, cercando per ciascun bambino il campo ottimale di percezione di ciascun fonema.

Questo lavoro, oltre a migliorare la comprensione del bambino, permette di conoscere con precisione le frequenze deficitarie. In migliaia di casi si sono potuti osservare i campi ottimali medi comuni ai sordi di ogni categoria: profondi, gravi...

Sperimentazione per sapere quello che sente un sordo.

Continuando a sfruttare il principio, cercai di realizzare delle sequenze sonore filtrandole come se fossero dirette ad un sordo profondo, ad un sordo grave, medio ecc. Così avrei potuto provare le sensazioni uditive del sordo. Queste sequenze furono realizzate nel quadro del D.E.A. di Linguistica (Carré) e permisero per la prima volta di approcciare meglio acusticamente le percezioni del bambino sordo.

Come furono scelte le sequenze? Esse avevano come obiettivo quello di testare le diverse situazioni di percezione e l'implicazione degli elementi prosodici in queste.

Le sequenze dovevano essere costituite da:

- ❑ voci parlate;
- ❑ voci cantate;
- ❑ altri suoni musicali diversi dalla voce cantata.

Bisognava considerare ugualmente:

- ❑ l'aspetto semantico delle sequenze;
- ❑ il fatto che la sequenza, musicale o linguistica, era o non era preliminarmente conosciuta.

A tale scopo furono elaborate sette sequenze così definite:

a. voce parlata con testo sconosciuto preliminarmente;
b. voce cantata con melodia conosciuta e testo sconosciuto;
c. voce cantata con melodia sconosciuta e testo conosciuto;
d. voce cantata con melodia conosciuta e testo conosciuto in correlazione con la melodia;
e. voce cantata con melodia conosciuta e onomatopee;
f. sequenza musicale con melodia conosciuta;
g. sequenza musicale la cui melodia è identica a quella della sequenza *f.*, ma è suonata con uno strumento diverso nel timbro e nel registro.

Descrizione di ogni sequenza

A. «Ho del buon tabacco» con *pa pa pa pa...*
- ❑ melodia conosciuta;
- ❑ senza testo;
- ❑ voce cantata.

B. «Il mio piccolo uccello ha preso il volo» sull'aria di *Al chiaro di luna*
- ❑ melodia conosciuta;
- ❑ testo conosciuto ma insolito con questa melodia;
- ❑ voce cantata.

C. «Alla fontana limpida» suonata con il flauto con il bocchino soprano:
- ❑ melodia conosciuta;
- ❑ senza testo;
- ❑ strumento a fiato.

D. I bambini sordi si appoggiano prima sulla prosodia per analizzare il senso del messaggio che gli è indirizzato
- ❑ intonazione «comune» del linguaggio;
- ❑ testo;
- ❑ voce parlata.

E. «Può darsi che voi mi comprendiate»
- ❑ melodia sconosciuta ma distinta;
- ❑ testo;
- ❑ voce cantata.

F. «Non si tratta di una storia di un uccello» sull'aria di *Il mio piccolo uccello ha preso il volo*
- ❑ melodia conosciuta;
- ❑ testo insolito in questo contesto melodico;
- ❑ voce cantata.

G. «Alla fontana limpida» suonata con il metallofono basso
- ❑ melodia conosciuta;
- ❑ senza testo;
- ❑ strumento a percussione.

Tavola comparativa del contenuto delle sequenze

	A	B	C	D	E	F	G
suono della voce	+	+		+	+	+	
suono strumentale			+ acuto				+ grave
voce parlata				+			
voce cantata	+	+			+	+	
testo conosciuto				+	+		
testo sconosciuto							
testo sconosciuto nel contesto familiare		+				+ controsenso	
melodia conosciuta	+	+	+			+	+
melodia sconosciuta					+		
nessun testo	+		+				+

Come fu realizzato il filtraggio delle sequenze? Grazie all'apparecchio S.U.V.A.G., apparecchio amplificatore munito di filtri ed utilizzato nella rieducazione del bambino sordo con il metodo verbo-tonale.

Le iniziali S.U.V.A.G. sono le prime lettere delle parole Sistema Universale Verbo-tonale di ascolto Guberina. L'apparecchio è fornito di filtri passo-alto e passo-basso che possono eliminare le frequenze al di sopra e al di sotto di soglie determinate dal manipolatore, rendendo così il messaggio inintellegibile, o diversamente intellegibile, senza deformare tuttavia la struttura prosodica della sequenza.

Se produciamo una (i) nel microfono collegato al S.U.V.A.G., portando una cuffia collegata alla sua uscita, ecco quello che sentiremo preparando i filtraggi per sentire le ottave seguenti:

- ❑ tra 150 e 300 hertz sentiamo una /**u**/
- ❑ tra 300 e 600 hertz sentiamo una /**õ**/
- ❑ tra 400 e 800 hertz sentiamo una /**o**/

- tra 600 e 1.200 hertz sentiamo una /ɔ/
- tra 800 e 1.600 hertz sentiamo una /**a**/
- tra 1.200 e 2.400 hertz sentiamo una /ɛ/
- tra 1.600 e 3.200 hertz sentiamo una /**e**/
- tra 2.400 e 4.800 hertz sentiamo una /**i**/ rilassata
- tra 3.200 e 6.400 hertz sentiamo una /**i**/ tesa

Per quanto riguarda le nostre sette sequenze esse sono state filtrate sei volte ciascuna ricostituendo il campo uditivo più ristretto (sordità profonda) poi andando progressivamente fino al campo uditivo più ampio (udito normale). Così ogni sequenza è sentita per sette volte, e la settima volta è una diffusione senza alcun filtraggio, qualificata come diffusione a canale diretto.

Man mano che il culmine delle frequenze risale, cioè lo spettro sonoro ricopre a poco a poco le sue frequenze superiori, il messaggio può essere compreso sempre meglio dall'udente ascoltatore, che dovrà essere attento alla qualità e alla quantità di informazioni sonore di cui il sordo dispone, in particolare nelle prime tappe del filtraggio, che corrispondono alle sordità più gravi.

10. Entrata;
11. Entrata
12. commutatori a scivolo posizione 0 amplificata di 20 db;
13. posizione - 20 non amplificata;
14. regolatore di livello;
15. regolatore di tonalità più/meno grave e acuta;
16. regolatore di tonalità;
17. indicatore del livello;
18. regolatore di volume del canale diretto;
20. comandi che permettono di scegliere la frequenza del taglio F1; filtro passa-alto inclinazione sinistra:
21. filtro passa-alto inclinazione sinistra;
22. filtro passa-alto inclinazione sinistra ;
23. bottone di comando inclinazione sinistra
24. spia di controllo del filtro inclinazione sinistra: si accende se 23 si trova su una posizione differente da 0 e se 27 si trova su una posizione differente da A;
25. comandi che permettono di scegliere la frequenza di taglio F2 del filtro passa-basso;
26. inclinazione destra;
27. bottone che permette di inserire o disinserire tutto il modulo;

APPARECCHIO S.U.V.A.G.

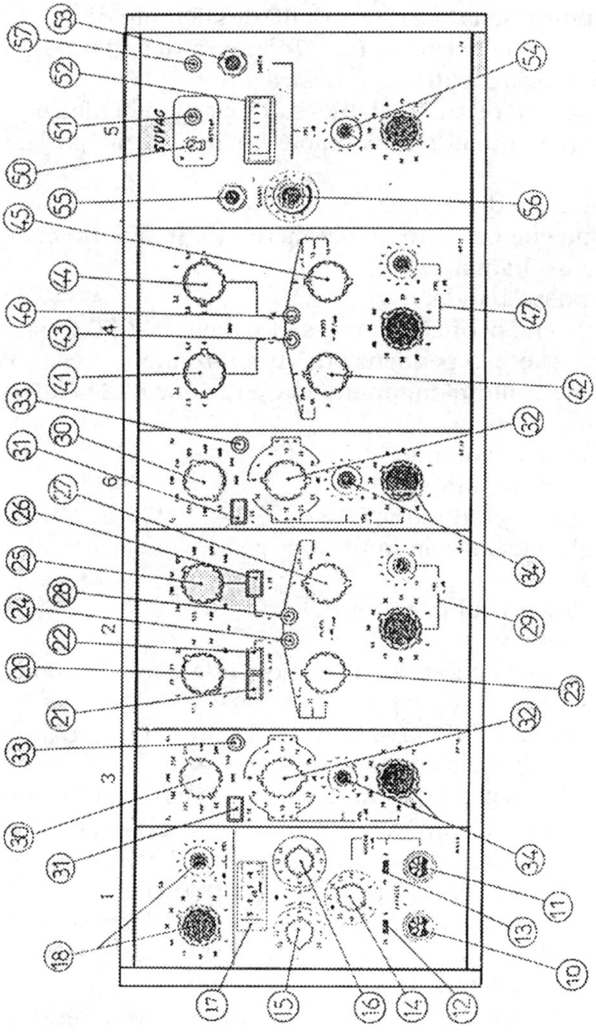

28. spia di controllo che si illumina quando il modulo è in funzione su posizione differente da A;
29. attenuatore di volume;
41. comando che permette di scegliere una frequenza di taglio F3 del fil-

tro passa-alto inclinazione sinistra;

42. inserisce o disinserisce tutto il modulo;
43. si illumina se la posizione di 42 è differente da A;
44. comando che permette una frequenza di taglio F4 del filtro; filtro passa-basso inclinazione destra;
45. bottone che permette la messa in circuito del filtro passa-basso;
46. si illumina quando il modulo è funziona sulla posizione: 42 diverso da A;
47. attenuatore di volume;
30. bottone che permette di scegliere una frequenza centrale FC del filtro passa-banda.
31. filtro passa-banda;
32. bottone che permette la messa in circuito di FC in serie o parallela e di scegliere la pendenza di attenuazione;
33. spia che si illumina; quando la posizione di 32 è diversa da D, il filtro funziona;
34. regolatore di volume;
50. contattore ribaltabile;
51. spia di messa in moto;
52. indicatore del livello in uscita;
53. uscita;
54. regolatore di volume;
55. presa cuffie;
56. spia rossa, si accende in caso di cattivo funzionamento.

Ogni sequenza è diffusa sette volte grazie ad una banda ad anello:
- La prima volta passano solo frequenze situate al di sotto di......................80 Hertz sordità profonda;
- la seconda volta............................250 Hertz sordità profonda;
- la terza volta ....500 Hertz sordità severa;
- la quarta volta ....1.000 Hertz sordità severa;
- la quinta volta ....2.000 Hertz sordità media;
- la sesta volta ....4.000 Hertz sordità lieve;
- la settima volta passano tutte le frequenze..........................2.000 Hertz udito normale.

Precisazioni:

❑ le frequenze privilegiate della parola si situano tra 400 e 4.000 Hertz. Ci si può dunque aspettare difficilmente un riconoscimento prima della quarta tappa se la sequenza è vocale e parlata.

❑ Le frequenze dei suoni strumentali coprono una larga banda:
- da 16 hertz a 16.000 hertz per gli strumenti acustici;
- da 1 hertz a 18.000 hertz per gli strumenti elettronici.

Risultati di questi test di percezione

I risultati dettagliati di questi test di valutazione della percezione e dell'analisi delle sequenze linguistiche e non linguistiche sono stati oggetto di una presentazione completa nel D.E.A., di cui essi costituiscono la parte centrale. Eccone i principali elementi, in particolare quelli relativi alla percezione del sordo. Nella catena percettiva noi distinguiamo:

- l'identificazione della sorgente sonora, cosa che produce quello che noi sentiamo; questo elemento è considerevolmente importante nella comprensione totale del messaggio, poiché la conoscenza della sorgente sonora appartiene all'ambito semantico della sequenza: riconoscendo la voce della madre, per esempio, il bambino recepisce immediatamente la proposta che egli tenta di capire all'interno di un campo determinato; se si tratta della voce di un compagno, l'induzione semantica sarà diversa;
- la comprensione del messaggio;
- infine la percezione degli elementi prosodici, che se per l'udente non è essenziale per la comprensione del messaggio, diventa nella situazione del sordo particolarmente importante: si può pensare che gli elementi prosodici costituiscano le prime informazioni percettibili e che essi condizionino ampiamente l'analisi della sequenza attraverso il cervello. Questa ipotesi è confermata dai risultati dei test, che mostrano come l'udente si appoggi a questi soli elementi prosodici all'inizio dell'analisi di ogni sequenza sonora (questo è palese quando l'udente si trova nella difficoltosa situazione di percezione del sordo).

❑ I primi elementi di informazione di cui l'udente dispone per comprendere il messaggio sono elementi:
- ritmici;
- melodici.

❑ La sorgente sonora è sempre identificata prima e più facilmente del testo del messaggio.

❑ Quando si tratta di analizzare il messaggio sentito, c'è sempre *unanimità* di pareri nel caso di una frase musicale, anche sconosciuta, e variabilità di risposte quando si tratta di una sequenza con testo parlato.

❑ Le sequenze analizzate più rapidamente e più facilmente sono nell'ordine
1. le sequenze musicali strumentali;
2. la voce cantata senza testo;
3. la voce cantata con testo;
4. la voce parlata.

In caso di mancanza d'udito:
– i tratti prosodici acquisiscono un maggior valore informazionale;
– l'individuo con deficit uditivo percepisce ed analizza meglio:
  * i suoni musicali piuttosto che quelli linguistici;
  * la voce cantata piuttosto che la voce parlata.

Questo conferma i lavori degli studiosi di acustica (Fónagy, 1983), i quali hanno osservato il numero di misure che il cervello doveva realizzare in funzione della struttura acustica della voce parlata, cantata e del rumore. Così, l'ordine della difficoltà di analisi di un suono dal cervello, dal più difficile al più facile, è il seguente:
❑ il rumore;
❑ la voce parlata;
❑ la voce cantata.

Per un rumore il cervello deve effettuare quaranta misure in più per l'analisi dello spettro sonoro in rapporto a quello di una vocale parlata, e quest'ultima necessita di duecentocinquanta misure in più rispetto ad una vocale cantata.

Questo si spiega a causa della ricchezza di informazioni della voce cantata, con la quale il cervello dispone:
❑ di una informazione semplice, poiché la curva del suono è periodica (dif-ferenza delle curve irregolari ed a-periodiche della voce parlata e dei rumori);
– così come di informazioni multiple, che saranno preziose per colui che ha percepito male alcuni elementi (infatti potrà in quel caso appoggiarsi ad altri elementi): si tratta delle armoniche, la cui quantità, ripartizione ed entità costituiscono il timbro vocale o strumentale.

Poiché la decodificazione di un suono musicale o della voce cantata esige meno operazioni, meno sforzi rispetto a quello della voce parlata o del rumore, la percezione del suono musicale è più piacevole di quella degli altri suoni. Anche nelle molteplici osservazioni realizzate nei bambini udenti e sordi, i bambini preferiscono la parola *melodiosa* che soddisfa il principio di piacere che, si sa, è dominante nei primi anni dell'infanzia. Questa osservazione, sul piacere manifestato nei confronti delle operazioni percettive e analitiche meno complesse è particolarmente rafforzata per il sordo, che deve già fare *degli sforzi considerevoli di ascolto e di analisi* a causa del suo deficit uditivo.

b. Al livello dell'intelligenza

L'integrità degli organi sensoriali favorisce l'organizzazione cerebrale, ma, in caso di deficit sensoriale importante, delle strategie di compensazione leniscono gli apporti sensoriali mancanti.

❑ *Il deficit uditivo rende più difficile lo sviluppo intellettuale.*

L'assenza di reazioni circolari audio-fonatorie nel bambino sordo lo privano di un apprendimento di condotte semiologiche sopprimendo l'acquisizione precoce di contrasti fonetici (Herren, 1971). In effetti, a sei mesi alcuni fonemi sono già consolidati nel farfugliare del bambino che sente, mentre altri, precocemente emessi ma non utilizzati nella lingua materna adulta, sono eliminati dal loro balbettio. Queste prime acquisizioni linguistiche hanno già una funzione organizzatrice.

Ugualmente, nel campo delle reazioni del bambino agli stimoli uditivi, bisogna fare una distinzione tra suoni puri e suoni complessi: *i suoni puri non comportano reazioni del bambino alla nascita, mentre i suoni complessi costituiscono uno stimolo efficace e provocano la reazione del bambino* (Vernillot, 1972). Questo è fondamentale: gli stimoli uditivi del neonato dovranno essere realizzati prioritariamente con dei suoni musicali (suoni complessi).

❑ *La precocità del deficit conduce il bambino a sviluppare una strategia sostitutiva.*

In caso di deficit uditivo grave e precoce, il bambino sordo organizza, differentemente dall'udente, l'insieme degli stimoli che gli arrivano: viene organizzato un nuovo sistema, che favorisce il migliore adattamento possibile della vista, del tatto, ecc. I bambini sordi non hanno una migliore vista rispetto agli udenti; non sono né più agili né più scaltri, ma elaborano in un altro modo le informazioni non sonore che gli arrivano.

Così l'analisi visiva è più soddisfacente nei sordi, i disegni precoci e più precisi e dettagliati...

c. Al livello del comportamento

Il comportamento del bambino sordo è *normale*, cioè paragonabile a quello del bambino che sente? In particolare, trattandosi del comportamento, i disturbi sono più numerosi, della stessa natura dei disturbi del comportamento che colpiscono gli udenti?

Da più di venti anni molti studi sono stati realizzati all'estero: U.S.A., Gran Bretagna, Danimarca. Abbastanza poco sviluppati in Francia, il più recente proviene da una indagine realizzata dai Dott. Marie–Françoise Doumenjou e Jacques Laborit, rispettivamente medico-neuropsichiatra infantile, responsabile del servizio medico-psicologico dell'Istituto Nazionale dei giovani Sordi a Parigi, e medico-psichiatra, addetto all'ambulatorio dell'Ospedale Henri Rousselle (Doumenjou – Laborit, 1990).

L'analisi dei disturbi del comportamento è sempre delicata, poiché dei comportamenti identici possono essere provocati da cause diverse. Così come una stessa causa può dare origine a dei comportamenti differenti. Nello stesso modo, la psicosi e la sordità possono mescolarsi come anche sordità e ritardo mentale, senza che tuttavia esista tra questi differenti disturbi alcun rapporto di causalità. Nella mia pratica istituzionale di professore di musica per sordi mi sono trovato di fronte ad alcuni casi di bambini psicotici che non erano sordi ma che avevano assunto in modo notevole le abitudini percettive e linguistiche del sordo, così come bambini sordi dal comportamento psicotico. Questo spiega la complessità delle situazioni con le quali gli educatori dei sordi si devono confrontare quotidianamente.

Ci sono più psicotici tra i sordi o tra gli udenti?

Ecco una tabella comparativa delle due popolazioni di udenti e sordi adulti ammessi nell'ospedale Psichiatrico specializzato di New York (Rainer – Kenneth – Altshuler, 1958).

Ripartizione dei disturbi mentali all'ospedale di New York
(rapporto del 1957)

TIPO DI MALATTIA	SORDI	UDENTI
Schizofrenia	52,2%	56,5%
Psicosi con deficienza mentale	18,2%	3,7%
Psicosi senile	7,4%	16,2%
Psicosi-maniaco-depressiva	5,2%	8,0%
Psicosi organiche	11,8%	12,0%
Altri disordini mentali	4,3%	3,4%
Non diagnosticate	0,9%	0,2%

Gli autori di questo studio fanno notare che molti ricoveri in ospedale di sordi sono legati alla reazione della popolazione di fronte al sordo, così come alle reazioni impulsive del sordo di fronte all'incomprensione che egli incontra, piuttosto che alla realtà di una malattia mentale.

Se si osserva la tabella sopra riportata, si constata che la schizofrenia non è più diffusa nei sordi che negli udenti, al contrario delle psicosi con deficit mentale. In questi malati ricoverati, i disturbi del comportamento sono essenzialmente il riflesso di:

- immaturità;
- debole controllo delle istanze sociali interiorizzate;
- l'espressione delle emozioni si realizza maggiormente con i gesti mentre nell'udente esse sono più facilmente verbalizzate.

Un'altra osservazione della tabella della pagina precedente mette in risalto la proporzione meno grave di psicosi depressive nella popolazione sorda in rapporto a quella degli udenti. Se infatti le reazioni e le collere sono frequenti nel sordo (davanti all'incomprensione e all'ingiustizia con le quali si scontra), le depressioni sono piuttosto rare. Altshuler spiega questi pochi casi con l'assenza del linguaggio nei primi anni di vita del bambino sordo.

> L'inconscio non si struttura attraverso il linguaggio e la consapevolezza non si interiorizza sotto forma di auto-rimproveri verbalizzati; le forme di aggressione dell'Io, specifiche della depressione, non appaiono quando il controllo verbale è limitato e le tensioni emotive si scaricano con modi diversi da quelli interiorizzati.

Nel 1954 Myklebust elabora una interessante tabella (Myklebust, 1954) dei segni che permettono di distinguere a livello di diagnosi le sordità, le disfasie, le deficienze mentali e le sordità psichiche. Questa tabella evidenziava la normalità dei comportamenti del bambino sordo, eccetto nel campo della comunicazione orale; le sordità psichiche si distinguevano a causa di un disturbo profondo della personalità che si manifestava con il ritiro, l'isolamento, l'opposizione ed il mutismo.

Più recentemente Mazet e Houzel hanno descritto in modo più preciso (*Psychiatrie de l'Enfant...*) i segni dell'evoluzione psicotica del comportamento del bambino, segni che bisogna considerare con prudenza, tanto è difficile stabilire in maniera certa la diagnosi in questo campo. Così nel bambino da zero a diciotto mesi, i segni osservabili sono:

- disturbi nell'alimentazione (mancanza di suzione, anoressia, vomiti);
- disturbi del sonno (insonnie agitate o non agitate);
- disturbi nelle relazioni con le cose e con le persone, come:
  - non tende le braccia quando qualcuno le tende verso di lui;
  - non risponde ai sorrisi;

– non aggiusta la posizione del suo corpo quando lo si prende in braccio;
– continua a guardare le proprie mani quando qualcuno gli si avvicina;
– non si interessa a nessun gioco;
– comportamento regressivo delle prime acquisizioni (per esempio smette di mangiare con il cucchiaio);

Nessuno di questi segni, preso singolarmente, è tipico di una evoluzione psicotica, è piuttosto la loro associazione, il loro raggruppamento che evoca e denota una anomalia profonda della comunicazione tra il bambino e ciò che lo circonda, una importante perturbazione della relazione d'oggetto» (Soule – Houzel – Bollaert, 1976). Tuttavia nessuno di questi comportamenti può essere attribuito ad una qualsivoglia perdita uditiva. Solo il ritardo del linguaggio sarà osservabile in comune tra i bambini sordi e quelli colpiti precocemente da disturbi del comportamento. A questo proposito, i dottori Doumenjou e Laborit (1990) dicono:

> Vorremmo segnalare una osservazione clinica, che ci può permettere di aprire alcuni percorsi che portano allo scomposizione della categoria «disturbi del comportamento»: recentemente è stato aperto un ospedale che ospita anche sordi, nel quale abbiamo mandato alcuni pazienti seguiti in consultazione. L'offerta di un luogo d'ascolto psicoterapeutico, la presenza di altri pazienti sordi, la possibilità di farsi capire con il linguaggio dei segni, ha trasformato le turbolente sintomatologie, dette «disturbi del comportamento». Come esempio citiamo un paziente la cui violenza, il passaggio all'azione e l'entrata nella delinquenza si sono rivelati la maschera di un momento fecondo delirante («tentativo di guarigione» diceva Freud) e la cui elaborazione calmante ha potuto realizzarsi soltanto dopo l'incontro con questo ambiente ospedaliero in cui era utilizzato il linguaggio dei segni. Nelle istituzioni specializzate per sordi in cui la tolleranza ai comportamenti devianti ha una soglia particolarmente elevata, sia che si tratti di performance scolastiche che di disturbi della personalità, il sopraggiungere di disturbi del comportamento sotto forma di passaggio all'azione comporta la maggior parte delle volte, in una gran confusione, solo punizioni e rimproveri, primo passo sulla strada dell'allontanamento. Bisogna inoltre dire che un disturbo del comportamento è un sintomo, che mette in scena non solo il bambino ma anche la sua famiglia e l'istituzione alla quale egli sembra indirizzarsi. Il ruolo dello psichiatra nell'istituzione, per la sua diagnosi e per la possibilità che egli darà al bambino di trovare un luogo per dire ciò che lo affligge, può essere considerato come preventivo di soluzioni psichiatriche come ultimo rimedio.

Possiamo dunque affermare che non c'è una categoria psicopatologica propria dei sordi. E non esiste nemmeno una *personalità* tipica del sordo: nella mia pratica professionale ho incontrato ed incontro ancora diverse personalità di sordi, sia adulti che bambini, come tra gli udenti. Quando ci sono dei disturbi del comportamento, la sordità deve essere considerata come un elemento particolare ed i sintomi non devono essere iscritti in nessun caso in una relazione di causa-effetto con la sordità.

A conclusione di questa descrizione del comportamento del sordo, proponiamo il punto di vista di Lacan sul linguaggio e la follia: «Il fenomeno della follia non si può separare dal problema della significazione per l'essere in generale, cioè del linguaggio per l'uomo». Il bambino sordo, privato della parola, sarebbe dunque privato di tutto ciò che è propriamente umano, poiché «la follia è ben lungi dall'essere un insulto per la libertà [...]; non solo l'essere umano non può essere compreso senza la follia, ma egli non sarebbe un essere umano se non portasse in sé la follia come limite della sua libertà» (Lacan, *Scritti*).

C. DIFFICOLTÀ DI SVILUPPO DELLA COMUNICAZIONE ORALE NEL SORDO

Come abbiamo già detto, si può riprodurre soltanto ciò che si è sentito. Nel caso del sordo, lo sviluppo della comunicazione orale è compromesso da questa situazione percettiva deficitaria. Si potrebbe allora pensare che le protesi uditive siano il rimedio al deficit uditivo: o in altri termini, gli apparecchi uditivi permettono di sentire così come gli occhiali permettono di vedere?

Certamente il sordo parla male perché sente male. Ma cos'è che non va nella sua parola? È la sintassi, la grammatica, la prosodia? Di questo mi occuperò nella seconda parte di questo capitolo.

1. Le protesi uditive permettono di sentire?

Per rispondere obiettivamente e in maniera estensiva a questa domanda fondamentale, mi baserò sulla mia esperienza professionale supportata dalla competenza di Paul Veit, direttore del famoso laboratorio di Correzione Uditiva Veit e Bizaguet, che si trova in via Therese n. 20 a Parigi, Presidente della Commissione Protesi Uditiva dell'Ufficio Internazionale di Audiofonologia (il non meno famoso B.I.A.P.), di Paul Veit e di Geneviève Bisaguet, con i quali ho collaborato alla formazione di professionisti per l'educazione del sordo, affianco a Christiane Mottier e Denise Busquet, già citate precedentemente per i loro lavori.

Che cos'è una protesi uditiva? Secondo Paul Veit, *è un insieme mecca-*

nico, elettroacustico ed elettronico che si integra al sistema corporeo, destinato a captare, trattare, adottare ed amplificare i segnali acustici in modo da permettere a queste persone di ricevere, nei limiti della loro capacità di percezione e di tolleranza, l'informazione che essi trasportano.

La protesi uditiva è realizzata partendo da apparecchi di correzione uditiva, la cui scelta e messa a punto delle funzioni permette una personalizzazione delle protesi. Si può così parlare di apparecchio audioprotesico, che comprende la scelta e l'adattamento degli apparecchi di correzione uditiva, il loro controllo, la loro emissione, l'educazione protesica della persona che porta l'apparecchio, così come il controllo continuo dell'efficacia e della tolleranza della protesi uditiva (art. L 510-1 del codice della Salute Pubblica– Raccomandazione BIAP 06/1).

a. Gli apparecchi di correzione uditiva

Quanti progressi sono stati fatti dal tempo dei faraoni, epoca in cui si metteva nell'orecchio del sordo olio di Ben, al quale si erano mescolati dell'ocra gialla ed una foglia dell'albero Iam! Ippocrate affermava che i sordi sentono meglio quando il clima è caldo e secco che quando è freddo e umido.

A Roma Galieno curava i sordi con delle gocce auricolari fatte di aceto, succo di cipolla oppure olio di noci. I druidi raccomandavano polvere di menhir finemente grattata.

Oggi gli apparecchi hanno rimpiazzato vantaggiosamente gli unguenti e le altre alchimie, facilitando la captazione e la trasduzione dei segnali sonori, la loro amplificazione e trasmissione.

❑ *La captazione e la trasduzione dei segnali sonori*

Essa è realizzata abitualmente con il microfono, che trasforma in tensione elettrica alternata le variazioni di pressione acustica prodotte dalle vibrazioni sonore. Attualmente per gli apparecchi di correzione uditiva si utilizzano dei microfoni con componenti elettrici, variante del microfono a condensatore la cui curva di risposta è lineare e la banda passante si estende da 50 a 15.000 hertz.

❑ *Amplificazione ed adattamento*

Il segnale elettrico dato dal microfono è amplificato ed adattato. Grazie ai progressi della tecnica gli amplificatori sono sempre più piccoli (alcuni millimetri). Così essi ne traggono vantaggio in affidabilità, in resistenza (agli acidi della traspirazione in particolar modo) e nella diminuzione dell'autoproduzione di rumore di fondo. Le possibilità di adattamento si concretizzano nel potenziometro (regolazione della potenza dell'apparecchio), nel selettore di funzione (avviamento-chiusura, microfono...), ma la più spettacolare di queste possibilità sta nei comandi stessi delle funzioni di amplificazione, regolate prima con l'aiuto del giravite dall'audioprotesista, e poi sempre più dallo stesso audioprotesista grazie ad un sistema di comando digitale: un quadro di comando è collegato direttamente da un cavo alla protesi uditiva posizionata nell'orecchio del paziente. Gli ordini sono trasmessi sotto forma di segnali numerici ad una centrale digitale che regola le funzioni dell'amplificatore.

❑ *La restituzione*

Il cornetto acustico riconverte la tensione elettrica in variazioni di pressione acustica, vibrazioni sonore che in seguito sono trasmesse dal commutatore auricolare all'interno del condotto uditivo esterno: questa parte chiamata *raccordo*, è realizzata dall'impronta del condotto uditivo e del padiglione in resina sintetica. La precisione della sua messa a punto è determinante per la qualità dell'udito (rischio di effetto Larsen) e per la comodità della persona che porta la protesi. Quando, nel caso di una sordità mista, si constata una suppurazione cronica dell'orecchio medio si può, al posto del cornetto acustico, indicare l'installazione di un ossovibratore il quale, applicato sulla mastoide, trasmette per conduzione ossea le vibrazioni direttamente all'orecchio interno.

❑ *I differenti tipi di apparecchi di correzione uditiva*

– Protesi retroauricolari.

Utilizzate nel 60 per cento delle protesi realizzate attualmente, essi si adattano bene, grazie alla regolazione personalizzata, ai diversi gradi ed aspetti di deficit uditivi.

L'amplificatore è anche dotato di correttori della curva di risposta, che permettono nello stesso tempo di favorire la percezione delle consonanti acute e di rafforzare quella dei timbri bassi. Nel caso in cui la persona non tolleri i livelli sonori elevati, l'amplificatore è ugualmente dotato di un dispositivo di riduzione automatico del guadagno acustico per permettere la regolazione individuale della dinamica dell'amplificazione. Le condizioni di questa riduzione sono determinate dall'ambiente sonoro della persona interessata così come dalle sue performance di discriminazione uditiva.

– Gli apparecchi intra-auricolari.

Come indica il loro nome, questi apparecchi sono installati interamente (nel caso dei modelli più piccoli) nel condotto uditivo. I recenti progressi tecnici li rendono adatti nella risposta protesica ai deficit lievi e medi. In questo sistema le frequenze medie ed acute sono privilegiate.

– Gli occhiali acustici.

Si tratta dell'inserimento degli componenti elettronici nelle stanghette degli occhiali, soprattutto per un effetto estetico. Essi possono essere utilizzati, per esempio, in caso di sordità di trasmissione, o meglio in caso di cofosi di un orecchio, sistemando in un lato della stanghetta un microfono collegato con l'amplificatore nell'altra stanghetta e l'auricolare destinato all'altro orecchio.

– Gli apparecchi da tasca

Utilizzati all'origine delle protesi, questi dispositivi (cassetta più cordoni e cornetti acustici esterni) sono utili qualora si desideri un'amplificazione più intensa di quella retroauricolare o quando questa è controindicata, oppure prima che vengano applicate le protesi retroauricolari (nel bambino o nella persona riconosciuta sorda da poco).

b. Le indicazioni della protesi uditiva

Le protesi sono raccomandate sia nei casi di sordità di trasmissione che in quelli di sordità di percezione, sordità acquisite, o meglio ancora di sordità con plurihandicap.

❑ *Sordità di trasmissione*

È raro che nelle sordità di trasmissione sia necessario portare una protesi uditiva, poiché le terapie mediche e chirurgiche nella maggior parte dei casi riescono a migliorare la situazione uditiva.

Le protesi retroauricolari sono raccomandate per la flessibilità della loro curva di risposta, che privilegia così le frequenze la cui trasmissione era indebolita.

❑ *Sordità di percezione*

– Deficit uditivo leggero

Determina delle confusioni fonetiche che possono essere all'origine di difetti di articolazione e di disortografia. In genere l'apparecchio è raccomandato quando la perdita uditiva media eguaglia od oltrepassa i 30 dB e talora persino con una perdita media minore, ma i cui acuti sono gravemente deficitari, fino a renderne difficile la percezione.

– Deficit uditivo medio e grave.

Sono quelli che necessitano maggiormente di osservazione e di adattamenti poiché, contrariamente a ciò che si potrebbe pensare, l'udito della persona affetta da sordità media o grave è paradossalmente più complesso da valutare e da protesizzare rispetto a quello della persona affetta da sordità profonda.

– Deficit uditivi profondi.

Come nei casi precedenti, le protesi retroauricolari, con i loro recenti progressi, protesizzano stereofonicamente le persone colpite da deficit uditivo profondo, cosa che permette un lavoro sulla spazializzazione, come vedremo nella terza parte del presente studio.

❑ *Sordità acquisite*

Se la sordità sopraggiunge dopo che il bambino ha acquisito il linguaggio, è essenziale salvaguardare la comunicazione con il mantenimento dell'udito divenuto deficitario, abituando il bambino al nuovo modo di percepire. Se la sordità sopraggiunge prima che il bambino abbia acquisito il linguaggio, l'audioprotesista dovrà rapidamente intervenire come nei casi di sordità ereditaria.

❑ *Plurihandicappati sordi*

L'apparecchio per i bambini sordi affetti da altri handicap è sempre più complesso da realizzare poiché:

- da un lato la sordità è un problema trattato talvolta secondariamente per l'importanza degli altri handicap, che hanno priorità nelle cure;
- dall'altro lato il compito dell'audioprotesista è reso difficile dalla scarsità di risposte da parte del bambino al momento dei test e quindi per l'interpretazione delicata delle risposte date.

Tuttavia, una raccomandazione dell'Ufficio Internazionale di Audiofonologia precisa che nel caso di sordi affetti da altri handicap:

> l'apparecchio uditivo, idealmente stereofonico, deve essere preso in considerazione tanto più precocemente quanto più è grave il deficit uditivo [...]. Un controllo effettivo e regolare della permanenza dell'efficacia e della accettazione della protesi uditiva deve essere effettuato nel quadro di una osservazione di lunga durata [...].
> *La presenza di molteplici handicap* e *la diagnosi tardiva del deficit uditivo non costituiscono mai una controindicazione all'apparecchio.* Certamente, la presenza di molteplici handicap a volte è tale che una comunicazione orale resterà aleatoria, ma l'apporto della protesi uditiva resterà primario, sia sul

piano psicomotorio che sul piano relazionale ed affettivo, favorendo così la presa in carico globale del problema posto dal bambino.

c. Tecniche complementari alle protesi uditive

Quali che siano stati i progressi tecnici delle protesi negli ultimi anni, il *sordo* resta tuttavia sempre disturbato, nella sua percezione, dal *rumore.* In effetti le protesi non riescono ancora a separare la parola dal rumore, tra le distinzioni che consentono nella selezione delle frequenze. La protesi permette dunque di sentire meglio la parola, ma nello stesso tempo amplifica l'ambiente sonoro spesso costituito da suoni gravi, i quali coprono quelli acuti utili all'intellegibilità della parola.

❑ *Il sistema di riduzione automatica del rumore*
Questo sistema, in caso di perturbazione acustica, fa cadere automaticamente l'intensità dell'amplificazione dei gravi, secondo una programmazione realizzata dall'audioprotesista e tenendo conto sia dell'ambiente sonoro abituale della persona, sia della personale sensibilità uditiva.

❑ *Il sistema H.F. (collegamento ad alta frequenza)*
Questo sistema utilizza dei segnali radioelettrici in modulazione di frequenza. L'interesse è dato dall'integrità del segnale che arriva alla protesi, in confronto alla trasmissione aerea dello stesso segnale, disturbato dal rumore dell'ambiente. L'integrità della trasmissione rimane fino a trenta metri e il bambino sordo percepisce come se gli si parlasse da venti centimetri! Il messaggio sonoro può essere recepito solo da un ricevitore regolato sulla frequenza del trasmettitore.

❑ *Il collegamento a raggi infrarossi*
Il messaggio sonoro è trasmesso per irradiamento infrarosso in modulazione di impulsi. Il trasmettitore ha nove diodi trasmittenti che coprono tutto lo spazio. L'interesse per l'infrarosso sta nel sistema di trasmissione: le frequenze di emissione e di modulazione in effetti sono uniche. Si possono dunque, a differenza del collegamento HF, intercambiare tutti i trasmettitori con i ricevitori in una stessa struttura, a condizione di utilizzare il collegamento a infrarossi all'interno, poiché la luce solare impedisce una buona trasmissione infrarossa. Il collegamento a infrarossi permette infine una buona qualità d'ascolto di apparecchi come la radio, la televisione, lo stereo, l'HiFi...

❑ *Il collegamento induttivo*
È assicurato da un campo magnetico alternato modulato. Il trasmettitore ha la forma di un anello magnetico, costituito da una o più spirali di un conduttore elettrico percorso da una corrente alternata a bassa frequenza proveniente da una fonte di modulazione (microfono, registratore, sintonizzatore, ecc.) (Veit – Bizaguet, 1983). È necessario un amplificatore tra la fonte di modulazione e l'anello... Il campo magnetico modulato crea una forza elettromotrice d'induzione. Questa forza è applicata ai terminali dell'amplificatore il quale adatta, amplifica e trasmette alla protesi uditiva. È la soluzione più antica e più economica per la trasmissione di messaggi nelle aule scolastiche e negli anfiteatri universitari. L'inconveniente del sistema sta nel fatto che l'anello capta i segnali emessi dagli eventuali anelli vicini, cosa che negli istituti per bambini sordi pone un problema alle classi vicine.

d. Le ricerche tecniche attuali

❑ *Il sistema di riduzione automatica del rumore*
Abbiamo già presentato questo sistema, che migliora l'intellegibilità della parola riducendo la trasmissione del rumore di fondo a dominanza grave.

Tuttavia per il sordo le difficoltà rimangono in caso di conversazione multipla. Le ricerche attuali tendono a progredire in questo campo sperimentando:
- tre canali d'amplificazione per lo spettro sonoro, canali che l'audioprotesista può regolare secondo il campo uditivo della persona e l'ambiente acustico;
- quattro programmazioni diverse nella stessa protesi retroauricolare, una memoria comandata a distanza che può privilegiare uno dei quattro ambienti acustici;
- la sostituzione dell'amplificatore analogico attuale con un amplificatore numerico; questa sostituzione permetterà un filtraggio dei rumori fastidiosi e migliorerà considerevolmente la qualità ed il confort uditivi.

❑ *La chirurgia applicata alla protesi uditiva*
Il professor Chouard ha introdotto in Francia la tecnica dell'impianto cocleare applicabile ai bambini affetti da sordità profonda. Si tratta di stimolare direttamente le fibre nervose uditive mediante segnali elettrici elaborati con un trattamento dei segnali sonori.

2. La qualità della parola del sordo

L'intellegibilità che noi possiamo avere della parola dipende essenzialmente dalla melodia e dal ritmo, così come dagli accenti. Queste qualità, chiamate tratti prosodici e che saranno oggetto di uno sviluppo particolare nella seconda parte di questo studio, sono precisamente i difetti della parola del sordo. In effetti, quando il bambino sordo ha sviluppato una comunicazione orale i difetti di articolazione sono i più udibili e generalmente proporzionali, nella loro importanza e persistenza, al grado di sordità. Essi sono oggetto di correzioni sistematiche che nella maggior parte dei casi portano ad una articolazione corretta. È allora che si può osservare il mantenimento di difetti, che, considerati spesso tardivamente nell'educazione della parola del sordo, saranno più difficili da eliminare: si tratta di problemi di accenti dell'elocuzione, di intonazione, di timbro (qualità della voce): in una parola la *prosodia*.

Nel breve saggio di linguistica intitolato *Analisi di produzioni foniche di una ragazza di dodici anni affetta da sordità profonda* ho potuto verificare quanto, quando l'articolazione dei fonemi è corretta, il messaggio emesso sia difficilmente compreso a causa della imperfezione degli elementi prosodici.

- ❑ L'elocuzione può essere lenta, intermittente o veloce;
- ❑ il ritmo può essere modificato dalla posizione delle pause;
- ❑ l'intonazione può essere inesistente o inattesa;
- ❑ gli accenti possono essere ripartiti in modo aleatorio;
- ❑ il timbro modificato senza intenzione e senza controllo.

Per effettuare questa verifica abbiamo tentato di paragonare la parola ed i sistemi fonologici di due bambini della stessa età (dodici anni), della stessa categoria socio-professionale, dello stesso livello scolastico. Uno dei bambini era in grado di sentire, l'altro affetto da sordità profonda.

Affinché le qualità della parola fossero studiate nel loro insieme, fu necessario sfruttare in maniera complementare:

- da una parte, il questionario fonologico di Henriette Walter (1982) indispensabile per lo studio del sistema fonologico di ognuno, questionario arricchito da liste di parole tratte dalla *Dinamica dei fonemi* (1976), per realizzare un questionario adattato al livello linguistico delle nostre due ragazze;
- dall'altra, una conversazione «a pezzi e bocconi» che rendesse conto dell'espressione spontanea della parola.

Ci sembra interessante presentare l'analisi della parola della giovane sorda, che, secondo la mia esperienza, è rappresentativa della qualità della parola della persona affetta da sordità profonda in generale, dal momento che ella non ha altri handicap oltre al suo deficit uditivo ed ha beneficiato di una educazione scolastica e familiare sviluppando la comunicazione orale. Nella presentazione che segue, i fonemi sono sempre presentati tra / / e le loro realizzazioni fonetiche tra [ ].

SEGNI UTILIZZATI

/a-/	posizione iniziale del fonema
/-a-/	posizione non finale del fonema
/-a/ **/-aC/**	posizione in finale assoluta del fonema
°	posizione in finale coperto del finale
–	al di sopra di una consonante indica un assordamento
/	al di sopra di **ʁ** indica una articolazione forte (fricativa e non spirante)
◡	la legatura al di sopra di due consonanti indica una articolazione complessa
◡ o ⟶	indica l'attenuazione della consonante
	indica una palatizzazione al di sopra di una consonante
[Ø]	indica che il fonema non si realizza del tutto

Nel questionario x indica che la parola attesa è stata letta (l'informatrice non conoscendola o non avendola trovata dopo l'enunciato).

xx indica che sono state impiegate delle spiegazioni per facilitare la comprensione dell'informatrice.

Nella tabella dei sistemi fonologici:

– vocaliche

↑ sottolinea una tendenza a pronunciare il fonema da cui parte la freccia in modo più chiuso;

↓ la freccia indica che il fonema dal quale essa parte viene pronunciato in modo più aperto;

– consonantiche

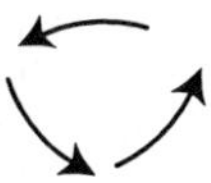

le frecce sottolineano verso quale tipo di pronuncia tendono i relativi fonemi.

CONVERSAZIONE		QUESTIONARIO	
pronunce non comuni			
Quatre élèves	[k a t r e l ɛ v]	*club*	[k l y p]
Rachel	[ʁ̠ a t͜ʃ e l]	*lieutenant*	[l j œ d a d a]
puzzle	[p u t a l]	*feuilletée*	[f ɔ j ɔ t i]
combien	[k õ b l ɛ̃]	*déjeuner*	[d i d a n ɛ]
six filles	[t i l f i ɟ̸]	*peuplade*	[p l œ p l a d]
Hervé	[ɛ ʁ ʁ e]	*scier (lu)*	[s w i ɛ ʁ̥]
moi je	[m a d ɟ]	*gags*	[g a s]
à treize ans	[a t ʁ̠ ɛ t ã]	*trente-neuf*	[t ʁ̠ ã n œ]
Bernadette	[b ɛ ʁ̠ n a d ɛ n]	*cache*	[t a ʃ̥]
dix-sept	[d i s ɛ͜ p t]		
histoire géographie	[i: t w a R d e ʁ̠ ɔ a f i]		

CONVERSAZIONE	QUESTIONARIO
la prosodia	
- l'accento è messo ugualmente su ogni sillaba, che attenua o fa sparire alcuni fonemi dopo l'attacco della sillaba	Le osservazioni fatte a lato per la conversazione si applicano allo stesso modo per il questionario
- la produzione è rapida e spezzettata; le sillabe non sono legate ma nettamente separate	Si nota inoltre:
questa produzione rapida esplica in parte l'influenza di una sillaba sull'altra e gli orrori che ne derivano	- là dove la /i/ sostituisce la /e/ in finale, l'intonazione è ascendente - per le parole plurisillabiche l'accento cade sulla seconda sillaba
six filles [t i l f i ɟ̸] *a treize ans* [a t ʁ̠ ɛ t ã] *Bernadette* [b ɛ ʁ̠ n a d ɛ n]	*lieutenant* [l j œ d a d a] *déjeuner* [d i d a n ɛ] *peuplade* [p l œ p l a d]
la curva dell'intonazione è movimentata, cosa rara in un sordo profondo. Egli ha una caduta in fine della frase (affermativa) come un udente	- l'intonazione delle monosillabiche è discendente - l'intonazione è ascendente e poi discendente ↘↗ (salvo se la finale è una /i/ ↗↘)
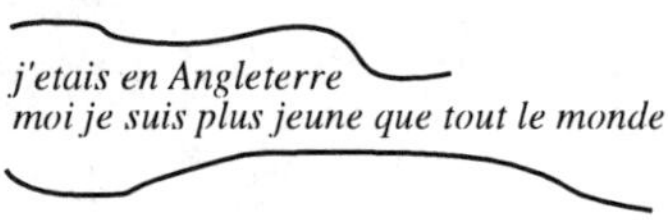	
la curva è monotona per le parole isolate	

CONVERSAZIONE	QUESTIONARIO
tendenze	
Sistema vocalico	**Sistema vocalico**
1°) produzioni corrette /i/, /a/, /y/, / –œ C/, /u/, /a/ così come le 3 vocali nasali /ɛ̃/, /ã/, e /õ/	1°) produzioni corrette /a/, /y/, /œ/, /u/ come anche le 3 vocali nasali /ɛ̃/, /ã/ e /õ/ e tra queste /ã/ e /õ/ hanno alcune produzioni aperte e desanalizzate
2°) altre produzioni /-e-/ si si modifica a volte in [i], a volte in [e] Si può pensare che questo sia legato alla velocità dell'emissione: *vélo* [vilɔ] viene pronunciato più rapidamente di *Véronique* [veʁɔnik] /ɛ/ valgono le osservazioni precedenti: /ɛ/ si pronuncia [i] in *les livres* [lilivʁ] /o/ si pronuncia sempre [ɔ] si può dunque dire che dall'intervocalica e la finale si trova un solo fonema /ɔ/	2°) altre produzioni /i/ si modifica in [i] salvo: - nell'intervocalico in mileu [-e-] senza dubbio per anticipazione di /ø/ - oppure nel finale in *rajeunit* [e] forse a causa del [ʁ] che lo precede e lo indebolisce *pourri* [e] forse a causa del [ʁ] che è una consonante aprente /e/ stesse indicazioni fatte per la conversazione, con una produzione; in più [ɛ] quando la parola è sconosciuta e letta all'impronta. /ɛ/ si pronuncia [ɛ] salvo - nella parola *prêt* [æ̃] - nella parola *fumet* [i] ma la parola viene letta ed ha un accento forte sull'ultima sillaba - nella parola *courais* [e] - nella parola [e], senza dubbio per anticipazione della [j] - nella parola *enterré* [ʁ̥] senza dubbio a causa del carattere fricativo di [ʁ] /ø/ si pronuncia a volte /ø/, a volte [œ] /o/ la sua pronuncia a volte oscilla tra [o] e [ɔ], anche nella stessa parola, che evoca una tendenza spontanea all'apertura del fonema /ɔ/ si pronuncia generalmente [ɔ] ma a volte la produzione è anticipata e troviamo [œ] nella parola *folie* e in *port* /a/ non è sempre differenziato da /œ/ *je dis* e *jeudi* [ʒœdi]

CONVERSAZIONE	QUESTIONARIO
Sistema consonantico (seguito)	**Sistema consonantico (seguito)**
le consonanti sonore	
Nota generale: le consonanti sonore hanno la tendenza ad essere desonorizzate soprattutto nella produzione veloce	
– così /b/ è completamente desonorizzata quando il fonema è ripetuto in due sillabe consecutive (un solo caso)	– stessa osservazione, ma si nota che il fonema si realizza in parte o interamente desonorizzato [b̥], anche in assenza di ripetizione di fonema
– /v/ si pronuncia in modo chiaro, quando è allo inizio in [v] fricativa labiodentale sonora, ma sparisce quando vi è una successione di consonanti e quella che la precede è molto marcata, come per esempio una [R] vibrante uvulare	– /v/ si pronuncia sempre [v] a volte desonorizzato
– /v/ si pronuncia [d] nel mezzo e nel finale, ma spesso [t] se è iniziale	– /d/ si pronuncia [d] (tre casi) ma a volte desonorizzato [d̥] (un caso) finanche [t] (un caso)
– /z/ tende a pronunciarsi [t] in una sequenza sonora (due casi)	– /z/ si pronuncia [z] leggermente desonorizzato
– /ʒ/ si pronuncia come [ʒ], spesso sorda, all'inizio di parola – diventa apico dentale sonora [d] (e non sorda!) nella stessa posizione in funzione dell'attenzione degli organi articolatori (due casi)	– /ʒ/ si pronuncia in quattro modi: [dʒ] occlusiva nasale alveolare (un caso) [d] occlusiva apico-dentale sonora (due casi) [ʒ] fricativa alveolare sonora (quattro casi) [ʒ] idem desonorizzata (cinque casi)
– /g/ si pronuncia /*ɡ*/, occlusiva velare ma non è pronunciata del tutto quando segue una /r/	– /g/ si pronuncia [*ɡ*], desonorizzata in un caso (*bague*)
le /r/ e le nasali	
– /r/ si pronuncia come aspirata fricativa } ma sempre uvulare vibrante a volte per niente	– le nasali /m/, /n/ e /ɲ/ * /n/ si pronuncia [d̥] quando è preceduta dal fonema /d/ * /ɲ/ è instabile per la /r/ stessi rilievi fatti per la conversazione

CONVERSAZIONE	QUESTIONARIO
tendenze **Sistema consonantico**	**Sistema consonantico**
le consonanti sorde	
1°) pronuncia comune – /p/ si pronuncia come una occlusiva orale sorda molto marcata – /f/ si pronuncia in modo netto come fricativa orale labiodentale sorda – /k/ si pronuncia sempre [k] 2°) altre produzioni – /t/ è sempre una occlusiva orale apicodentale sorda, salvo nel caso di *Bernadette* (ripetizione del fonema /n/ che l'ha preceduta) – /s/ non si pronucia [s] fricativa orale apicoalveolare all'inizio o nell'intervocalico se non quando la produzione è lenta ∗ si modifica in occlusiva apicodentale sorda [t] quando la produzione è rapida ∗ scompare quando è il caso di successione di consonanti: *Christine, histoire* – /ʃ/ si pronuncia [ʃ] fricativa alveolare se la produzione è lenta ∗ si pronuncia a volte come occlusiva sibilante alveolare [tʃ] ∗ spesso come occlusiva apicodentale [t] se la produzione è rapida	1°) pronuncia comune – /p/ idem conversazione – /f/ idem conversazione 2°) altre modalità di pronuncia – /t/ idem come nella conversazione, salvo due produzioni in [d̥] e una in [ø] a causa della /r/ fricativa che precede – /s/ idem conversazione ma la si trova anche nella finale in *as* ∗ si modifica in affricata predorso alveolare in lacer [– t s v] ∗ si modifica in fricativa desonorizzata [z̥] in *ici* ∗ si pronuncia come occlusiva apico dentale [t] quando è iniziale: *seul, sang, cent* ∗ si modifica in fricativa alveolare avanzata [ʃ] nella parola *sous* – /ʃ/ sei pronunce [ʃ] fricativa alveolare [t] apicodentale occlusiva [ç] fricativa palatale [ø] assenza [k] occlusiva velare [ʃ] fricativa predorsoalveolare – /k/ si pronuncia [k] ma scompare ogni volta che è immediatamente seguita da /r/ (successione di consonanti)

D. Gli interventi per lo sviluppo della comunicazione nel sordo

Come è stato sottolineato nel corso della parte A di questo capitolo, i metodi di educazione e di rieducazione si sono succeduti nella storia e le continue controversie tra oralisti e gestualisti da molto tempo non sono più originali. Come ogni individuo, il bambino sordo deve poter comunicare per evolversi. A questo livello due constatazioni si impongono:

1. fino a prova contraria, alla quale forse si giungerà in un futuro prossimo grazie all'evoluzione della tecnologia, il sordo rimane sordo ed il suo deficit sensoriale non può essere cancellato, neanche diminuire, e talora può aggravarsi. Da qualsiasi lato si consideri il nostro bambino sordo, una realtà si impone: egli sente poco e male;

2. fino a prova contraria, e ci sono poche possibilità che l'evoluzione umana arrivi ad ottenerla, il droghiere non seguirà certo dei corsi serali per imparare il linguaggio dei segni solo perché un sordo vive nel suo quartiere.

Di conseguenza:

a. si potrà migliorare la qualità dell'udito del sordo ma non la quantità. Il sordo potrà divenire capace di udire diventando un ascoltatore eccezionale. Tuttavia l'accesso alla comunicazione orale sarà sempre difficile, mentre la comunicazione gestuale si radicherà naturalmente e facilmente, soprattutto nei sordi affetti da sordità profonda;

b. la comunità dei sordi, anche se importante, è numericamente in minoranza nella comunità degli udenti. Se il sordo desidera comunicare con persone diverse dai membri della propria comunità, dovrà utilizzare la lingua della comunità interessata. La comunicazione gestuale avrà il suo valore di utilizzazione quasi esclusiva all'interno stesso della comunità sorda.

A questi due fatti incontestabili corrisponde la soluzione del bilinguismo che preconizzo da molto tempo nell'educazione del sordo (Carré, 1984), ma la cui strategia pedagogica è delicata da mettere in atto. Il bambino sordo deve poter comunicare rapidamente: da una parte con i segni, con gli altri sordi, dall'altra e utilizzando la lingua parlata e scritta di tutta la comunità. Questa comunicazione bimodale era già stata oggetto di raccomandazione nel XIX secolo...

Negli anni di pratica professionale nell'ambito dei sordi, ho conosciuto, in successione, l'oralismo puro del metodo verbo-tonale, il linguaggio parlato completato (L.P.C.), poi il francese segnato (F.S.) infine la lingua francese dei segni (L.S.F.), tecniche che descriverò nelle pagine seguenti. In molti istituti, in Francia, i bambini sordi di questo ultimo decennio avranno conosciuto questa evoluzione in fasi successive. Se avessero appreso tutte queste tecniche si sarebbero disorientati del tutto. Gli educatori di sordi (professori, istitutori specializzati, ecc.) accaniti difensori dell'oralismo da dieci anni, lo confermano oggi con lo stesso ardore.

Ho dunque osservato con sguardo divertito insegnanti per sordi diventare muti (dal momento che la lingua dei segni non è accompagnata dalle parole)! Allo stesso modo ho conosciuto dei bambini sordi, che prima comunicavano oralmente, che non comunicavano più se non con i segni; così come bambini che non accedevano alla comunicazione orale e che ora riescono a comunicare con i segni.

In questo territorio la clinica è fondamentale. Jean Gagnepain, a proposito dei lavori del gruppo di studio del linguaggio nel campo della neurologia all'ospedale di Rennes, conferma l'importanza della clinica:

> Gli studiosi del linguaggio si sono sempre rifiutati di distinguere da una linguistica per così dire *senza qualità* una *neurolinguistica* che si accontenterebbe di valorizzarla. Non esiste teoria senza pratica e viceversa. Nessuna scienza che se ne distacchi. Nessun sistema, infine, che passando dalla molteplicità delle apparenze all'unità – anche se ipotetica – dell'insieme, non tragga le sue scoperte dal proprio rigore piuttosto che dal genio degli utenti (Gagnepain, 1982).

In questi ultimi anni ho incontrato persone sorde in tutto il mondo, di lingue, culture e civiltà differenti. In tutto il mondo i sordi più felici sono, evidentemente, quelli che hanno potuto sviluppare una comunicazione orale nella lingua del paese in cui sono nati, e che condividono a loro modo tutti gli aspetti della vita della comunità.

Abbiamo anche incontrato degli educatori per sordi con formazione e competenze molto diverse, sempre appassionanti e spesso appassionati, la cui insoddisfazione professionale comune (I.P.C.) si cristallizza intorno a tre errori:

- essi vorrebbero che il sordo sentisse; ora, il sordo non sentirà mai meglio di quanto sente;
- essi vorrebbero che tutta la terra si esprimesse nella lingua dei segni;
- desiderosi di *fare bene*, perduti tra le onde e le controversie sui metodi di educazione, essi hanno raramente dedicato tempo e mezzi per applicare un sistema educativo nella sua totalità, tanto che ogni bilancio si è dimostrato fallimentare.

Verranno qui presentati oggettivamente:

- il linguaggio parlato completato;
- il francese segnato;
- la lingua francese dei segni attuale.

Tre metodi, questi, utilizzati per aiutare la comunicazione del sordo; seguirà poi il metodo verbo-tonale, per le seguenti ragioni:

- è professionalmente il metodo di educazione del sordo che mi ha introdotto in questo strano universo, dal momento che il metodo verbo-tonale aveva elaborato delle tecniche di ritmo musicale e che il professore di musica, quale io ero, era stato così ammesso alla conoscenza del bambino sordo;
- è musicalmente il metodo che mi ha maggiormente sollecitato, permettendomi di constatare quanto coloro che erano ritenuti sordi potessero accedere ad una buona percezione musicale, esercitare la loro musicalità e praticarla fino a diventare musicisti;
- linguisticamente è il metodo che mi ha subito spronato a saperne di più della nostra lingua, del suo funzionamento, delle sue patologie, del suo apprendimento, ecc.;
- pedagogicamente è il metodo che ha sviluppato la strategia più elaborata e meglio articolata a favore dello sviluppo del linguaggio del bambino sordo;
- cronologicamente è il metodo che è all'origine in tutto il mondo di un formidabile movimento a favore della cura del problema della sordità e dell'educazione del bambino sordo;
- scientificamente è quello che ha proceduto con rigore a molteplici osservazioni, sperimentazioni, verificazioni...

1. Il linguaggio parlato completato

Il linguaggio parlato completato (LPC) o *Cued Speech* è un complemento manuale della parola: esso permette di visualizzarla. Otto configurazioni della mano si combinano a cinque posizioni sul viso e sul collo.

Queste configurazioni corrispondo a dei fonemi e permettono di eliminare i *sosia labiali*, cioè i fonemi diversi che implicano lo stesso movimento delle labbra (è il caso per esempio delle sorde e delle sonore), come in *pain, main, bain*... Il L.P.C. non è dunque una lingua, ma una tecnica visogestuale ausiliare della lettura labiale.

Fu il fisico Cornett, Vice Presidente del *Gallaudet College* di Washington, che nel 1965 ideò questi segni codificati, queste chiavi (*cues* in inglese) realizzate in sincronia con la parola (Cornett, 1982).

La posizione della mano rispetto al viso rappresenta la vocale:

Le cinque posizioni della mano per codificare le vocali

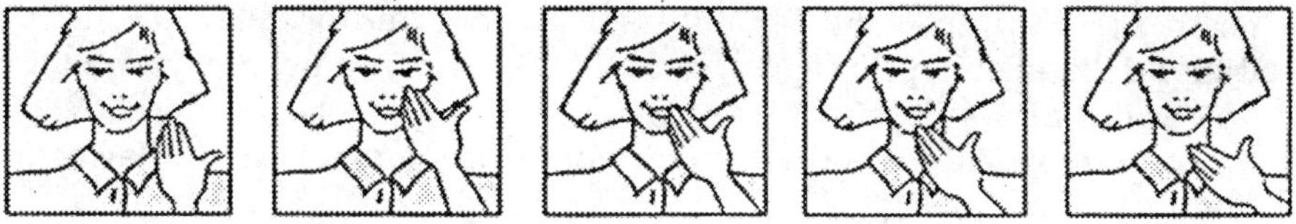
Posizione ruotata
a (ma)
o (maux)
œ (teuf-teuf)
ogni consonante seguita da una muta (âme) o isolata (Tom)
Posizione a piccola mela
ɛ̃ (main)
ø (feu)
Posizione bocca
i (mi)
ɔ̃ (ton)
ɑ̃ (man)
Posizione mento
ɛ (mais)
u (mou)
ɔ (fort)
Posizione gola
œ̃ (un)
y (tu)
e (fée)

La posizione delle dita rappresenta la consonante:

Le otto posizioni delle dita come le vede il bambino per codificare le vocali

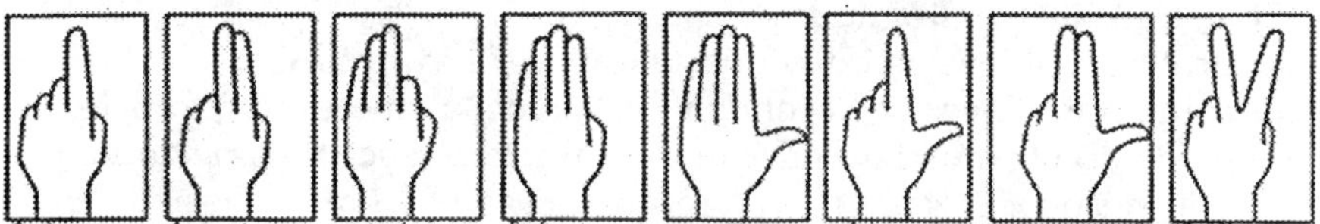

La combinazione della posizione della mano e della configurazione delle dita corrisponde ad una sillaba. Tutti i fonemi simili sulle labbra sono codificati diversamente, ma i fonemi che hanno posizioni bucco-facciali diverse possono essere codificati nello stesso modo.

Secondo il Dott. Cornett, l'unità di base di un sistema di rappresentazione visuale della catena parlata deve essere la sillaba; è in questo senso che il *Cued Speech* si differenzia dalla dattilologia, troppo lenta in rapporto al ritmo della parola, mentre il LPC può codificare la sillaba e non solo il fonema grazie alla combinazione: posizione della mano-configurazione delle dita.

Il *Cued Speech* è stato adattato in più di quaranta lingue, cosa che favorisce in particolar modo l'apprendimento di lingue straniere da parte dei bambini sordi. La tecnica viene raccomandata in primo luogo ai genitori dei bambini sordi e quindi ai professionisti, ma la situazione più favorevole è quella in cui tutto l'ambiente del bambino sappia codificare (Perier et al., 1985).

Il L.P.C. è relativamente facile da imparare per gli adulti udenti, e viene velocemente compreso dai bambini sordi. Con l'aiuto del L.P.C., l'intellegibilità della parola può raggiungere il 100 per cento nella persona affetta da sordità profonda!

Esempi di frasi difficili da percepire per una persona affetta da sordità profonda:

- *la valise est ouverte* (la valigia è aperta)
- *la valise est toute verte* (la valigia è tutta verde)
- *il montre le cadeau* (egli mostra il regalo)
- *il montre le gateau* (egli mostra il dolce).

2. Il francese segnato (FS)

Il francese segnato è un metodo che consiste nel:

- visualizzare la lingua francese;
- utilizzare il lessico della lingua dei segni francese;
- combinare il lessico secondo le regole della sintassi del francese in modo che l'enunciato parlato e l'enunciato a segni coincidano. Dunque si può utilizzare il FS parlando, cosa che non è possibile con il LSF. È il FS che è riuscito a diffondere i segni attraverso i mass media, poiché è questa la traduzione che accompagna alcune trasmissioni televisive.

Linguisticamente, il francese segnato presuppone:

- che il lessico e la sintassi di una lingua possano essere trattati indipendentemente ;
- che il lessico di due lingue diverse possa coincidere perfettamente.

Questi due presupposti bastano a spiegare perché il francese segnato ha avuto un'esistenza tormentata:

- sul piano del lessico molti termini francesi non hanno dei segni equivalenti nella lingua dei segni francese (*partir de bon pied, nier l'evidence, au fur et a mesure...*)

La stessa cosa accade per le espressioni idiomatiche della lingua, come:
avoir des fourmis dans les pieds (= aver formicolii ai piedi)
se mettre martel en tete (= affannarsi, preoccuparsi)
ronger son frein (= mordere il freno)

- così la polisemia è incompatibile con l'esclusività della corrispondenza lessico-segno. In effetti come rendere a segni in modo pertinente le seguenti espressioni:
  je prends le train (= prendere il treno)

je prends la mouche (= farsi saltare la mosca al naso, stizzirsi)
je prends mon temps (= andare con calma, non agitarsi)
je prends la fuite (= darsi alla fuga)
je prends mon pied (= prendere piede)

Linguisticamente, i limiti del francese segnato sono evidenti. Tuttavia molti insegnanti e genitori utilizzano questo metodo e se ne dichiarano soddisfatti, senza dubbio perché l'utilizzazione di questa tecnica è intervenuta nel momento giusto per ristabilire una comunicazione tra bambino e genitori in alcuni casi, per favorire le prime emissioni linguistiche in altri, per comprendere meglio oppure farsi comprendere meglio.

Detto questo, tra il LPC e il LSF la sua situazione è precaria, poiché per voler essere un codice ed una lingua non ha né le strutture dell'uno né quelle dell'altra e finisce, in alcuni contesti di utilizzazione, per comportare più inconvenienti che vantaggi.

3. La lingua dei segni francese (LSF)

Essa è attualmente e ampiamente considerata come prima lingua del sordo. Secondo Stokoe, linguista americano (Stokoe, 1978), ogni gesto che ha un significato (detto *chinema*) viene emesso per mezzo di unità oppositive significanti chiamate *cheremi*. Queste unità (circa sessanta) si contrappongono all'interno di quattro parametri che conferiscono ad ogni *chinema* una struttura monosillabica:

- la posizione della mano al livello del corpo;
- la configurazione delle mani e delle dita;
- la direzione della mano nello spazio;
- il movimento eseguito dalla mano.

È un vero linguaggio codificato, che permetterà al bambino sordo di capire e di esprimersi, di comunicare molto presto con ciò che lo circonda, a condizione che questo ambiente, che generalmente comincia dai genitori, conosca e pratichi questo linguaggio.

Il 96 per cento dei genitori di bambini sordi sono udenti e non conoscono preliminarmente questo linguaggio che essi devono imparare, cosa che non avviene senza difficoltà, come testimonia questa mamma sulla rivista «Comunicare» (n. 72):

> Quello gestuale è un linguaggio straniero per gli udenti adulti e molto presto i genitori incontrano difficoltà a servirsene per dire cose un po' complesse al bambino. Immaginate di prescrivere a dei genitori francofoni di utilizzare il cinese, che essi cominceranno ad imparare alla nascita del

> bambino. Conosco dei genitori che sono partiti entusiasti, nella strada dell'educazione detta *bimodale* con il loro bambino, e ora che il bambino ha quattro o cinque anni constatano con tristezza che essi non riescono veramente a *parlare* con lui, che non sono dotati per il gestuale, e che il loro bambino si allontana da loro per parlare a gesti con gli altri bambini sordi. Essi dicono che gli sembra di annoiare i loro bambini con il loro linguaggio gestuale un po' maldestro e che i loro bambini tollerano sempre meno. D'altra parte, questi bambini rifiutano sistematicamente le relazioni con gli udenti e si rivolgono verso un mondo fatto interamente di sordi.

L'analisi linguistica della lingua francese dei segni non è il soggetto di questo lavoro ed è già stata oggetto di numerosi studi di ortofonisti e di linguisti, tra i quali lo studio di Christian Cuxac in *Il linguaggio dei sordi*, e quelli di Alegria (1979), Stockoe (1976) e Valade (1979).

Il commento che segue si pone al livello educativo, osservando le scelte delle famiglie per quanto riguarda il sistema di comunicazione per i loro bambini sordi e le raccomandazioni della relazione del 1985 *Mezzi di comunicazione e soluzioni educative nella scolarizzazione di bambini e adolescenti con deficit uditivi* (Delhom et al., 1985). Gli autori vi fanno una interessante analisi del comportamento delle istituzioni, dei genitori e degli insegnanti, con sottinteso il principio del primato della lingua francese, poiché «essa rimane in tutti i casi lo scopo principale dell'insegnamento nei bambini con deficit uditivo, poiché solo essa assicura un inserimento sociale, professionale e culturale nella vita e nelle attività del paese». Seguono sette principi per una «carta» dell'educazione del sordo:

1. La scelta di uno oppure due modi di comunicazione (solo francese o francese più LSF), che possano avere il ruolo di madrelingua, resta una scelta dei genitori, che obbediscono in primo luogo a dei criteri di ordine filosofico. Le istituzioni e i professionisti devono istruire e consigliare le famiglie, ma non sostituirsi ad esse;
2. allo stato attuale delle analisi e delle esperienze, nessuna soluzione educativa prevale per ragioni teoriche o per i suoi risultati. Dunque l'istituzione scolastica dovrebbe rispondere alla richiesta dei genitori proponendo delle soluzioni diversificate, ai differenti livelli di intervento sui bambini: educazione precoce, ciclo pre-elementare e primario, insegnamento secondario;
3. alla varietà di soluzioni e di strutture che ne consegue dovrebbe corrispondere in compenso una grande coerenza di obiettivi e di modalità d'azione in seno ad ogni istituto. Genitori e bambini dovrebbero trovare delle équipe educative omogenee, che offrano un progetto coerente e dotate dei mezzi materiali e umani necessari per raggiungerlo;
4. nessuna soluzione deve omettere od ostacolare l'integrazione scolasti-

ca in una classe ordinaria, quando essa è possibile. Al contrario ciascuna (soluzione) deve contribuirvi secondo i propri mezzi e le proprie strade;

5. per la sua facilità d'apprendimento e per la sua efficacia, il LPC merita di essere ampiamente diffuso in Francia. Uno sforzo di aggiornamento da parte dei maestri dovrebbe essere rapidamente fatto in questo senso;
6. la conoscenza della LFS da parte degli insegnanti udenti permette loro prima di tutto una migliore conoscenza degli alunni, delle loro capacità comunicative e delle loro potenzialità intellettuali; favorisce anche gli scambi di ordine affettivo ed informativo in seno alla piccola comuni di bambini e adulti nell'Istituto. Solo una grande padronanza dello strumento autorizza ad utilizzarlo nelle situazioni d'insegnamento. Insegnarlo ai bambini sordi non dovrebbe essere compito di professionisti non sordi, tranne se essi hanno le capacità riconosciute e certificate per farlo. Quanto ai professionisti sordi, la conoscenza perfetta della loro madrelingua costituisce una condizione necessaria ma non sufficiente per giustificare il loro intervento presso i bambini;
7. negli istituti che hanno optato per il bilinguismo, oppure in quelli che, pur conservando la loro vocazione oralista, desiderano che i genitori che ne abbiano fatto richiesta possano apprendere la LSF, la presenza di adulti sordi si impone logicamente. Questo personale ha la funzione essenziale di trasmettere la propria competenza linguistica, non di insegnare (a meno che essi abbiano le capacità ed i titoli richiesti). La formazione e lo statuto di questi ultimi è ancora da definire.

Per quanto mi riguarda, non posso che aderire al principio liberale che ispira queste raccomandazioni. La mia inquietudine è però molto viva quanto alla garanzia di qualità dei servizi educativi risultanti dalla pluralità delle proposte: in effetti una stessa struttura può proporre il metodo verbo-tonale, il LPC, il FS, la LFS, ecc., tentando di concepire la giusta proposta nel caso di ogni bambino. Ma dopo alcuni mesi il bambino può mostrare un'evoluzione tale da richiedere un cambiamento. Si deve così procedere a questo cambiamento rapidamente. Quale nuova opzione scegliere? Il fallimento della precedente è dovuto al bambino, agli insegnanti, al metodo? Oppure a nessuno dei tre?

La molteplicità dei parametri e delle opzioni rafforza la complessità della decisione da prendere. L'educazione attuale si presenta troppo spesso come una grande tabella di comandi; si preme un bottone e si aspetta di vedere se il testimone si accende; se non si accende si prova con un altro, ecc... In ogni modo il bambino sordo non dovrebbe subire le conseguenze della fluttuazione dei pensieri degli adulti.

4. Il metodo verbo-tonale

Partendo dall'apprendimento delle lingue straniere, il prof. Guberina, linguista iugoslavo, si è interessato all'udito del sordo e all'acquisizione del suo linguaggio. Cominciando con l'eliminazione del mutismo (demutizzazione), egli ha sviluppato un metodo che aspira alla migliore qualità possibile della parola al fine di favorire l'inserimento sociale e professionale del sordo. Rispettando i processi di acquisizione naturale del linguaggio, egli si è circondato di ballerini e musicisti professionisti per studiare rispettivamente i rapporti tra movimento e parola, ritmo musicale e parola.

Tre principi di base sono all'origine della rieducazione verbo-tonale:

- la rieducazione si fa attraverso l'educazione uditiva, e non con un lavoro di posizione articolatoria nella zona bucco-labiale;
- la macro-motilità del corpo favorisce la micro-motilità della parola.

L'atto della parola mette in gioco molti muscoli e dei coordinamenti molto complessi. I movimenti dell'insieme del corpo, sincronizzati ed in rapporto con l'emissione vocale, favoriscono l'apparizione dei fonemi, poi delle parole e delle frasi nel bambino. Quando la parola è acquisita il movimento non viene più utilizzato.

- l'amplificazione nel corso delle sedute di rieducazione è basata sull'utilizzazione di filtri con il SUVAG che abbiamo precedentemente presentato. Questi filtri modificano il messaggio e lo amplificano in maniera selettiva:
- sia rispettando la continuità delle diverse frequenze dal grave all'acuto;
- sia privilegiando in certi casi la discontinuità e dunque delle frequenze lontane le une dalle altre nel campo uditivo.

Il metodo verbo-tonale privilegia generalmente, ma non sistematicamente, le frequenze gravi, che sono quelle meno colpite nell'udito del sordo.

Esiste una audiometria verbo-tonale distinta dalle audiometrie classiche: essa ha come obiettivo quello di valutare il campo ottimale del sordo, cioè quella zona del campo uditivo in cui egli struttura meglio il suo udito. Poiché il campo ottimale è suscettibile di evoluzione, l'audiometria verbo-tonale ha come regola quella di testare le potenzialità rimanenti e non l'ampiezza del deficit. Lo scopo della rieducazione è quello di allargare questo campo ottimale progressivamente, in particolare verso le frequenze più acute.

Il metodo verbo-tonale non si limita ai bambini sordi; il suo campo di applicazione si è esteso progressivamente, soprattutto per i bambini con vari handicap, i sordi psicotici, i sordo-ciechi... D'altronde il metodo verbo-tonale è utilizzato anche in audiofonologia: balbuzie, ritardo della parola, ritardo del linguaggio...

La fonetica, e soprattutto i ritmi fonetici costituiscono una parte importante del metodo verbo-tonale: ritmo corporeo e ritmo musicale sono stati a lungo le due discipline principali del metodo, accanto al lavoro individuale sulla parola. Il grafismo fonetico (Gladic, 1982) e gli strumenti musicali (Carré, 1989a) sono venuti più recentemente a completare le prime tre discipline.

Il ritmo corporeo è basato sul fatto che il suono proviene dal movimento. Senza movimento nessuna vibrazione, nessun suono. L'origine delle caratteristiche dei fonemi può così trovarsi nella natura dei movimenti che li hanno prodotti: è questo che fa la fonetica fisiologica, alla quale corrisponde il metodo più antico che mira alla correzione della pronuncia, metodo detto articolatorio.

Ma questo metodo non rende conto dell'assimilazione del linguaggio. Il metodo verbo-tonale basa l'apprendimento del linguaggio sul comportamento: nel ritmo corporeo le qualità dei suoni non sono descritte al livello dei movimenti macro-articolatori (movimenti del corpo presi globalmente). Così, per ogni suono (almeno nella struttura di una sillaba), si è scelto un movimento del corpo, delle mani, delle braccia e dei piedi, di tutto il corpo che aiuta a cogliere le qualità di questo suono: durata, altezza, tensione, dinamica, sonorità. Esiste un movimento per il suono nella struttura sillabica, un movimento per una serie di sillabe nell'onomatopea, un movimento per una parola, un movimento per la frase, un movimento per una serie di frasi. Andando verso strutture più complesse, i movimenti sottolineano sempre meno le componenti dei suoni particolari, badando piuttosto alla linea generale, il ritmo, i rapporti tra differenti gruppi accentati.

Quanto al *ritmo musicale* bisogna spiegare la sua ragion d'essere nel metodo (Guberina, 1967a). Certamente, i ritmi musicali nella loro forma pura e descrivibile con dei parametri definiti, *non sono totalmente realizzati in nessun posto nella materia linguistica verbale, né nella conversazione spontanea, né nei discorsi strutturati più accuratamente, e nemmeno nella poesia più musicale.*

Tuttavia il lavoro di questi ritmi, ai quali si associano l'accento e l'intonazione (due parametri ad un tempo musicali e prosodici), facilita l'apprendimento del linguaggio. I primi esercizi non sono strutturati con delle parole o con delle frasi (come accade nelle filastrocche dei bambini udenti), ma con delle semplici sillabe la cui base è la vocale /a/, che si esegue con una semplice apertura della bocca, quasi senza muovere la lingua. Questa vocale è preceduta da una consonante bilabiale, occlusiva /p/, o

/b/ oppure /m/. Questa sillaba semplice così ottenuta (*pa*, *ba* o *ma*) è scelta in base a ragioni pedagogiche e fonetiche. La vocale /a/ esiste in tutte le lingue; dal punto di vista acustico, essa si trova nel mezzo dello spettro della zona di conversazione, cosa che la rende facilmente percettibile. Le consonanti (*p*, *b*, *m*) sono delle occlusive bilabiali facili da imitare, per le persone affette da deficit uditivo, grazie all'osservazione facciale; inoltre sono relativamente facili da pronunciare, perché il muscolo orbicolare delle labbra è già stato esercitato e padroneggiato durante la suzione.

L'idea di base è che bisogna dare all'inizio il massimo di elementi prosodici con il minimo di elementi articolatori e linguistici, i quali altrimenti bloccherebbero il bambino. Ecco, riassunti, i cinque obiettivi del lavoro in ritmo musicale, quali sono esposti da Zora Drezancic, professoressa al Centro Suvag di Zagabria (Drezancic, 1979):

1. aiutare la percezione dei suoni, la loro discriminazione, la loro identificazione con il ritmo musicale e le altre categorie musicali: il tempo, l'intensità, le melodie o le note individuali;
2. elaborare, sul piano dell'emissione del bambino, un buon equilibrio
   – della voce (la forma fonica e le intonazioni);
   – del ritmo (la struttura della parole e delle frasi);
   – dell'articolazione corretta dei suoni del linguaggio;
3. sorvegliare costantemente lo sviluppo dell'udito e della pronuncia, dalla prima forma fonica fino al primo linguaggio spontaneo, aggiungendo le forme della correzione e questo, utilizzando sempre come procedimento più adeguato le categorie musicali, per ottenere nella pronuncia sufficiente intellegibilità per facilitare la comunicazione diretta con gli udenti;
4. ascoltare la musica o danzare sulle differenti strutture musicali. Questa stimolazione aiuta indirettamente la parola;
5. studiare la musica, leggere le note. Leggere le note è parlare. Vi si esercita la voce e la struttura parlata in un ritmo dato.

Esempio:

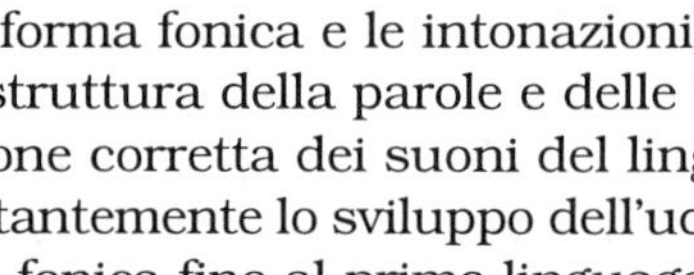

le strutture ritmiche	il tempo	l'intensità	le fonazioni la voce il registro	il ritmo del linguaggio
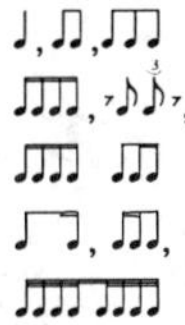	lento	debole	Le forme cantate sono presenti tra i 256 e i 440 Hz utilizzando gli intervalli musicali di seconda e di terza, raramente altri intervalli più grandi come (do-sol) di quinta.	Se è troppo monotono, spezzato, irregolare e non strutturato, viene corretto mediante forme che coincidono con i ritmi musicali.
Le forme di base e le forme costruite con legature, i punti e le pause (silenzi) ci offrono una ricchezza di forme ritmiche diverse con le quali provochiamo i differenti fonemi che permettono di strutturare e di correggere il ritmo del linguaggio.	moderato	medio	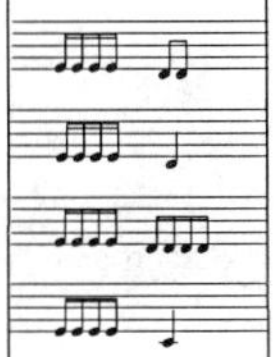	
	rapido	forte		
		la voce modulata e parlata		

Principi generali dei canali

1	2	3	4	5	6	7	8	9	10
ritmo musicale voce parlata intonazione linguistica	ritmo del linguaggio voce parlata il significante	voce cantata ritmo musicale le note (la gamma)	ritmo musicale voce parlata	ritmo del linguaggio (il significato) le parole (significazione)	onomatopeiche – ripetizione	poesie - ritmo del linguaggio - rime	filastrocche originali del paese per bambini udenti	le parole - le frasi linguaggio corrente riconoscimento uditivo	12 principi di correzione
D	C	B	E	F	A	G	I	H	J

Legenda:
A, B, C… ordine cronologico dei canali 1 2 3… ordine di importanza dei canali
È importante notare, prima dello studio propriamente detto dei canali, che il ruolo del ritmo musicale si può riassumere in tre punti:
❑ stimolazioni;
❑ memorizzazioni;
❑ correzioni.

La tabella successiva introduce la comparsa dei canali in un quadro cronologico:

- ❑ categorie del meccanismo della parola e del linguaggio;
- ❑ fasi di sviluppo della parola e del linguaggio;
- ❑ età del bambino.

A **Categorie del meccanismo della parola e del linguaggio**	B **Fasi di sviluppo della parola**	**Canali in rapporto con A e B**		**Età del bambino**
voce ritmo	vocalizzazione	6 3 5		6 mesi - 2/3 anni Nido
intonazione suoni (fonemi)	sillabazione	1 4 8 2	correzione	2/3 - 5/6 anni Scuola materna
parola frase	verbalizzazione	5 7 9		
conversazione linguaggio spontaneo	linguaggio degli adulti		10	6/7 anni Scuola elementare

Come ho già detto, nel 1979 mi trovai proiettato nel sistema educativo del sordo in un istituto che a quel tempo applicava il metodo verbo-tonale. La mia missione consisteva nel mettere in pratica il ritmo musicale preconizzato nel metodo. Incontrai allora la signora Drezancic alla quale, paradossalmente, devo molto per non avermi insegnato niente: sono così dovuto partire dai miei primi ed incerti esperimenti (i risultati che questa professoressa iugoslava otteneva con i bambini sordi erano notevoli, come la sua determinazione a non trasmettere le sue conoscenze e le sue tecniche). I miei ringraziamenti veri vanno:

- ❑ da una parte al professor Guberina, che mi ha sempre incoraggiato nei miei lavori ed aiutato nel corso di costanti colloqui;
- ❑ dall'altra all'Istituto per Sordi di Rennes la cui apertura e dinamismo pedagogico mi hanno sempre permesso di mettere in pratica con i bambini la mia arte ed i miei esperimenti.

Intrapresi allora l'esplorazione sistematica della musicalità del sordo per mezzo:

- ❑ della pratica della metodologia del ritmo musicale del metodo verbo-tonale;
- ❑ dell'applicazione, adattata al bambino sordo, di una educazione uditiva che avevo creato nel campo della pedagogia musicale generale.

Questo lavoro giunse ad una prima sintesi nel 1981 (Carré, 1981). Le tabelle a p. 76-77 comparano alcuni punti di questo lavoro. Ma più la clinica progrediva, più si ponevano questioni fondamentali:

- ❏ il ritmo musicale come era presentato dalla signora Drezancic non mi sembrava che avesse altro di musicale oltre il nome: si trattava di battute realizzate con le mani o con dei pezzi di legno; nessun suono era di durata superiore alla propria transitoria d'attacco; ora, il ritmo musicale agisce su durate di valori differenti, sia nella sfera dei silenzi che in quella dei suoni.

Parlai diverse volte di queste osservazioni con il professor Guberina, che convenne che il termine era senz'altro improprio e che l'espressione giusta sarebbe «ritmo fonetico»;

- ❏ il ritmo musicale doveva aiutare il bambino a emettere i fonemi poi le parole... Ora, molte volte la clinica mi ha mostrato la situazione contraria: dei bambini non riuscivano ancora a battere con le mani quello che la loro voce era in grado di ritmare; la parola aiutava, allora, il ritmo musicale a strutturarsi (Carré, *Les sourds ont la parole*)!
- ❏ gli strumenti musicali allora erano utilizzati molto poco e la musicalità del sordo, che io consideravo sempre più come eccezionale, non era considerata o lo era poco nel metodo verbo-tonale.

Mi occorreva allora:

- da una parte studiare comparativamente i meccanismi del linguaggio e della musica, alle interazioni dei quali mi trovavo professionalmente confrontato (Parte seconda);
- d'altra parte elaborare un sistema pedagogico completo (Parte terza);
  - ∗sfruttando i rapporti analogici della musica e del linguaggio al servizio dello sviluppo della comunicazione orale del bambino sordo;
  - ∗sviluppando la musicalità del bambino sordo con una metodologia adattata.

IL BAMBINO SORDO E LA MUSICA

FACOLTÀ COINVOLTE	MEZZI
motricità	gioco corporeo
respirazione	gioco vocale
articolazione	gioco strumentale
intonazione	gioco strumentale
sensorialità recettiva	filastrocche
memorizzazione dei suoni	canti
analisi	improvvisazione musicale
immaginazione	storie musicali
creatività	ascolti

ALTEZZA (a)	❑ localizzazione ❑ fissazione di segni: grave acuto (durante l'ascolto)	❑ produzione vocale della opposizione grave-acuto ❑ relatività di un suono in rapporto all'altro
INTENSITÀ (b)	❑ nozioni fondamentali suono forte-suono debole – confronto – opposizione – sovrapposizione	❑ combinazioni con *a* e, cosa più difficile, con c1 ❑ tempi forti – tempi deboli
RITMO (c)	❑ movimenti del corpo ❑ battiti ❑ opposizioni – ritmo lento – ritmo rapido	❑ differenziazione tempo/ritmo ❑ tempo lento - ritmo rapido ❑ tempo rapido - ritmo lento ❑ opposizione silenzio-suono
TIMBRO (d)	❑ distizione di timbri radicalmente opposti ❑ rumori della natura, degli animali ❑ rumori della vita di ogni giorno	❑ conoscenza di una famiglia di timbri (ogni settimana uno strumento) ❑ più discriminazioni per una stessa nota ❑ riconoscimento della voce dell'altro

IL BAMBINO SORDO E LA MUSICA

FORMA	LINGUAGGIO DEL BAMBINO
individuale	fonazione
individuale	vocalizzazione
collettiva	sillabazione
collettiva	sillabazione
individuo↔gruppo	parole
gruppo↔individuo	frasi (verbalizzazioni)
individuo↔individuo	linguaggio di una persona adulta

3	4	5
❑ estensione e possibilità di registri ❑ combinazione con b1 ❑ apparizione di suoi intermedi	❑ superamento dei registri ❑ intervalli di seconda nelle filastrocche ❑ combinazione con c4	❑ filastrocche e canti su differenti intervalli ❑ articolazione a combinazioni: a, b, c, d ❑ applicazione strumentale
❑ durata e intensità ❑ respirazione al momento di affrontare i suoni lunghi (deboli o forti) ❑ regolarità dell'emissione	❑ relatività dell'intensità ❑ intermedi ❑ intensità crescente o decrescente ❑ combinazione con a2	❑ l'intensità e l'intonazione ❑ l'intensità nella frase parlata ❑ l'intensità nella frase cantata ❑ applicazione strumentale
❑ tensione o rilassamento ❑ tensione o rilassamento (con il ritmo della melodia) – fonemi – filastrocche – ritmi e motricità	❑ piccole formule ritmiche – parole ❑ filastrocche ❑ dettati di ritmo – letture scandite – letture parlate	❑ frasi ritmiche e frasi ritmate ❑ applicazione strumentale ❑ improvvisazioni ritmiche (vocali o strumentali su un tempo dato)
❑ molte famiglie mescolate per affinare i confronti ❑ combinazione con un: – movimento congiunto – movimento disgiunto	❑ ascolti - discriminazioni ❑ il timbro associato al ritmo nell'identificazione dei suoni	❑ gioco di gruppo (vocale o strumentale) ❑ pratica di uno strumento con la combinazione dei 4 elementi ❑ storie musicali

SECONDA PARTE

> *Il est à sçavoir que nous avons deux musiques, dont l'une est artificiele et l'autre est naturelle [...]. L'autre musique est appelée naturelle pour ce qu'elle ne puet estre aprinse a nul, se son propre couraige naturelment ne s'i applique, et est une musique de bouche en proferant paroules metrifiees [...]. Et ja soit ce que ceste musique s'appliquent, et que les faiseurs d'icelle ne saichent pas communement la musique artificiele ne donner chant par art de notes a ce que les diz et chançons par eul faiz ou les livres metrifiez se lisent de bouche, et proferent par voix non pas chantable, tant que les douces paroles ainsis faictes et recordees par voix plaisent aux escoutans qui les oyent, si que au Puy d'amours anciennement et encores est acoustumez en plusieurs villes et citez des pais et royaumes du monde. Et aussi ces deux musiques sont si consonans l'une avecque l'autre, que chascune puet bien estre appelee musique, pour la douceur tant du chant comme des paroles qui toutes sont pronocees et pointoyees (accentuées) par douçour de voix et ouverture de bouche; et est de ces deux ainsis comme un mariage en conjunction de science, par les chans qui sont plus anoblis et mieulx seans par la parole et faconde des diz qu'elle ne seroit seule de soy. Et semblablement les chançons natureles sont delectables et embellies par la melodie et les teneurs, trebles, et contreteneurs (parties de dessus, de soprano et de haute contre) du chant de la musique artificiele.*
>
> EUSTACHE DESCHAMPS, (*L'art de dictier* (1392), in *Oeuvre complètes*, Parigi, Société des Anciens Textes Français, 1904).

Così si esprimeva Eustache Deschamps a favore dell'autonomia del linguaggio poetico, dicendo che il linguaggio ha una sua musica. Si sente sempre più spesso parlare di:

- ❏ linguaggio della musica;
- ❏ musica delle parole;
- ❏ musicalità della parola;
- ❏ la musica è una lingua;
- ❏ il linguaggio musicale;

espressioni, queste, dal senso talvolta diverso, talvolta identico; tali però da portare la discordia tra linguisti e musicisti se non si prende la saggia e preliminare precauzione di definire per le une e per le altre quello che sono da una parte il linguaggio e dall'altra la musica.

Secondo Benveniste, il linguaggio è «la caratteristica universale e inimitabile dell'uomo» (Benveniste, 1966); il linguaggio interessa la maggioranza delle scienze umane, tra le quali ne esiste una che si propone di studiare il funzionamento dei segni: «si può dunque concepire una scienza che studia la vita dei segni nella vita sociale; essa costituirà parte della psicologia sociale, e quindi anche della psicologia generale; noi la chiameremo *semiologia* (dal greco *semeion*, «segno»)», afferma Ferdinand de Saussure nel suo *Corso di linguistica generale* (1966).

Sempre secondo de Saussure, la lingua è «sia un prodotto sociale della facoltà del linguaggio, sia un insieme di convenzioni necessarie, adottate dal corpo sociale per permettere l'esercizio di questa facoltà tra gli individui». Le sue principali caratteristiche sono:

- l'*indipendenza*: «Essa (la lingua) è la parte sociale del linguaggio, esterna all'individuo, il quale da solo non può né crearla né modificarla [...]. È un aspetto talmente distinto che un uomo privato dell'uso della parola, conserva però la lingua, per poco che egli comprenda i segni vocali che sente».
- *oggetto di studio particolare*: «La lingua, distinta dalla parola, è un oggetto che si può studiare separatamente» (Conrad Amman, 1669);
- *omogeneità*: «Mentre il linguaggio è eterogeneo, la lingua, così delimitata, è di natura omogenea: si tratta di un sistema di segni in cui l'unica cosa essenziale è l'unione del senso e dell'immagine acustica» (Conrad Amman, 1669).

Per Henriette Walter, che si tratti dell'inglese, del francese o di qualsiasi altro idioma la lingua è uno strumento di comunicazione «allo stesso tempo *diverso*, dal momento che ciascuno lo fa funzionare a suo modo e secondo i suoi bisogni e necessariamente *unico*, affinché ciascuno possa comprendere l'altro» (Walter, 1988). Henriette Walter introduce la definizione che André Martinet dà della lingua:

> Una lingua è uno strumento di comunicazione in base quale l'esperienza umana si analizza, differentemente in ogni comunità, in unità dotate di un contenuto semantico e di un'espressione fonica, i *monemi*; questa espressione si articola a sua volta in unità distintive e successive, i *fonemi*, in numero determinato in ciascuna lingua, e la cui natura e i cui rapporti reciproci differiscono anch'essi da una lingua all'altra.

Per Jean Gagnepain, il quale ha concepito la teoria della mediazione:

> Il linguaggio è uno dei quattro pilastri della cultura, insieme all'arte, alla società e al diritto. Nata dal linguaggio, questa teoria della mediazione è quella della razionalità, cioè dell'insieme dei processi grazie ai quali l'uomo analizza implicitamente la propria rappresentazione, la propria attività, il proprio essere e volere attraverso una rete di segni, di strumenti, di persone e di norme che si manifestano rielaborati (Gagnepain, 1982).

La *musica*, secondo l'enciclopedia Larousse, sarebbe «il linguaggio dei suoni che permette al musicista di esprimersi, mentre per Jean-Jacques Rousseau la musica è l'arte di combinare i suoni in modo da renderli gradevoli all'orecchio». In realtà, ciò che distingue la musica dal linguaggio, e gli elementi che rendono vicini e comparabili i due sistemi, sono di tre tipi:

- se la musica ed il linguaggio usano entrambi il suono, acusticamente non si tratta dello stesso suono (parte A);
- se la musica è per l'uomo un mezzo favoloso per esprimere le proprie emozioni e per condividerle con gli altri, la sua struttura è elaborata come quella del linguaggio per dei fini comunicativi? (parte B);
- per le loro differenze acustiche (A) e strutturali (B) i suoni musicali e quelli del linguaggio non sono:
  * né percepiti nello stesso modo (parte C);
  * né trattati al livello cerebrale in maniera identica.

A. DAL PUNTO DI VISTA ACUSTICO

1. Struttura acustica dei suoni musicali e dei suoni del linguaggio

Si può dire che il suono esiste quando le vibrazioni danno luogo ad una sensazione sonora.

a. Le vibrazioni

All'origine di ogni vibrazione c'è il movimento. In effetti si tratta di una modificazione dello stato dell'aria, dell'acqua o di un solido provocata intenzionalmente o in modo accidentale. Questa modificazione dello stato iniziale della materia si traduce in un'onda che a poco a poco si allontana dal punto d'origine, come l'effetto ottico che si può constatare osservando le onde concentriche dopo aver gettato un sasso nell'acqua.

Queste vibrazioni sono quantificabili, e la scala delle vibrazioni (Carré, 1988), rappresentata nellatabella che segue che segue, mostra il posto che occupano i suoni, da 16 hertz a 20.000 hertz (1 hertz = 1 vibrazione/secondo), nell'immensità del campo vibratorio.

Si comprende anche quanto la vibrazione sia inerente ai bisogni vitali quali la luce, il colore... e l'importanza singolare che i fenomeni vibratori assumono per coloro che sono privati della sensazione sonora: i sordi. Si è così pensato di lenire la sensazione sonora deficitaria rinforzando la sensazione vibratoria con l'aiuto di vibratori piazzati nell'incavo della mano o ai polsi. E quand'anche noi avessimo una rappresentazione mentale del suono (per esempio un suono, una sequenza, un movimento di sinfonia) la sensazione vibratoria deve esistere per dare la dimensione sensoriale al suono preliminare e, *conditio sine qua non*, al piacere sonoro e musicale.

Beethoven, divenuto sordo, abituato alla rappresentazione mentale della musica in generale e delle sue opere in particolare, aveva fatto ricorso lui stesso, a questa percezione vibratoria, chiamata percezione vibrotattile dal professor Guberina, per verificare la musicalità di alcune sue creazioni: per fare ciò egli metteva tra i denti un pezzo di legno legato alla cassa armonica del piano; la sua testa si riempiva di vibrazioni per conduzione ossea.

Il campo di vibrazione dei suoni musicali è più vasto del campo di vibrazione dei suoni non musicali.

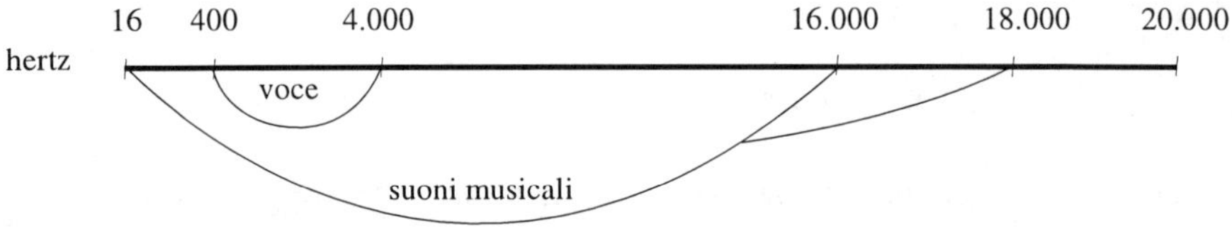

Scala delle vibrazioni

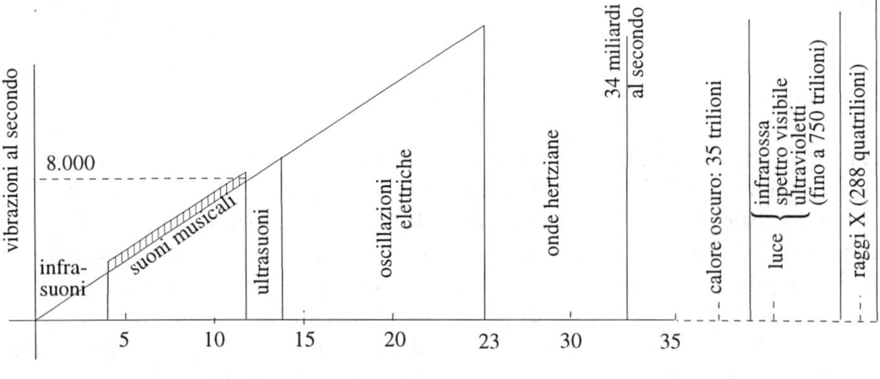

Velocità del suono
340 m al secondo, alla temperatura di 16° (333 m a 0°). Più l'aria si rarefà più la velocità decresce

L'orecchio umano capta e trasforma le vibrazioni di energia meccanica in energia elettrica. Le vibrazioni che daranno luogo ad una sensazione sonora sono comprese tra 16 hertz e 20.000 hertz quando l'orecchio interno, con le sue 24.000 cellule ciliate, ha una sensibilità integrale. Il limite massimo di questa sensibilità (20.000 hertz) si abbassa con l'età e l'usura delle cellule ciliate, o meglio ancora con il loro indebolimento.

In questo vasto campo, le vibrazioni prodotte dalla voce, sia parlata che cantata, vanno dai 400 hertz circa ai 4.000 hertz, mentre le vibrazioni prodotte dagli strumenti musicali partono da

- ❑ 16 hertz, il suono più grave dell'organo a canne;
- ❑ arrivano a 16.000 hertz per quanto riguarda gli strumenti acustici (suono più acuto dell'organo a canne e suono del flauto piccolo);
- ❑ 18.000 hertz per quanto riguarda gli strumenti elettronici (generatori di frequenze, sintetizzatori...);

Si può notare, dunque, abbastanza chiaramente, come il suono musicale copra la quasi totalità del campo uditivo umano e si presenti come un prezioso strumento di investigazione e di esplorazione della sensibilità uditiva, rispetto al campo frequenziale vocale ristretto alle frequenze medie. In caso di sordità, il suono musicale potrà essere percepito là dove persiste qualche sensibilità uditiva, generalmente nella zona dei suoni gravi, ma anche in maniera inattesa in altri punti del campo uditivo.

TAVOLA DELLE FREQUENZE (IN HERTZ)

Ottave	0	1	2	3	4	5	6	7	8
do	32,7	65,4	130,8	**262**	523	1.046	2.093	4.186	8.372
do ♯ o re ♭	34,6	69,3	138,6	277	554	1.109	2.217	4.435	8.870
re	36,7	73,4	146,8	294	588	1175	2.349	4.699	9.397
re♯ o mi♭	38,9	77,8	155,6	311	622	1.244	2.489	4.978	9.956
mi	41,2	82,4	164,8	330	659	1.318	2.637	5.274	10.546
fa	43,6	87,3	174,6	349	698	1.397	2.793	5.588	11.175
fa♯ o sol♭	46,2	92,5	185	370	740	1.480	2.960	5.920	11.840
sol	49	98	196	392	784	1.568	3.136	6.272	12.544
sol♯ o la♭	51,9	103,8	207,6	415	831	1.661	3.322	6.645	13.290
la	55	110	220	440	880	1.760	3.520	7.040	14.080
la♯ o si♭	58,3	116,5	233	446	932	1.865	3.729	7.459	14.917
si	61,7	123,5	246,9	494	988	1.976	3.951	7.902	15.804

Trattandosi di vibrazioni, la tabella nella pagina precedente presenta con precisione il numero di Hertz corrispondente ad ogni nota. Per facilitare l'individuazione, il Do di mezzo della tastiera del piano è segnalato in grassetto (262 hertz). Si farà notare anche che ad ogni ottava la quantità di vibrazioni è moltiplicata per due.

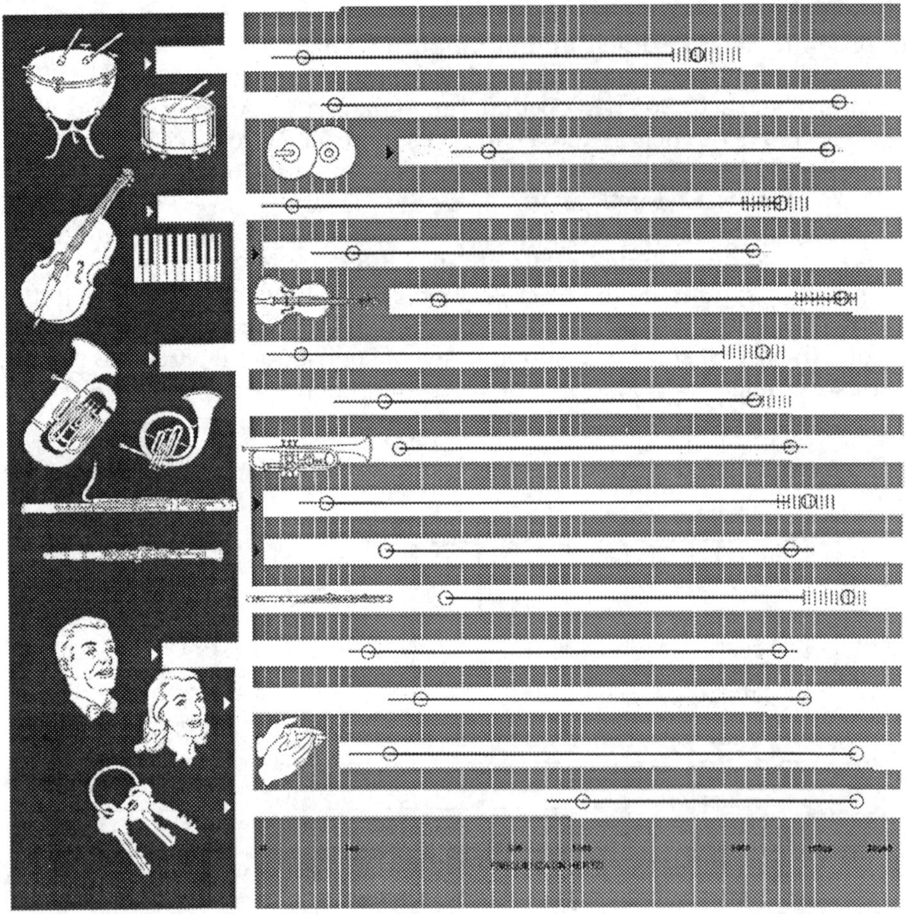

Gli strumenti e i loro rispettivi campi di frequenza. (*Suoni e musica*, Biblioteca per la scienza, Paris, Libreria Belin, 1980).

❑ I suoni musicali si distinguono dai suoni non musicali (rumore e voce parlata) per la periodicità delle loro curve.

Acusticamente un fenomeno si dice periodico quando si riproduce indefinitamente, identico a se stesso, per un certo lasso di tempo, detto periodo. I suoni prodotti dagli strumenti musicali, così come quelli prodotti dalla voce cantata, presentano delle curve periodiche, differenziandosi dai suoni della voce parlata e dei rumori le cui curve hanno un andamento aperiodico.

Esempi di curve:

suono del piano

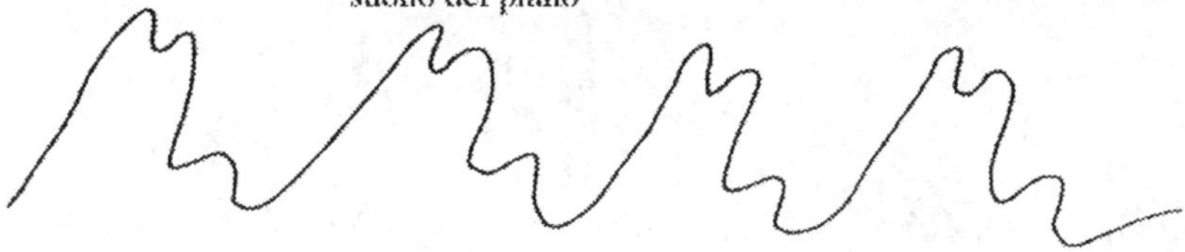

rumore stradale

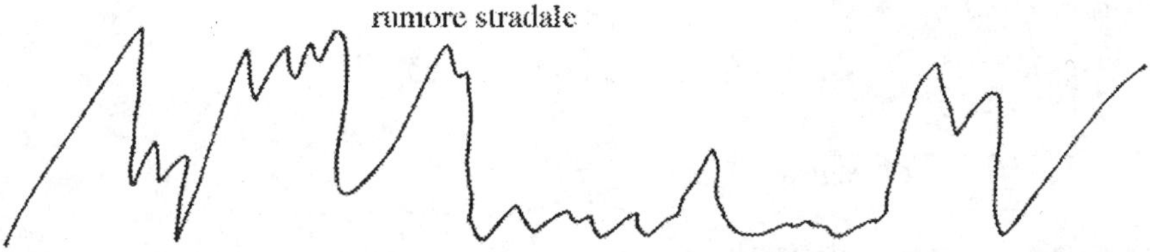

Il movimento periodico più semplice è il movimento sinusoidale che produce un suono puro. Esempi di sinusoide:

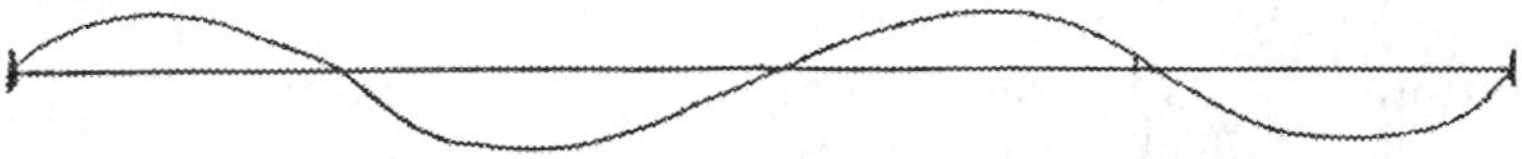

La regolarità della curva del suono musicale va oltre la sola constatazione acustica: il carattere complesso del suono non musicale si ripercuote al livello dei movimenti nell'orecchio, al livello del trattamento di queste informazioni attraverso il cervello: più un suono è stabile nella sua curva e più facilmente esso è analizzabile, identificabile e immagazzinabile da parte del cervello.

CUVE DI FREQUENZE VOCALI

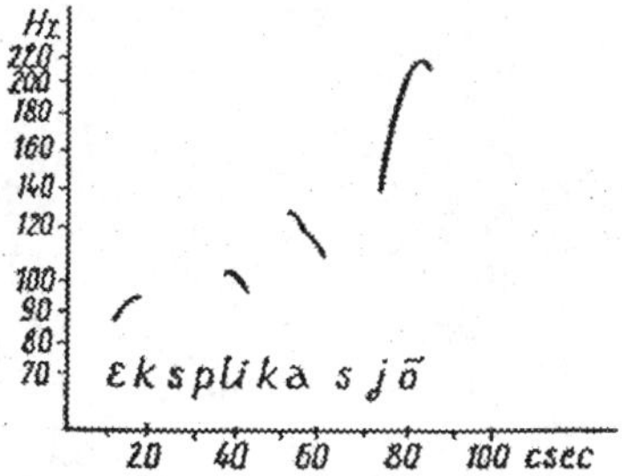

-- Curva di frequenza fondamentale della parola explication pronunciata da Michel Lonsdale nella pièce teatrale Appelez-moi Rose de Youri.

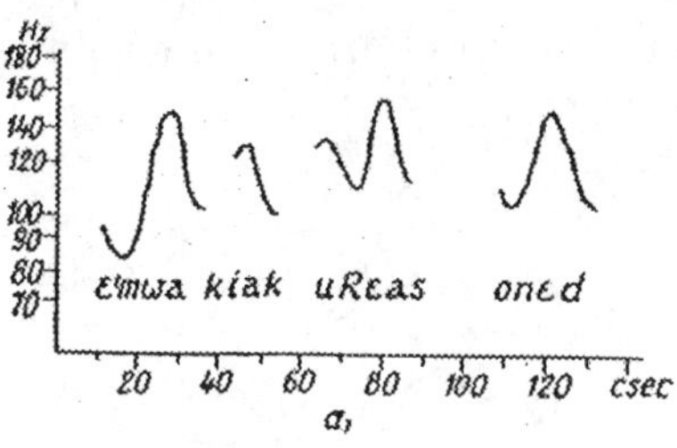

-- Curva di frequenza fondamentale dell'enunciato Et moi qui accourais à son aide pronunciata da Michel Lonsdale nella pièce teatrale Appelez-moi Rose de Youri.

CUVE DI FREQUENZE VOCALI

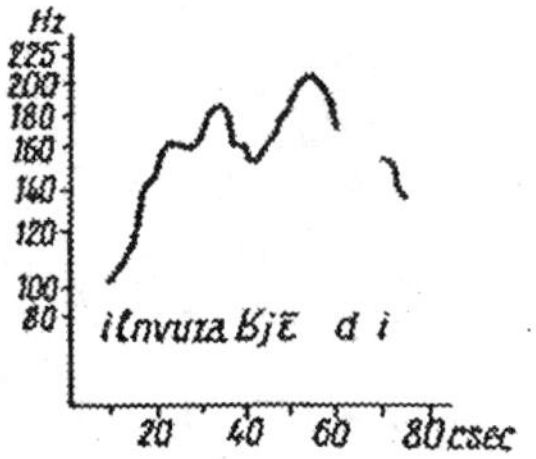

– Curva di frequenza fondamentale della domanda
Il ne vous a rien dit?
pronunciata da Michel Lonsdale

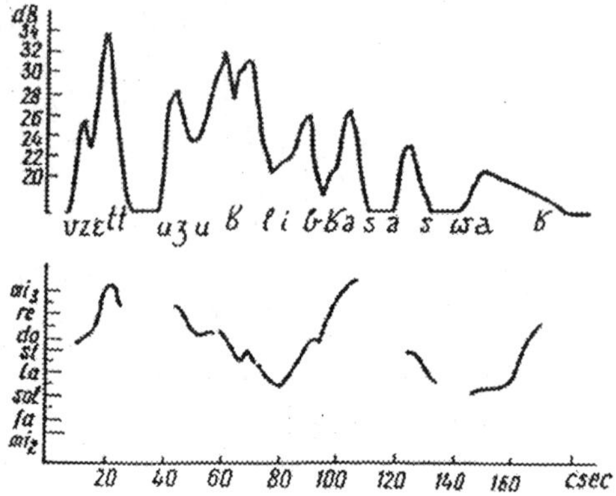

– Curva di frequenza fondamentale (in basso)
e curva di pressione sonora della frase
Vous-êtes libre ce soir? detta con civetteria

Queste curve mostrano bene il carattere irregolare ed instabile della frequenza della voce parlata. Queste curve sono tratte dal libro di Ivan Fo̒nagy: *La vive voix.*

❑ I suoni musicali si distinguono dai suoni non musicali, per la loro ricchezza di armoniche del tono fondamentale.

Colui che sente un suono pensa di ricevere un'informazione sonora. In realtà ne riceve molteplici: tranne il caso dei suoni puri, che offrono come informazione la loro frequenza fondamentale, tutti gli altri suoni, detti *complessi*, sono costituiti da diverse frequenze, di cui una fondamentale e le altre dette *secondarie* o *parziali*, e chiamate spesso *armoniche.*

Il matematico Fourier è stato il primo a mostrare che ogni fenomeno periodico può sempre scomporsi in una somma di sinusoidi elementari (armoniche), le cui rispettive frequenze sono dei multipli interi della componente più grave, chiamata *fondamentale.* Facciamo un esempio: un suono di 1.000 hertz sarà così strutturato:

	1.000 hertz	frequenza fondamentale;
	2.000 hertz	prima armonica;
suono	3.000 hertz	seconda armonica;
	4.000 hertz	terza armonica;
	5.000 hertz	quarta armonica.

La quantità di armoniche, la loro ripartizione ed intensità costituiscono ciò che è comunemente chiamato il *timbro.* Il *timbro* dunque è lo spettro sonoro nella sua totalità: fondamentale e armoniche. Osservazioni:

❑ è la configurazione dello strumento che determina la ricchezza del timbro.

Esempio: un violino non suonerà nello stesso modo se si sposta la sua *anima* (per anima si intende la parte interna: piccolo cilindro che unisce la parte superiore del violino al fondo e che trasmette le vibrazioni); il timbro ne è considerevolmente modificato;

Esempio: il timbro di una voce parlata o cantata si modifica non appena si trasforma la configurazione del risuonatore (modificazione di posizione dell'apparato fonatorio);

❑ le armoniche hanno una intensità decrescente nell'ordine della loro disposizione. Così la prima armonica sarà meno forte in intensità della frequenza fondamentale; la seconda armonica sarà meno forte in intensità della prima; la terza lo sarà meno della seconda e così via.

❑ Più un suono è acuto, meno noi percepiamo le sue armoniche.

Infatti, prendiamo il caso di un suono di 5.000 hertz; noi sentiremo:

- la frequenza fondamentale di 5.000 hertz;
- la prima armonica situata a 10.000 hertz;
- la seconda armonica situata a 15.000 hertz;
- la terza armonica situata a 20.000 hertz se la nostra sensibilità uditiva permette ancora di percepirla.

Se poi prendiamo il caso di un suono di 12.000 hertz, noi non percepiamo nemmeno la prima armonica situata a 24.000 hertz: dunque sentiremo un suono puro. Questo accade perché i suoni gravi ci appaiono spesso ampi e caldi (poiché, avendo un buon timbro, essi sono costituiti da molte informazioni sonore) e i suoni acuti sottili (il nostro sistema uditivo riceve solo l'informazione della loro frequenza fondamentale).

❑ affinché un suono sia ricco di armoniche la sua frequenza deve essere stabile, poiché le armoniche si sviluppano solo in funzione di una curva periodica. Solo i suoni musicali (prodotti dagli strumenti e dalla voce cantata) sono portatori di armoniche disposte regolarmente.

❑ un suono ricco di armoniche porta più informazioni al cervello.

In effetti il movimento messo in moto dal suono nell'orecchio interno riguarda la frequenza fondamentale e le sue armoniche. Il cervello dispone di una serie di informazioni per analizzare il suono che gli è pervenuto. Poiché le armoniche intrattengono tutte un rapporto logico vibratorio con la frequenza fondamentale, noi abbiamo capacità di dedurla sentendo soltanto le armoniche. Questo è di importanza fondamentale per il sordo, che avrà sempre più numerose possibilità di analizzare un suono ricco di armoniche, piuttosto che un suono con un timbro più o meno buono, o meglio ancora un suono puro.

Ripartizione delle armoniche

Sensazione del timbro, sensazione della «forma»
Un suono di un dato timbro, avente uno spettro simile a quello della figura 62, c cambierà timbro se lo si traspone verso l'acuto.

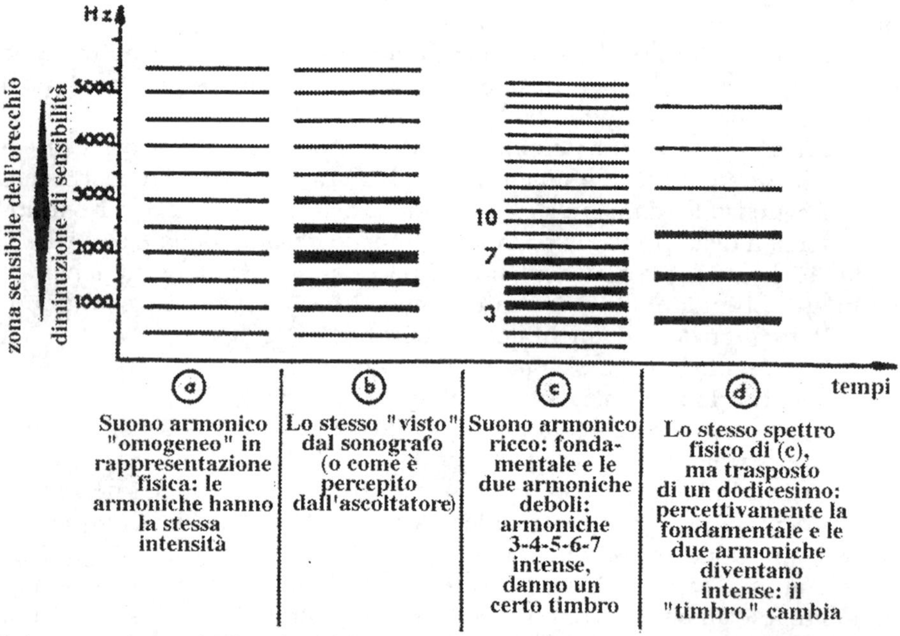

Timbro e spettri armonici. In ragione delle proprietà particolari dell'orecchio, la cui sensibilità è massima avvicinandosi ai 1.500-2.000 Hz, un suono armonico omogeneo, fisicamente non lo si riconosce. Se viene trasposto in uno spettro dato verso il grave o l'acuto, il suo timbro percepito si modifica, sebbene i rapporti di intensità tra le armoniche restino.

Figura tratta dai lavori del prof. Leipp, studioso di acustica (Leipp, *Acoustique et musique*, Paris, Masson, 1980).

❑ La nozione di timbro è fondamentale nella percezione. Finora, si è attribuita l'origine del suono, come noi lo percepiamo, ai parametri di frequenza, intensità e ritmo, essendo il timbro, cioè lo strumento che produce questo suono, secondario. Ora, nel campo della percezione del sordo è stato spesso osservato, nella clinica, quanto il fatto di utilizzare uno strumento dopo l'altro provocasse una reazione diversa nel bambino, quando gli altri parametri non erano modificati. Ho incontrato così spesso queste reazioni, che ho cominciato ad annotare precisamente ogni volta le circostanze in cui si verificano. Ecco un estratto di note personali che riferiscono dei fatti osservati nel 1984:

> Intrapresi, allora, con una donna adulta affetta da sordità profonda, l'esplorazione della percezione che ella aveva dei suoni musicali. Avevamo scelto tre strumenti musicali per ogni genere (corda, fiato, percussioni, elettronici) e per ciascuno di essi le note venivano suonate mezzo tono per mezzo tono, controllando bene che l'intensità e la durata fossero costanti per tutti i suoni. Il risultato più pertinente di questi lavori fu il seguente: quando si trattava del *la 4* del piano (880 hertz) la mia informatrice mi diceva che non percepiva nulla (test effettuati dapprima con protesi e poi ad orecchie nude). Quando si trattava del *la 4* del violino suonato con l'archetto, questo suono le faceva male all'orecchio tanto era forte la sua percezione. Ciò significa che:
> – alla stessa altezza (stessa frequenza di 880 hertz);
> – alla stessa intensità;
> – alla stessa durata;
> la percezione era invertita (niente in un caso, troppo nell'altro) per la sola ripartizione differente delle armoniche tra violino e piano. Dunque il timbro da secondario diventava fondamentale nell'esplorazione dell'udito, e doveva quindi essere considerato nelle proposte fatte al bambino sordo. In seguito cercai di verificare se a sordità uguale (test realizzati in altri adulti sordi) la sensibilità al timbro fosse la stessa. Non era così: ogni sordo, come ogni udente, ha una sensibilità uditiva al timbro che gli è propria, e si tratta, come per il campo ottimale della percezione dei fonemi, messo in luce nel sistema verbo-tonale, di scoprire qual è il timbro ottimale a livello percettivo per ogni individuo.

TIPOLOGIE FISICHE E PERCETTIVE DELLE ARMONICHE

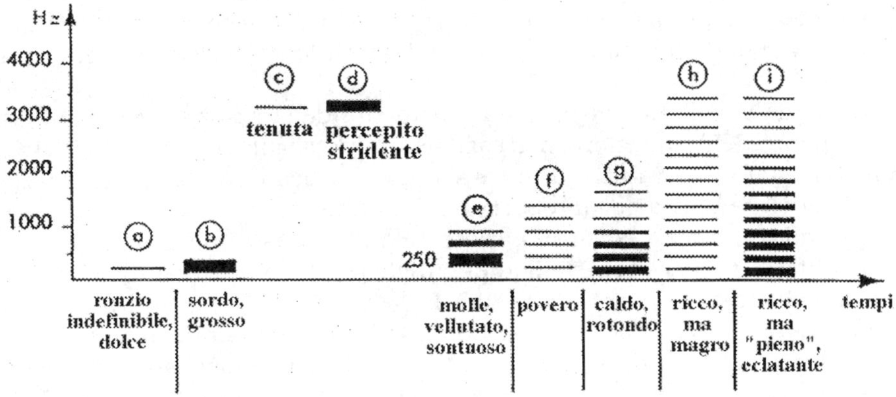

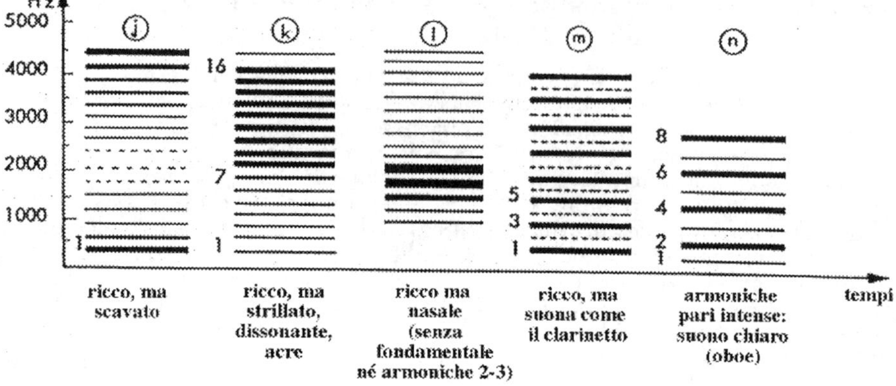

Tutto quello che si sente in un Do grave (Do 1 a 65,4 hertz):
Do1, Do2, Do3, Mi3, Sol3, Sib3, Do4, Re4, Mi4, Fa#4, Sol4, Sol#4...
(E. Leipp, *Acustica e musica*, Paris, Masson, 1980).

Voce parlata e voce cantata

L'apparato vocale comprende i polmoni, la laringe, la faringe, la bocca e il naso. La laringe è un piccolo tubo alla base del quale si trovano le due corde vocali, che sono delle pieghe elastiche della membrana mucosa. Durante la deglutizione l'apertura tra la laringe e la faringe è protetta dall'epiglottide.

La laringe, la faringe e la bocca (e, per i suoni nasali, il naso), costituiscono il condotto vocale. Si tratta di un risuonatore che determina il suono delle vocali. La forma di questo risuonatore si modifica seguendo la posizione degli organi articolatori: le labbra, la mascella, la lingua e la laringe.

Le corde vocali sono separate al momento della respirazione e chiuse al momento della fonazione per l'azione di due cartilagini aritenoidi girevoli. La qualità vibratoria di questi muscoli vocali conferisce al suono vocale la sua misura ed una parte del suo timbro.

Quando sentiamo le vocali parlate o cantate possiamo distinguere alcune differenze. Per esempio il suono inglese [i:], come in *beat*, quando è cantato si sposta verso il suono *u* della parola tedesca *fur*. In francese la /o/ diventa /o/. Si ha l'impressione che la voce si copra, un po' come quando mentre si parla si sbadiglia. Infatti la laringe, nel canto, è abbassata ed il cambiamento di posizione della laringe si realizza con una dilatazione della parte bassa della faringe, di modo che le frequenze delle due formanti sono più basse e l'intensità delle frequenze medie rinforzata.

Nel contesto della voce parlata, la dimensione dell'apertura della mascella varia con ogni vocale. Nel contesto della voce cantata, essa dipende anche dall'altezza del tono che è cantato. Più una soprano canta un suono acuto, più apre la bocca.

Facendo così, la cantante aumenta l'altezza della prima formante e quando la frequenza della prima formante coincide con quella del fondamentale, la formante aumenta l'intensità della frequenza fondamentale e il suono diventa più forte, come qui indicato

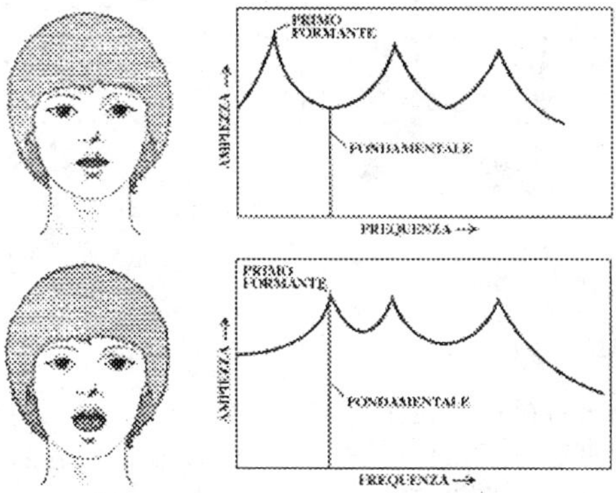

(*Sons et Musique*, Bibliothèque pour la Science, Paris, Diffusion Belin, 1980).

Dunque, voce parlata e voce cantata si distinguono acusticamente per:

- ❑ il superiore potenziale di intensità della voce cantata sulla voce parlata per l'apparizione delle formanti nel canto;
- ❑ la stabilità delle frequenze della voce cantata in rapporto all'instabilità delle frequenze della voce parlata;
- ❑ la ricchezza di armoniche della voce cantata, superiore a quelle della voce parlata.

Nel caso del sordo la voce cantata appare fin da subito come il modo di trasmissione privilegiato del suono in generale, della parola in particolare. La voce cantata è, anche in caso di deficit uditivo grave, sempre percepita meglio, che essa sia o meno portatrice di testo.

In materia di educazione uditiva, la voce cantata dovrà essere preferita alla voce parlata e precederla in ogni protocollo che miri a favorire l'espressione orale del bambino. Acusticamente sarebbe raccomandabile rivolgersi ai sordi cantando, trasformando l'intonazione della parola in una vera melodia che tenga conto della frequenza di ogni vocale e del contesto prosodico.

TAVOLA SINOTTICA DELLE VOCI UMANE

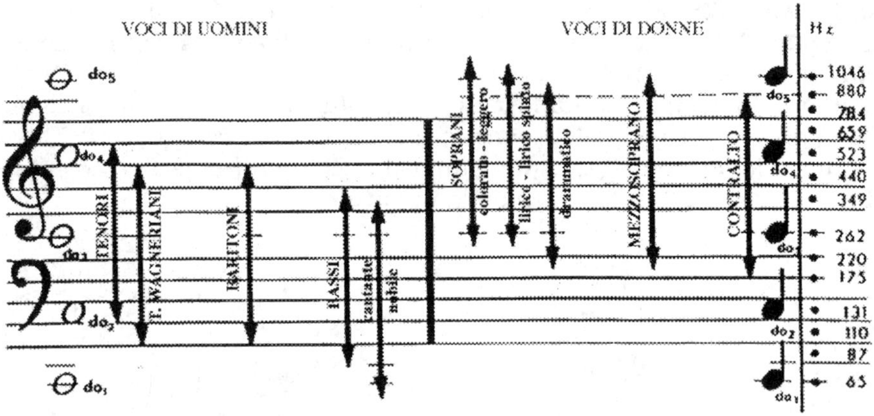

TENORE controtenore (castrati)
voce di donna - poco timbrata
tenore leggero: idem + timbrata
tenore lirico: idem,
timbro più grosso
tenore lirico spinto: effetti passionali
tenore drammatico: timbro baritonale
tenore forte: potenza drammatica

BARITONO baritono Martin, sale fino al La
baritono opera comica: leggero, charme
baritono verdiano, grande voce,
timbro caldo
baritono grande opera: voce enorme

BASSO cantante
nobile: scende fino al Do_1

SOPRANO colorato, sovracuto, timbro acrobatico
soprano leggero, più timbrato
soprano leggero grande opera: brillante, potente
soprano leggero lirico
soprano lirico
soprano lirico: idem ma più spezzato
soprano drammatico: timbro più grosso

MEZZOSOPRANO normale (fino al Sol)
drammatico (fino al Sib)

CONTRALTO

Le voci dei bambini corrispondono al soprano come tessitura. Tra i 12 e i 15 anni le voci dei ragazzi mutano, diventano rauche, incerte. Quella delle bambine non cambia, ma accentua il timbro. (E. Leipp, *Acoustique et Musique*, Parigi, Masson, 1980).

Il canto, contrariamente alla parola, sfrutta soprattutto l'informazione estetica degli spettri di fasce. Le voci umane sono classificate secondo le diverse categorie e sottogruppi indicati.

I FONEMI FRANCESI

	bilabiali	labiodentali	dentali	sibilanti		velari
sorde	p	f	t	s	ʃ	k
	pain	*fin*	*teint*	*sein*	*chim(panzé)*	*Quint*
sonore	b	v	d	z	ʒ	g
	bain	*vin*	*daim*	*zinc*	*geint*	*gain*
nasali	m		n			ŋ
	main		*nain*			*banjo*
				j	l	r
				y(aourt) semivocale	*lin* laterale apicale	*rein* aspirata uvulare

LE VOCALI

orali				nasali	
	i	y	u		
	lit	*lu*	*loup*		
	e	ø	o	ẽ	õ
	thé	*jeûne*	*paume*	*frein*	*front*
(ɛ:)	ɛ	œ	ɔ	(œ̃)	ɑ̃
maître	*taie*	*jeune*	*pomme*	*(brun)*	*franc*
		a	ɑ		
		patte	*(pâte)*		

I fonemi messi tra parentesi (le vocali di *pâte*, di *maître* e di *brun*) sono oggi in disuso. La nasale palatale /ɲ/ di *vigne* non è stata rappresentata sulla tabella delle consonanti perché è sempre più spesso rimpiazzata dalla [n + j], come in *panier*.

(H. Walter, *Le Français dans tous les sens*, Paris, Laffont, 1988).

APPARATO FONATORIO E ARTICOLAZIONE DELLE PRINCIPALI CONSONANTI FRANCESI.

APPARATO FONATORIO

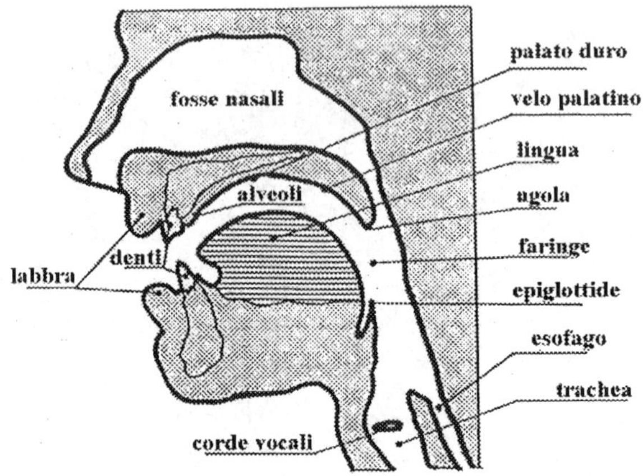

ARTICOLAZIONE DELLE PRINCIPALI CONSONANTI FRANCESI

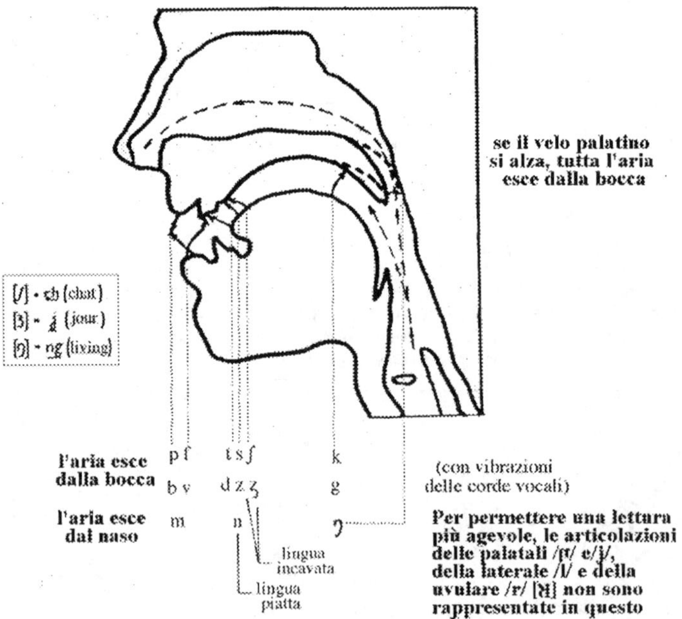

L'APPARATO VOCALE

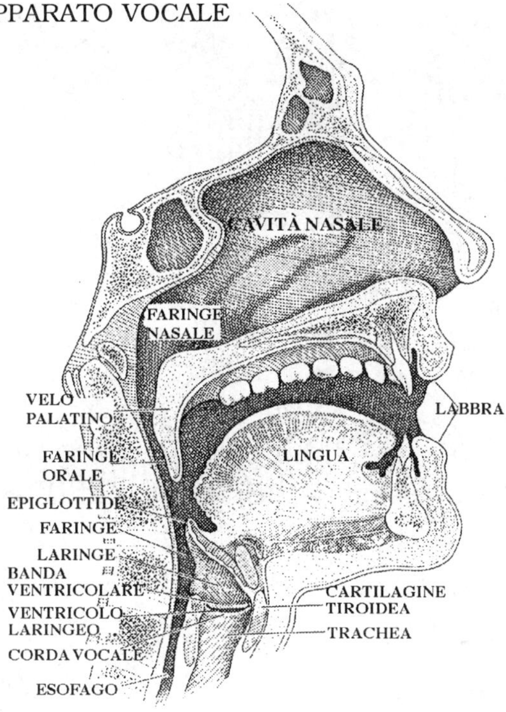

L'APPARATO VOCALE comprende i polmoni, la laringe, la faringe, la bocca e il naso: qui mostrati in sezione longitudinale (in alto)
La laringe è un piccolo tubo alla base del quale si trovano le due corde vocali, che sono delle pieghe elastiche della mucosa.
La laringe si apre sulla faringe; durante la deglutizione questa apertura è protetta dall'epiglottide. La laringe, la faringe e la bocca (e, per i suoni nasali, il naso) costituiscono il condotto vocale. È un risuonatore la cui forma – che determina il suono delle vocali – viene modificato a seconda della posizione degli organi articolatori: le labbra, la mascella, la lingua e la laringe. Le corde vocali, che qui vediamo dall'alto in sezione trasversale, si aprono per la respirazione e si chiudono all'atto della fonazione per l'azione delle due cartilagini arltenoidee rotanti.
(Sons et Musique, Bibliothèque pour la Science, Paris, Diffusion Belin, 1980).

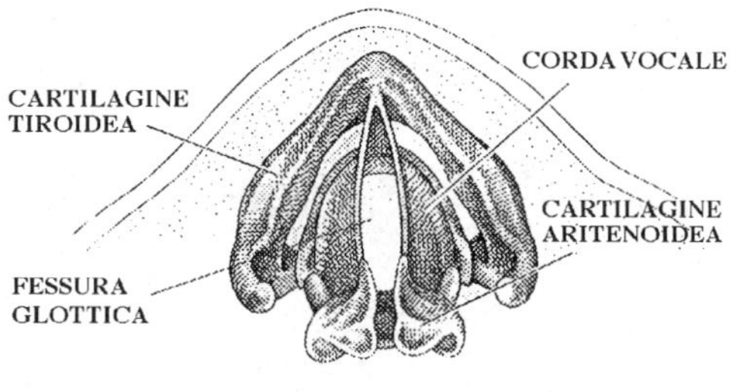

Il percorso vocale

L'apparato vocale, dal punto di vista funzionale è costituito da una sorgente di energia, da un oscillatore e da un risuonatore. L'aria che proviene dai polmoni è periodicamente interrotta dalle vibrazioni delle corde vocali. Il suono che ne risulta contiene un gran numero di armoniche. La colonna d'aria contenuta nel condotto vocale ha delle modalità di vibrazione caratteristiche (frequenze di risonanza) chiamate *formanti* (A, B, C). Quando la voce si sposta nel condotto vocale, le differenti armoniche sono attenuate in funzione della loro distanza dalla formante più vicina in frequenza. Più

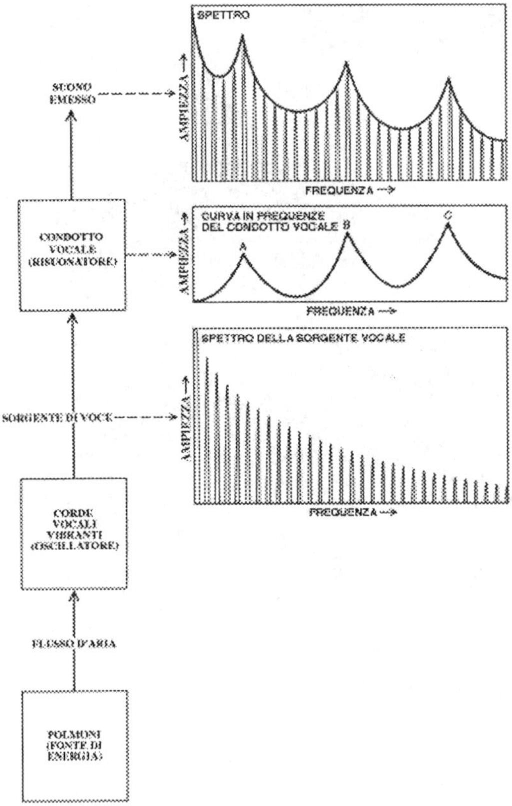

(*Sons et Musique*, Bibliothèque pour la Science, Paris, Diffusion Belin, 1980).

lo scarto di frequenza tra una armonica ed una formante è grande, più il suono corrispondente è attenuato.

Le formanti

Le formanti corrispondono a delle onde stazionarie, cioè ad una ripartizione fissa delle variazioni di pressione dell'aria nel condotto vocale. Le figure mostrano le quattro prime formanti in alcuni tubi cilindrici, equivalenti del condotto vocale. Per la formante più grave, il condotto vocale contiene un quarto di lunghezza d'onda e se questo condotto è di 17,5 cm di lunghezza, la frequenza della formante è di circa 500 hertz. La seconda, terza e quarta formante corrispondono rispettivamente a $^3/_4$, $^5/_4$, e $^7/_4$ di lunghezza d'onda. Se la sezione del condotto vocale diminuisce o aumenta, la frequenza della formante è rispettivamente diminuita o aumentata.

I movimenti degli organi articolatori

I movimenti degli organi articolatori modificano la sezione del condotto vocale e spostano così le frequenze delle formanti.

Lo schema nella pagina accanto rappresenta tre configurazioni articolatorie con lo spettro della vocale corrispondente a ciascuna di esse; le sommità esprimono le frequenze delle formanti. La tabella nella pagina dopo dà le frequenze delle due prime formanti per alcune vocali parlate dell'inglese.

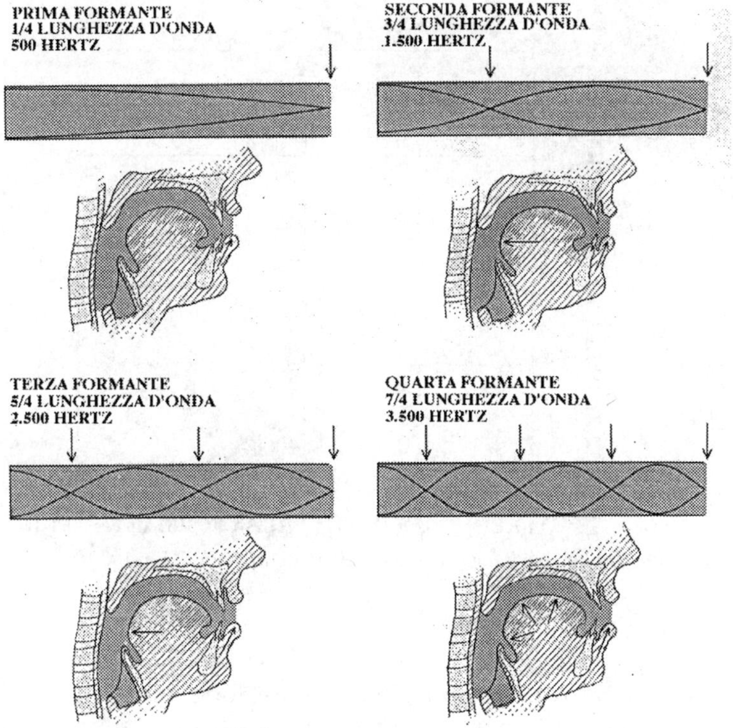

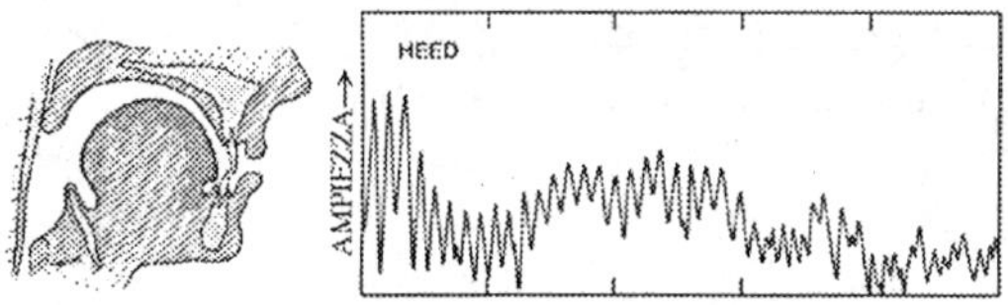

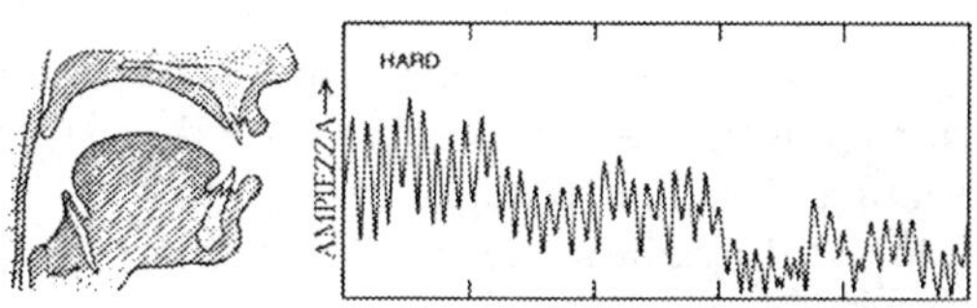

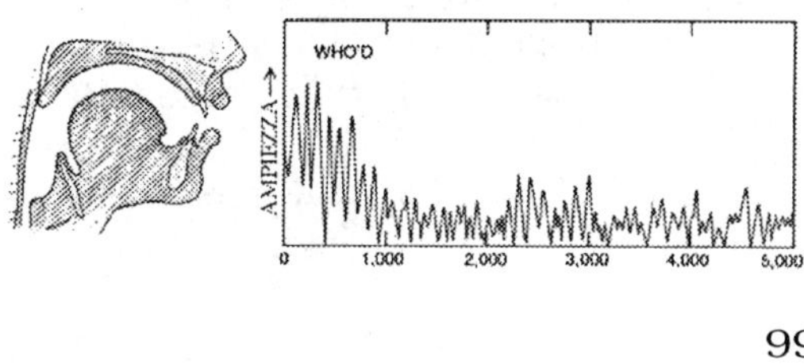

(*Sons et Musique*, Bibliothèque pour la Science, Paris, Diffusion Belin, 1980).

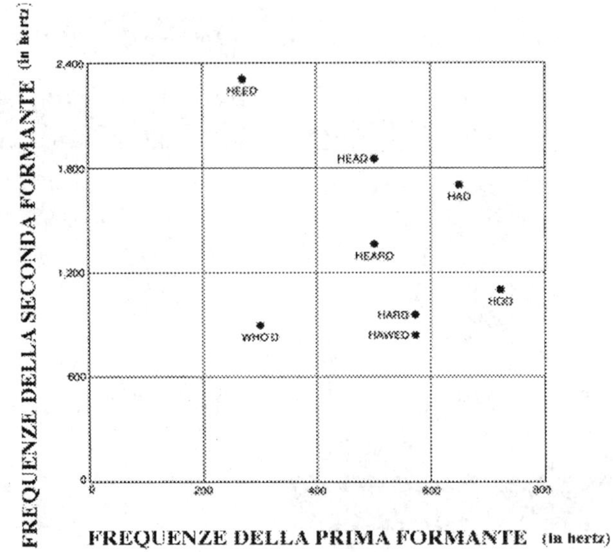

(*Sons et Musique*, Bibliothèque pour la Science, Paris, Diffusion Belin, 1980).

b. La sensazione

Come è stato detto nella precedente definizione del suono, le vibrazioni danno luogo a delle sensazioni sonore. La sensazione sonora dipende dalle combinazioni che possiamo realizzare facendo variare uno, due, tre o tutti e quattro i parametri del suono, che sono:

- ❏ altezza;
- ❏ intensità;
- ❏ durata;
- ❏ ritmo.

La più piccola variazione di uno dei parametri determina una modificazione dell'insieme della sensazione, così come due suoni possono essere diversi per l'opposizione di tutti i loro parametri.

Abbiamo così elaborato delle tabelle che permettono contemporaneamente di analizzare e concepire dei suoni, precisando i loro parametri.

La disposizione dettagliata di queste griglie apparirà nella terza parte del presente studio. Tuttavia presentiamo nella pagina che segue una tabella di suoni che differiscono nella loro successione (1-2-3-4-5) per l'opposizione di tutti i loro parametri. La tabella della pagina procede con lo scopo contrario: far succedere cinque suoni che differiscono per la variazione di un solo parametro.

- il parametro della frequenza è espresso in *grave, medio, acuto*;
- il parametro dell'intensità è espresso in *forte, mediamente forte, debole*;
- il parametro della durata è espresso in *lungo* o *breve*;
- il parametro del timbro è espresso dallo strumento che ha prodotto il suono.

Si osserverà quanto le valutazioni dei parametri siano semplici ma approssimative: si tratta, senza ricorrere a delle misurazioni che fanno appello a delle competenze specifiche in musica ed acustica, di rappresentare come può essere modificata la sensazione sonora, e come, ad ogni analisi, il cervello proceda a quattro tipi di misurazioni allo stesso tempo distinte e complementari.

SUONI DIFFERENTI NELL'INSIEME
DEI LORO PARAMETRO

	①	②	③	④	⑤
Grave Medio Acuto	G	A	M	G	A
Forte mf (media intensità) Debole	F	f	mf	f	F
Lungo Breve	L	b	L	b	L
timbro (strumentale)	organo	flauto dolce	violoncello	contrabbasso pizz.	sintetizzatore

SUONI DIFFERENTI CON LA VARIAZIONE
DI UN SOLO PARAMETRO

	①	②	③	④	⑤
Grave Medio Acuto	G	G	G	G	A
Forte mf (media intensità) Debole	f	f	f	F	F
Lungo Breve	b	L	L	L	L
timbro (strumentale)	contrabbasso	contrabbasso	organo	organo	organo

La sensazione d'intensità

Per ogni frequenza esiste un livello minimo di intensità a partire dal quale si comincia a sentire qualcosa. Si tratta della *soglia* di percezione.

Aumentando progressivamente l'intensità, il suono diventa insopportabile: è la *soglia del dolore.* Se si considerano le soglie alle diverse frequenze, si arriva a delimitare l'*area udibile*: si tratta del famoso diagramma di Fletcher, qui rappresentato (Fletcher, 1929):

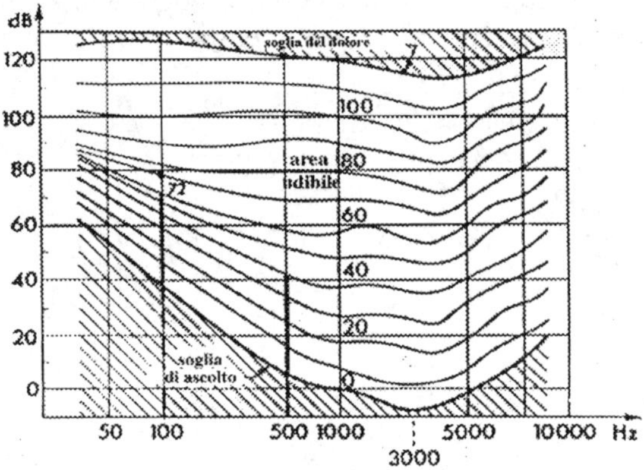

Il diagramma di Fletcher serve a calibrare gli apparecchi di misurazione dell'intensità utilizzati nella tecnologia del rumore; è all'origine degli audiogrammi, come quelli presentati nella prima parte.

La prevedibilità del segnale modifica la sensazione di intensità. Infatti quando vediamo una porta che sta per chiudersi bruscamente sulla spinta di una corrente d'aria facciamo scattare la muscolatura del nostro orecchio medio in modo da attenuare il livello di intensità percepito.

Se però non siamo preavvisati dal segnale (porta che sbatte dietro di noi), allora l'intensità non è attenuata e può rappresentare anche un pericolo per il timpano e la catena degli ossicini. Al contrario, l'espressione «tendere l'orecchio» acquista significato nel momento in cui sappiamo che in caso di debole intensità del suono che cerchiamo di percepire il sistema degli ossicini si tende in modo da favorire la trasmissione di un suono anche di intensità molto debole (cercare di sentire il canto di un uccello in lontananza).

Il diagramma di Fletcher mette anche in evidenza una *zona sensibile dell'orecchio tra 500 e 5.000 hertz,* al di qua e al di là della quale l'orecchio perde a poco a poco la sua sensibilità. Questa zona coincide con la zona delle frequenze vocali, e questo spiega il fatto che, in un soggetto udente, la parola sia una trasmissione intensificata al livello dell'orecchio medio, il quale amplifica le frequenze comprese tra 200 e 5.000 a scapito dei gravi e degli acuti.

La fatica può temporaneamente modificare la sensazione di intensità: può trattarsi dell'affaticamento della muscolatura dell'orecchio medio; oppure dell'affaticamento delle cellule ciliate dell'orecchio interno: facendosi meno buona l'elettrochimica delle cellule, la sensazione diminuisce. Ciò può accadere dopo una lunga esposizione a dei suoni di forte intensità, in occasione di un affaticamento generico o meglio ancora in seguito ad un incidente (specialmente trauma).

Infine l'età determina, man mano che si evolve, una diminuzione della sensazione d'intensità. Questa diminuzione progressiva riguarda dapprima le frequenze acute ma essa non colpisce gli individui né sistematicamente, né uniformemente.

Alcune persone dopo i sessant'anni sentono ancora molto bene gli acuti. Inoltre questa perdita di sensibilità negli acuti modifica la sensazione del timbro. Quell'individuo che da giovane non sopportava il violino perché *stridente* (troppe armoniche acute), lo sente e lo apprezza in un altro modo quando il suono si presenta al cervello senza le sue armoniche superiori, essendo trascorso del tempo...

Dunque la nostra sensazione dell'intensità è in evoluzione e legata, come abbiamo visto, alla frequenza e al timbro.

Modificazione della sensazione di intensità con l'età:

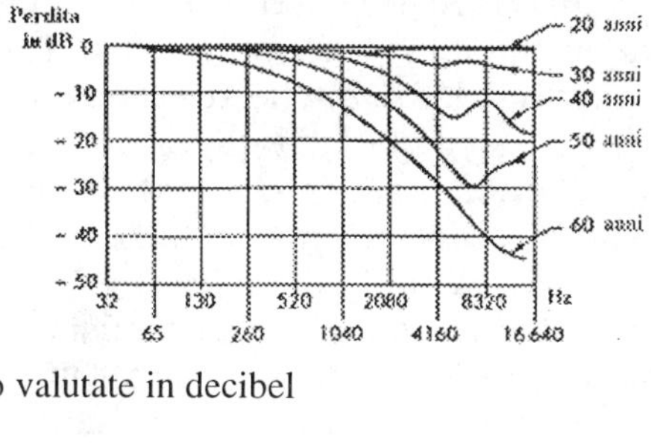

Le perdite sono valutate in decibel

La sensazione di altezza

L'arrivo di vibrazioni nella coclea attiva le cellule ciliate che trasformano l'energia meccanica ricevuta in energia elettrica, grazie ai liquidi labirintici. In funzione della frequenza, una parte determinata della membrana basilare si mette in azione. Infatti esiste una vera specificità delle cellule del Corti in funzione delle frequenze: è la *tonotopia*.

Tuttavia la sensazione di altezza varia con la durata: in relazione alla nostra valutazione psicologica del tempo (che dipende dal nostro stato), il secondo non ha la stessa velocità. Detto diversamente, il tempo non passa alla stessa velocità nello stesso momento per tutti. Ora, la sensazione di altezza deriva dalla valutazione del numero di vibrazioni nello spazio di tempo del secondo. Essendo la valutazione di questo periodo sottomessa a delle variazioni, la sensazione di altezza varia allo stesso modo. Queste variazioni possono essere dell'ordine del mezzo-tono.

La sensazione di altezza varia ugualmente col timbro, per quanto riguarda i suoni complessi. A questo riguardo si può citare l'esperimento del professor Leipp: consideriamo un suono armonico che abbia una fondamentale di 100 hertz: esso produce in noi una sensazione di altezza molto precisa e ben definita, che è tanto più netta quante più armoniche ha il suono. Questa osservazione giustifica la scelta dell'oboe per *dare il la* nell'orchestra. Registriamo questo suono su un nastro per poterlo ripetere continuamente da un altoparlante. Poi frapponiamo tra il magnetofono e l'altoparlante un filtro elettronico che ci permetterà di tagliare questa o quella banda di frequenza senza difficoltà.

Allora l'esperimento mostra che se si tagliano la fondamentale e le armoniche 2 e 3 (punto *b* sullo schema) si continua a sentire un suono di 100 hertz... Solo il timbro è alterato: il suono è più debole, più sottile. Si può, allo stesso modo, tagliare tutto ciò che si vuole nello spettro: nell'orecchio si continuano a sentire 100 hertz, per poco che sussistano da qualche parte due o tre armoniche vicine percettibili all'orecchio. Questa osservazione annulla la teoria classica, che sostiene che la sensazione di altezza è data dalla frequenza fondamentale. Si può allora suggerire l'ipotesi che la sensazione di altezza sia determinata dalla equidistanza tra armoniche vicine dello spettro. Infatti, per definizione, ci sono 100 hertz di intervallo tra l'armonica 1 e 2, ma anche tra 4 e 5, 7 e 8, ecc. Il fenomeno è analogo se si considera una scala: in qualsiasi punto possiamo valutare il grado di vicinanza dei pioli. Percepire l'altezza significa, allo stesso modo, valutare la distanza tra armoniche vicine.

La mia esperienza musicale con il bambino sordo conferma questa ipotesi e rafforza l'importanza del suono musicale, ricco in armoniche, nella percezione del sordo. Esiste una stretta correlazione tra la sensazione del timbro e la sensazione dell'altezza. In funzione del nostro udito e in particolare della nostra sensibilità uditiva a determinate frequenze, una certa armonica potrà anche essere percepita, se è molto intensa, come la fondamentale!

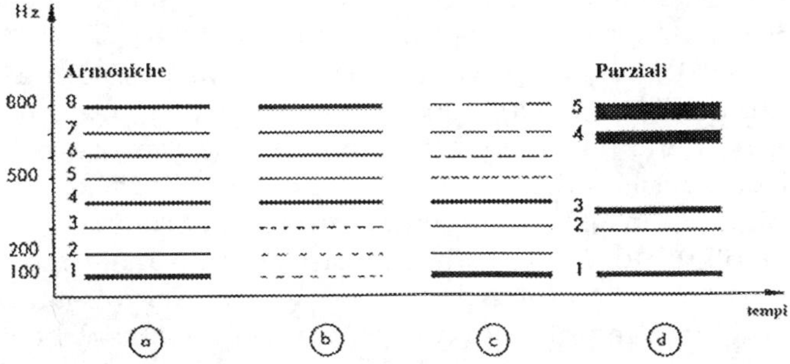

Sensazione di altezza e filtraggio del suono: quando si sopprimono artificialmente delle componenti gravi o acute di un suono, la sua altezza varia uditivamente. Questo *filtraggio* può essere prodotto con delle tende o dei tramezzi nei teatri lirici e questo pone ai musicisti gravi problemi.

La sensazione del timbro

Come abbiamo mostrato precedentemente, la sensibilità del nostro orecchio alle diverse frequenze non è omogenea, dal momento che una frequenza grave o acuta di 200 hertz ha bisogno di una intensità molto minore di una frequenza per essere percepita.

Questa realtà acustica, trasposta alla sensazione del timbro, implica, allo stesso livello fisico, che le armoniche non saranno percepite allo stesso modo a seconda della loro situazione nella scala delle frequenze; e la percezione del timbro si modifica: un suono cambia timbro se lo si traspone verso i toni alti. In effetti la sensazione che abbiamo del timbro del clarinetto nei toni bassi è del tutto differente dalla sensazione del timbro che questo stesso clarinetto produce quando suona i toni alti.

La sensazione del timbro dipende sempre:

- ❑ dal numero delle armoniche;
- ❑ dalla loro ripartizione;
- ❑ dalla loro intensità;
- ❑ dai loro rapporti acustici con la fondamentale.

Un suono costituito da una frequenza fondamentale intensa e da poche armoniche sembra *vellutato* se è situato nella zona grave o media. Lo stesso suono, trasposto nella zona acuta, determina una sensazione di timbro *acuto*, *stridente*, poiché le sue armoniche, anche se numerose e ben disposte, escono dall'area udibile. Ma esse potranno essere percepite da alcuni individui dotati di una ipersensibilità alle frequenze sopracute – causa di numerosi casi di sordità – da alcuni animali la cui sensibilità uditiva permette loro di percepire fino a 50.000 hertz o 80.000 hertz come i cani e i gatti (questo spiega la reazione di alcuni cani al sentire suoni strumentali le cui armoniche superiori – mal disposte ma senza importanza per noi che non le percepiamo – devono provocare una sensazione fastidiosa, persino dolorosa).

Nei bambini, il fenomeno di reazione al timbro si produce spesso.

La loro sensibilità uditiva ancora intatta li porta a reagire ad alcune armoniche superiori troppo intense o mal disposte. Nel mio lavoro negli asili nido, accanto a bambini molto piccoli e a professionisti, ho osservato un fatto ripetuto e curioso: in un asilo nido, un membro del personale provocava il pianto dei bambini quando si metteva a cantare. Tuttavia questa persona cantava bene. Io notai soltanto un timbro di voce strano che favoriva le armoniche acute ma che non dava fastidio agli ascoltatori adulti. Tuttavia, con alcuni esercizi vocali, questa persona è riuscita a modificare il suo timbro di voce e così renderlo sopportabile ai neonati.

Molto probabilmente si trattava di effetti prodotti dalle armoniche superiori, impercettibili per gli adulti, ma non per i bambini,

Altri elementi intervengono nella sensazione del timbro: sono le *transitorie*. Quando si produce un suono con uno strumento, questo suono non ha solo una frequenza determinata, ma anche una *testa* ed una *coda*, un modo di arrivare ed un modo di dissolversi.

In acustica l'attacco di un suono, così come la sua estensione, sono chiamati *transitorie*. Queste transitorie sono molto importanti, poiché permettono spesso di riconoscere lo strumento: raschiatura dell'archetto all'inizio del suono del violino, rumore di soffio all'inizio del suono del flauto, colpo di martelletto per il suono del piano ma estinzione progressiva del suono (a differenza del violino e del flauto)... Il suono non si presenta mai senza le sue transitorie e quando in laboratorio si tagliano su una banda magnetica le transitorie di suoni molto conosciuti, gli uditori li identificano con molta esitazione e difficoltà. Il suono comporta dunque questi tre aspetti che costituiscono il timbro:

	1 Attacco
SUONO=	2 Tenuta
	3 Scomparsa

Lavorando con i bambini sordi, ho spesso sentito dire dagli ortofonisti e dagli insegnati specializzati che i bambini con i quali essi lavoravano reagivano al suono del tamburo anche quando essi non vedevano che il suono era prodotto. Partendo da questa osservazione, alcuni non esitavano ad affermare che i sordi sentivano bene gli strumenti a percussione e che questi (tamburo, tamburello, tam tam...) dovevano essere raccomandati nell'educazione uditiva. In realtà, i sordi di tutto il mondo reagiscono, di spalle, al suono del tamburello colpito da un mazzuolo non perché essi percepiscano la tenuta del suono, ma perché l'insieme del suono è costituito principalmente dalla sua transitoria d'attacco, consistente in un colpo potente la cui onda raggiunge l'orecchio ed il corpo intero, senza che si possa sfuggire alle vibrazioni di questo colpo. Paradossalmente gli strumenti a percussione producono i suoni più poveri in timbro, dunque meno pertinenti dal punto di vista delle informazioni per il trattamento del suono da parte del cervello. Eppure sono questi che, fino ad allora, erano principalmente raccomandati per il bambino sordo (così come nell'educazione uditiva di tutti i bambini in generale: asilo nido, scuola, ambiente familiare).

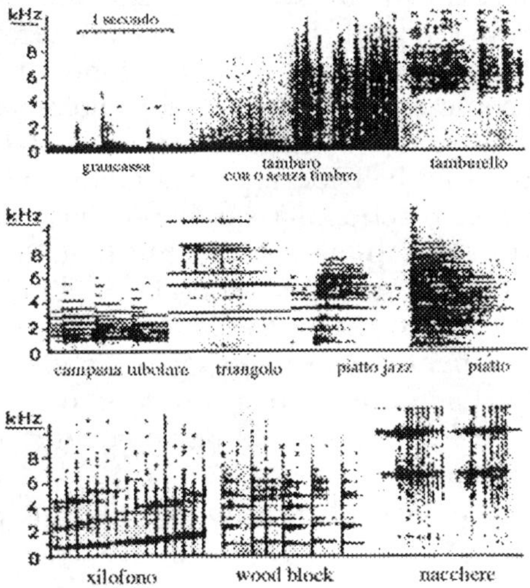

(E. Leipp, *Acustique et Musique*, Paris, Masson, 1980).

Infine, la sensazione del timbro dipende largamente anche dalle condizioni di ascolto. La sala nella quale il suono viene prodotto modifica, per la sua struttura, alcune armoniche di suoni che vi si riverberano.

Dunque una sala non è mai neutra per un timbro. È per questo che noi riconosciamo a mala pena il timbro della nostra voce registrata, poiché la percezione che ne abbiamo è abitualmente diversa.

2. Gli elementi prosodici

Secondo Pétar Guberina, la struttura della parola si analizza sulla base delle interferenze del ritmo, dell'intonazione, dei fonemi, delle pause, che a suo parere sono la base di ogni struttura sintattica e il punto di partenza della padronanza di qualsiasi linguaggio (Guberina, 1967b). Fonologicamente, una parola francese è chiaramente identificata nel momento in cui «si indicano i fonemi dai quali essa è formata e l'ordine nel quale questi fonemi si presentano» (Martinet, 1956). Dunque il ritmo, l'intonazione, gli accenti ed il timbro non sono considerati come degli elementi fonologicamente pertinenti nella parola, per quanto riguarda la lingua francese.

Gli elementi prosodici sono tradizionalmente ritenuti tre: intonazione, accenti e ritmo. Ora, ritengo che il timbro della voce parlata costituisca per natura una variabile acustica della stessa importanza delle flessioni intonative, degli accenti di intensità e della dizione. In effetti è facile constatare, prendendo come esempio delle voci radiofoniche, quanto il timbro rafforzi il potere espressivo della sequenza parlata. I professionisti della comunicazione orale considerano la qualità del timbro come uno degli elementi che concorrono alla qualità della loro comunicazione. Inoltre, si è mostrato nel capitolo precedente il ruolo determinante del timbro nella percezione del suono in generale. È per questo che propongo di considerare il timbro come quarto elemento prosodico. Prima di considerarli individualmente, bisogna osservare che questi elementi prosodici sono i parametri comuni ai suoni musicali e ai suoni della parola:

- la musica si serve del suono combinando i quattro parametri per produrre una sensazione;
- il linguaggio si serve dello strumento sonoro combinando i suoi quattro parametri per produrre il significato.

Andrè Martinet, in *Eléments de linguistique générale* (Martinet, 1967), osserva che:

> (I fatti prosodici sono dei) fatti fonici, necessariamente presenti in ogni enunciato parlato: che l'energia con la quale si articola, sia essa considerevole o limitata, essa è sempre là, ad un grado qualunque; non appena la voce si fa

sentire, bisogna che le vibrazioni della glottide abbiano una frequenza, cosa che dà ad ogni istante, anche se la voce è stata percepita per molto tempo, una altezza melodica determinata; un altro tratto suscettibile di utilizzazione prosodica è la durata, che, beninteso, è un aspetto fisico ineluttabile della parola, dal momento che gli enunciati si sviluppano nel tempo. Si comprenderà, in queste condizioni, che linguisticamente questi fatti non possono affatto valere per la loro presenza o assenza in un punto, ma piuttosto per le loro modalità variabili da una parte all'altra di un enunciato.

Ci si può anche domandare cosa sarebbe la parola senza questi elementi prosodici: una successione di suoni, recto-tono, che scorrono con la stessa cadenza, senza variazioni di livello e sempre con lo stesso timbro. Questo evoca le prime voci di sintesi uscite dai computer e alle quali manca qualsiasi espressione, mentre la funzione linguistica è assolta quando il computer di bordo della macchina declama: «Attenzione, la porta posteriore destra non è chiusa bene».

L'analisi fonologica della lingua francese non permette di considerare i tratti prosodici come tratti pertinenti (Blanchet, 1859). Tuttavia, in materia di percezione, abbiamo studiato nel capitolo precedente la pertinenza sonora della frequenza e delle sue variazioni, dell'intensità e delle sue variazioni, del ritmo e del timbro, così come delle interferenze acustiche tra i quattro. *Per il sordo la parola non appartiene al linguaggio; essa è prima di tutto sequenza sonora, i cui tratti più pertinenti saranno, per la percezione, l'intonazione, il ritmo, gli accenti ed il timbro.* In caso di deficit uditivo grave, i tratti prosodici hanno una vera e propria funzione sostitutiva, supplendo ai fonemi percepiti male per produrre il significato.

L'intonazione

L'intonazione del francese è stata oggetto di uno studio particolare di Nean Simonin (Simonin, 1975), che ne sottolinea tre funzioni essenziali.

Funzione sintattica

La trascrizione [*tyvjɛ̃dra*], se pure trascrive bene tutti i suoni della frase «tu viendras», è ambigua poiché è impossibile sapere se si tratta di una constatazione, di un ordine o di una domanda.

Manca a questa trascrizione la notazione delle variazioni melodiche: l'intonazione che eliminerà l'ambiguità. Tuttavia in francese ci sono altri modi per sottolineare l'interrogazione senza ambiguità, come l'inversione o ancora con «est-ce que».

Funzione sintagmatica

La frase «la belle ferme le voile», la cui rappresentazione è [*la bɛlfɛrmlavwal*], ammette due interpretazioni secondo l'analisi in costituenti che ne fa:

{ Sintagma nominale → *la belle ferme*
Sintagma verbale → *le voile*

{ Sintagma nominale → *la belle*
Sintagma verbale → *ferme le voile*

Questa ambiguità sintagmatica nell'orale viene eliminata dall'intonazione e dal ritmo (posizione della pausa tra i due sintagmi). Tuttavia l'importanza di questa funzione non deve oltrepassare i rari casi in cui si incontrano questo tipo di frasi.

Funzione espressiva

Questa terza funzione fa risaltare tutti gli aspetti *espressivi* della lingua: sentimenti, emozioni... cioè tutto ciò che *non viene detto* ma che si manifesta con il tono. Questa funzione espressiva è la sola delle tre funzioni segnalate da Simonin che sia sempre presente e legata all'intonazione.

Il francese non prende in considerazione i toni come variabili discriminanti il senso, poiché il francese non è una lingua a toni, ma questi toni diventano pertinenti fonologicamente in lingue come lo svedese, il norvegese, il cinese, il vietnamita, il lituano, il croato. Il dialetto di Pechino comporta quattro toni (piano, ascendente, discendente, rotto): la parola *shu* [ʂy] significa, a seconda del tono con cui è pronunciata:

- ❑ maiale;
- ❑ bambù;
- ❑ signore;
- ❑ abitare.

L'ottentotto, lingua sudafricana, ha addirittura sei toni! Non diceva Diderot a proposito dell'intonazione: «È l'immagine stessa dell'anima resa dalle inflessioni della voce, dalle sfumature successive» (Diderot, 1829)? Tuttavia i toni non si confondono con l'intonazione: c'è una intonazione in tutte le lingue, che conoscano o meno i toni. Questi stati d'animo di cui parla Diderot sono stati analizzati dal punto di vista intonativo da Ivan Fónagy (1983) che così li distingue: collera, tenerezza, angoscia, languore, civetteria ed ironia.

Paragonando le curve melodiche di frasi che esprimono collera, si constata una linea melodica dritta, interrotta ad intervalli uguali da scarti improvvisi di una quarta o di una quinta. Lo schema che segue mostra una stabilità tonale all'interno della frase. La regolarità che caratterizza questo schema melodico si distingue dalla curva d'intonazione molto mutevole di uno scoppio di gioia:

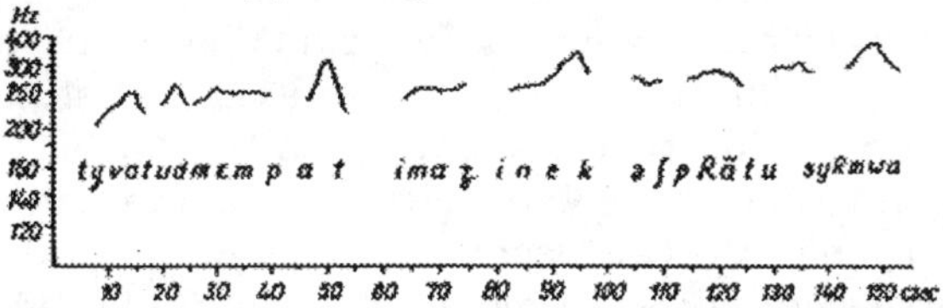

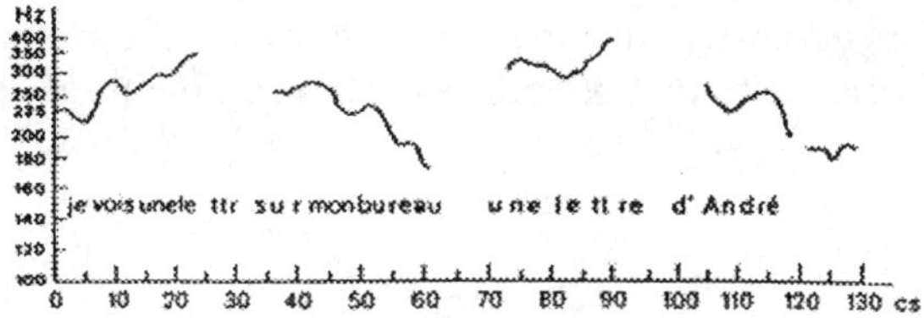

(Y. Fónagy, *La Vive Voix*, Payot, 1983).

Alcuni test realizzati da Ivan Fónagy e Klara Magdics mostrano bene come l'intonazione possa modificare l'interpretazione di una frase (Fónagy – Magdics, 1967). La frase «c'est autant de gagné, tu ne riques rien» è stata inserita nella memoria di un sintetizzatore con il quale si può variare a piacere, l'intensità, la durata, o la curva delle frequenze. Tre tipi di curve vengono applicate alla frase:

a. un arco melodico;
b. due curve melodiche identiche;
c. una melodia saltellante con tre salite ripide e delle brusche cadute (melodia angolare).

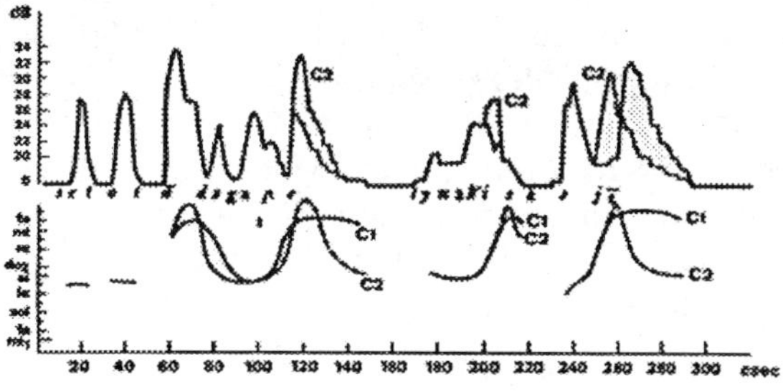

I risultati del test mostrano che gli uditori interpretano:
a. la prima come una espressione dolce e consolante;
b. la seconda come una espressione persuasiva;
c. la terza come un rimprovero aggressivo.

Il grado di aggressività attribuito all'enunciato dipende dall'angolarità della curva (Fónagy – Sap, 1979).

Ciò che secondo Fónagy distinguerebbe la gioia dalla collera è la mancanza di organizzazione nella melodia: si ritrovano gli stessi movimenti saltellanti che abbiamo per la collera, ma senza la regolarità. La gioia è espressa da movimenti vivaci e irregolari. Nel caso di un lamento, si constata che la voce si alza ad intervalli regolari di mezzo tono, un po' come un glissando che andasse e venisse di mezzo tono. Infatti lo schema prosodico del lamento corrisponde alla parola accompagnata da lacrime (l'espirazione è interrotta regolarmente da brevi inspirazioni e queste inspirazioni rapide producono delle piccole salite di tono al livello delle sillabe inspirate).

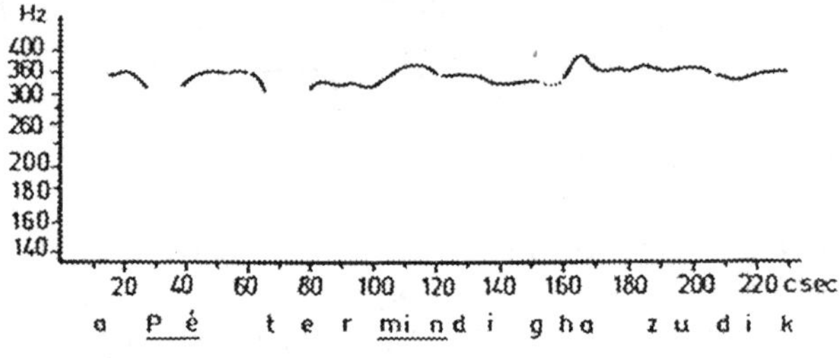

Lamento di una giovane ungherese:
«Pierre il ment toujours, il ment comme une machine».
Curva di frequenza fondamentale presa a viva-voce (Y. Fónagy, *La Vive Voix*, Payot, 1983).

Per quanto riguarda la civetteria, essa sarebbe caratterizzata a livello di intonazione da scivolamenti molto rapidi verso gli acuti, con una intensità molto debole: l'ascesa melodica viene attenuata da una caduta rilevante dell'intensità (Fónagy, 1981). Pierre Léon (Léon, 1981) ritrova questa stessa intonazione quando studia la voce di Brigitte Bardot, caratterizzata da una qualità infantile, una labializzazione, un mormorio tenero ed erotico!

Paradossalmente, la melodia della parola viene percepita meglio dal bambino sordo quando gli perviene nella struttura sonora ed è tuttavia questa melodia che, nella parola del sordo, è difettosa od inesistente. Come fa notare Jean-Claude Lafon:

Si sa che i sordi che hanno grandi difficoltà ad identificare il timbro fonetico, utilizzano i tratti pertinenti della prosodia e della melodia della frase; quest'ultima, d'altronde, è la più importante in questo riconoscimento (Lafon, 1985).

Osservando i grafici che seguono, ottenuti con un sonografo, è facile constatare la ricchezza della melodia del bambino udente paragonata alla melodia della parola del bambino sordo, poiché la registrazione è stata realizzata nell'ambito del linguaggio spontaneo.

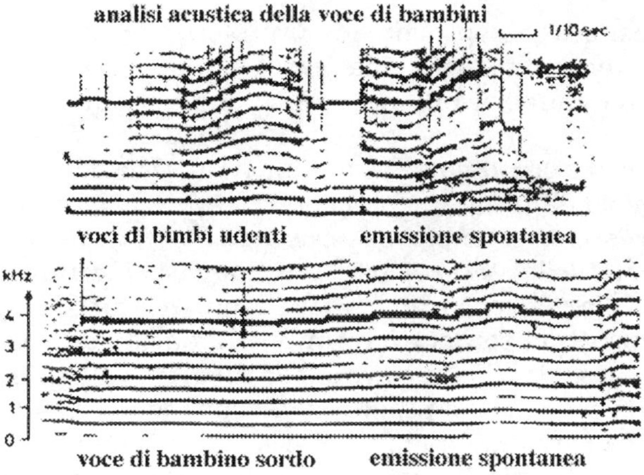

(«Mélodie et Intonation», bollettino di audiofonologia, 1985).

L'intensità

È l'evidenziazione di una sillaba (Jones, 1850). L'accento intensivo comporta tre funzioni:

- una *funzione distintiva*: come nei casi seguenti:
  - duhí (profumi) / dúhi (spiriti che risvegliano) in russo;
  - áncora / ancóra in italiano;
  - áugust (agosto) / augúst (superbo) in inglese;
  - término / termíno in spagnolo
  - übersetzen (trasportare sull'altra riva) / übersétzen (tradurre) in tedesco;
- una *funzione demarcativa*, che consiste nell'indicare l'inizio di una parola, come in ceco, che lo porta sulla prima sillaba;
- una *funzione contrastiva*, sintagmatica per la valorizzazione di inten-

sità del sintagma e della parola. Nell'esempio inglese

John loves Máry e Jóhn loves Mary

il senso è differente:

«È Maria che John ama» «È John che ama Maria»
vicino alla frase neutra *John loves Mary*
«John ama Maria»

Le sillabe accentate sono prodotte da uno sforzo dei muscoli espiratori. Queste sillabe accentate, per una frase, saranno diverse a seconda che si tratti di una enunciazione naturale o di una enunciazione a filastrocca.

In effetti la filastrocca organizza il ritmo, l'intonazione e gli accenti della parola in modo da facilitare la memorizzazione, anziché la ripetizione delle sequenze scelte. È perché gli accenti non si trovano, in uno stesso testo, al di sopra delle stesse sillabe secondo che si tratti della versione spontanea o della versione a filastrocca. Con un gruppo di professionisti per l'educazione del sordo, avevo iniziato a questo proposito a mettere alla prova il passaggio da un contesto ad un altro, vale a dire studiare quali cambiamenti prosodici si producevano quando un testo spontaneo diveniva filastrocca e quando una filastrocca veniva letta naturalmente.

In particolare fu utilizzato il seguente testo: «Les petits noirs font le rêve d'avoir la peau toute blanche et les p'tits blancs veulent avoir la peau mate. Pourquoi?» (I piccoli neri sognano di avere la pelle tutta bianca, e i piccoli bianchi vogliono avere la pelle scura. Perché?).

Il testo fu all'inizio riletto naturalmente dalla persona che l'aveva creato e gli accenti intensivi furono annotati (la sequenza parlata fu registrata per verificare la ripetizione esatta di tale proposizione).

lɛ ptinwarfõlarɛvdavwarlapotutblɑ̃ʃ
eleptiblɑ̃vœltavwarlapomat
purkwa

In seguito il lavoro fu, tenuto conto della semantica del testo, quello di trasformare la sequenza in filastrocca, modificando i soli elementi prosodici. In parecchie situazioni l'accento deve essere piazzato sulle sillabe che hanno la più grande importanza semantica, in modo che il bambino con deficit uditivo percepisca queste sillabe con maggiore intensità:

< < < < < < <
lɛ patinwarfõlarɛvdavwarlapotutblâʃ
< < < <
eleptiblãvœltavwarlapomat
<
purkwa

Nella filastrocca così presentata, se tratteniamo soltanto le sillabe recanti un accento ecco che ascoltiamo:

Les noirs rêve d'av- peau tout' blanche
Et blancs voir mate pour

Questi soli elementi, allo stesso modo intensamente percepiti, non permettono la comprensione totale del messaggio, ma l'intonazione ci apporterà un contributo prezioso, soprattutto per la finale interrogativa.

Nella filastrocca, gli accenti (dunque i punti d'appoggio, di rimbalzo della parola) sono più numerosi che nella parola spontanea (circa due volte di più, nel nostro esempio): in effetti, ecco il nostro testo con la pronuncia naturale con le sue sillabe rafforzate:

noirs rêve blanche
blancs mate
pour

Bisogna ugualmente notare che gli accenti del testo letto coincidono con gli accenti del testo-filastrocca; la filastrocca utilizza la medesima strategia accentuale; in rapporto al testo letto, essa produce altri sostegni. Questo significa che noi organizziamo spontaneamente la ripartizione degli accenti nella parola in modo da aumentare l'intensità degli elementi più pertinenti a livello semantico. In qualche modo noi diamo peso al senso del nostro discorso.

Philippe Martin parla in verità di *schema accentuale* (Martin, 1981): questo schema si basa sulla forza relativa di ogni accento, attribuendo a ogni sillaba un grado di accentazione che va da 0 (sillaba non accentata) a 1, 2, 3... Nell'esempio seguente;

Françoise l'a connu il y a dix ans en Afrique

Il grado di accentazione della seconda sillaba di *connu* è giudicato più forte di quello di *Francoise*, ma più debole dell'ultima sillaba di *Afrique*. La sequenza 3231 viene definita *schema accentuale* (Martin, 1981), al quale, nella presentazione di Philippe Martin, si può rimproverare di non tener conto degli 0 intermedi che permettono di mettere i 3, 2, 1 in valore di contrasto. Lo schema accentuale potrà dunque presentarsi così:

0 3 0 0 2 0 0 0 0 3 0 0 1

Ritmo

Jean-Jacques Rousseau definisce il ritmo come «la differenza di movimento che risulta dalla velocità o dalla lentezza, dalla lunghezza o dalla brevità dei tempi» (Dumesnil, 1979) ma, come afferma Henri Meschonnic (1982), «una definizione unica di ritmo per la musica e per il linguaggio non è sostenibile, perché l'identità tra l'una e l'altro sono incompatibili». A tale affermazione aggiungerò, per averlo verificato nei bambini sordi, che l'organizzazione ritmica linguistica è distinta dall'organizzazione ritmica musicale. Il ritmo musicale è di una semplicità tale (valori precisamente misurati, ripartizioni ordinate...) che ciascuno di noi, campione nel ritmo irregolare e complesso della parola, dovrebbe essere un artista del ritmo musicale... In realtà noi parliamo certamente dello stesso ritmo, che si tratti della parola o che si tratti della musica, ma l'organizzazione dell'una e dell'altra è autonoma a livello neurologico e solo dei professionisti abituati ai giochi ritmici linguistici e musicali controllano simultaneamente le due organizzazioni (vedere su questo punto la terza parte di questo capitolo).

Nel caso della parola, la durata è misurabile strumentalmente per ogni suono. La durata di un fonema dipende dal flusso (lento o rapido), dalla lunghezza del gruppo pronunciato (più il gruppo è lungo e più i fonemi hanno una realizzazione breve) e delle sue qualità fonetiche proprie, vale a dire l'apertura, l'anteriorità... più una vocale è chiusa, più è breve ([i] è più breve di [e] che è più breve di [ɛ]); le vocali posteriori, acusticamente gravi, sono più brevi delle vocali anteriori, acusticamente acute; le consonanti fricative sono più lunghe di quelle occlusive e le *sonorizzate* più brevi di quelle non *sonorizzate*.

La durata di una vocale (e dell'insieme delle sillabe) è in relazione con l'accento: la sillaba più lunga delle precedenti e le seguenti è spesso percepita come accentata.

In tutte le lingue il ritmo è elemento fondamentale della parola, ma solo alcune utilizzano la durata come elemento pertinente.

- il latino opponeva il presente *venit* [e] al perfetto *venit* [e:];
- l'inglese oppone [i:] a [i] in *seat* e *sit*, *beat* e *bit*;
- in francese la durata serviva altre volte a distinguere nel finale tra maschile e femminile.

ami [i] ≠ *amie* [i:]

Questa opposizione si è perduta per la maggior parte dei locutori del francese, tuttavia alcuni oppongono in modo pertinente:

/ɛ̆/ ≠ /ɛ:/	mettre ~ maître
mère ≠ maire	faite ~ fête

La durata ha dunque un ruolo fonologico molto ristretto nel francese moderno, nel quale le consonanti geminate appaiono solamente all'inizio delle parole, per opporre certe locuzioni come «il a dit» e «il l'a dit».

Come gli accenti, il ritmo entra in funzione, per uno stesso enunciato, nella forma spontanea o nella forma della filastrocca. Riprendendo l'esempio studiato per l'intensità, osserviamo le differenze ritmiche tra i due modi di realizzazione dell'enunciato:

1. testo letto

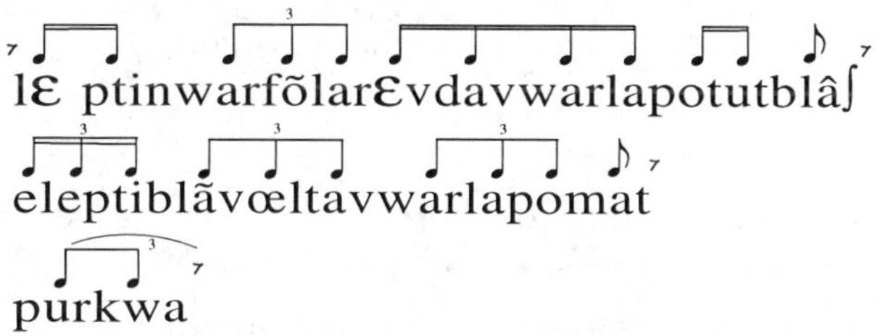

2. testo–filastrocca

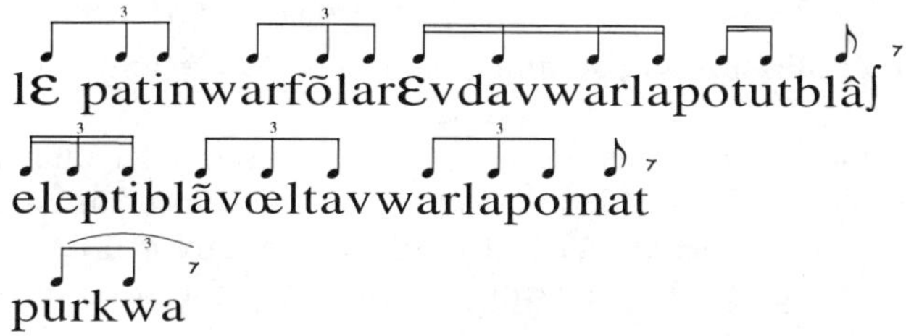

Le differenze possono essere anche presentate:

- ❑ nel testo letto, le cellule ritmiche sono irregolari allorché sono regolari nella filastrocca;
- ❑ nel testo letto, divisioni binarie e ternarie si succedono mentre la sola organizzazione ternaria prevale per la filastrocca;
- ❑ le pause sono marcate nel testo letto, a differenza della filastrocca.

Scegliamo un esempio più complesso presentando:

- ❑ un aspetto dell'enunciato naturale;
- ❑ questo stesso enunciato strutturato in filastrocca, binaria con una eccezione ternaria;
- ❑ lo stesso enunciato strutturato esclusivamente in struttura binaria.

Ecco i tre tipi ritmici dell'enunciato:

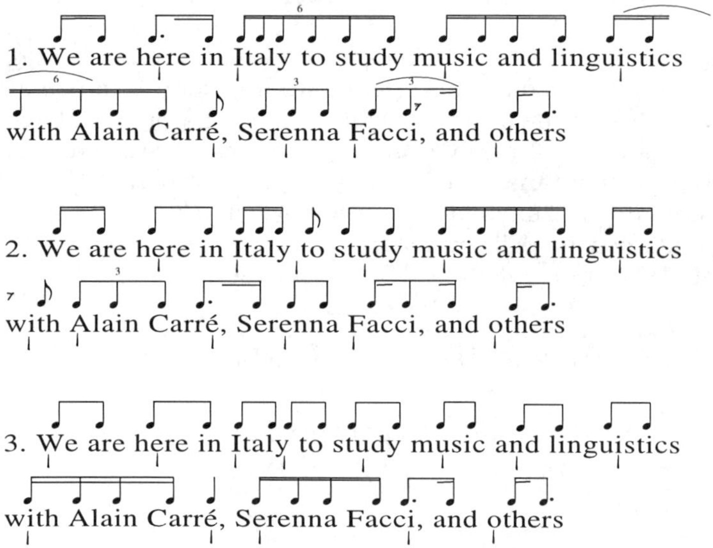

Si impongono le seguenti notazioni:

- ❑ dalla complessità alla semplicità ritmica, le versioni si ordinano così
  1 – 2 – 3
- ❑ la seconda versione, avendo adottato la struttura della filastrocca quanto a regolarità degli accenti, rimane vicina all'enunciato letto naturalmente delle cellule ritmiche identiche e con altre cellule ritmiche;
- ❑ gli accenti sui quali riposano le cellule ritmiche sono in numero di
  7 nella versione 1;
  12 nella versione 2;
  13 nella versione 3;
- ❑ le due prime versioni comportano una anacrusi (l'anacrusi si definisce attraverso uno o più suoni, all'inizio di una sequenza, che si realizzano prima del primo accento o tempo forte). L'anacrusi è un fenomeno ritmico molto diffuso nella parola spontanea ed è anche quella che av-

vicina particolarmente la versione 2 alla versione 1;

- la versione 3, benché appaia monotona ritmicamente, corrisponde ad uno degli obiettivi della filastrocca: sostenere il testo attraverso una struttura ritmica semplice e ben ordinata, facilitando così la memorizzazione dell'enunciato. Nella filastrocca, gli elementi prosodici sono il supporto dell'enunciato linguistico, supporto significante qui «dispositivo che permette all'enunciato di essere percepito, memorizzato, ripetuto...».

Il timbro

Il timbro vocalico è una preoccupazione permanente nel linguaggio del bambino sordo. In effetti la nasalizzazione è sistematicamente presente. Questo si spiega in parte per il fatto che, nasalizzati, i suoni apportano una sensazione vibratoria più intensa a livello della scatola cranica, arricchendo la percezione del sordo profondo.

Accanto alla nasalizzazione, altre modificazioni del timbro possono avere un valore demarcativo come l'espirazione, l'affricazione, l'esplosione che nella lingua thai possono apparire solamente come tratti di consonanti iniziali di sillabe, allo stesso modo dei clics in certe lingue africane.

Questa accentuata considerazione del timbro come elemento prosodico ci conduce a sottolineare con J.R. Firth (1930) e i suoi discepoli della scuola di Londra che esiste una vera analisi prosodica nell'analisi fonologica: così, in turco le otto vocali possono essere descritte attraverso tre opposizioni articolatorie:

- aperta/chiusa;
- anteriore/posteriore;
- arrotondate/non arrotondate.

Tutte le sillabe della parola prendono lo stesso valore in quello che concerne la seconda opposizione.

Il termine positivo della terza opposizione non può apparire che nella prima sillaba della parola e nei suffissi a vocale alta.

Si dice che i tratti corrispondenti alla prima opposizione sono delle unità fonologiche, e che quelli che corrispondono alla seconda e alla terza opposizione sono dei tratti prosodici.

B. DAL PUNTO DI VISTA STRUTTURALE

1. Della semantica in musica

Il tentativo d'applicare l'ambito linguistico alla musica si scontra con delle difficoltà insormontabili, dal momento che si cercano per la musica gli equivalenti delle nozioni divenute classiche in linguistica. Per Jean Gagnepain (1989-90), l'errore proviene dalla confusione tra materia e materiale: la musica e il linguaggio utilizzano la stessa materia sonora ma non lo stesso materiale.

La musica può essere considerata come fenomeno sociale e, in tale senso, «l'intero fenomeno sociale è nella sua essenza linguaggio, per il fatto che si confonde con l'instaurazione della comunicazione, della reciprocità, dello scambio» secondo R. Court (1971). Ora studiare i fenomeni linguistici nella musica ci allontana dalla musica e più spesso gli studi in semiologia della musica (sviluppati al punto seguente di questa parte B) analizzano infatti quello che non è musicale in esso, vale a dire:

- ❑ le unità;
- ❑ gli elementi;
- ❑ le strutture (Bright);
- ❑ i tratti pertinenti (Nettl);
- ❑ la funzione semantica (Nattiez);
- ❑ la funzione sintattica (Ruwet);
- ❑ le coppie correlative;
- ❑ le opposizioni binarie (Mâche).

Dobbiamo, prima di trattare più attentamente il linguaggio musicale, sottolineare certi punti essenziali di convergenza e di divergenza tra i due sistemi: musica e linguaggio.

a. Linguaggio e musica possono essere tutti e due considerati come suono organizzato in:

LINGUAGGIO	MUSICA
intonazione	altezza
accenti	intensità
ritmo	durata
timbro	timbro

b. Linguaggio e musica sono due sistemi che comportano delle unità

❑ i tratti distintivi:

LINGUAGGIO	MUSICA
fonemi	note
morfemi	temi
parole	frasi
proposizioni	sezioni
frasi	movimenti
enunciati	pezzi

Tali unità sono comparabili? Consideriamo il fonema e la nota: la comparazione risale a una relazione fatta da Jakobson di una esposizione di Beching, linguista e musicologo, pronunciata nel 1932 al circolo di Praga. La nota è l'unità sintattica del discorso musicale e, a questo titolo, essa è comparabile alle parole. Ora, essa non è senza analogia con il fonema che, nel linguaggio umano, permette di costruire delle parole: è evidente per esempio, che ci si comporta davanti alle note di una musica esotica esattamente come davanti ai fonemi di una lingua straniera e verranno notati, in funzione del proprio sistema fonologico, i suoni di questa lingua straniera; allo stesso modo in cui vengono notati dei suoni musicali stranieri in funzione del proprio sistema.

c. Abbiamo modo di distinguere il sistema stesso e la sua attualizzazione, vale a dire la sua realizzazione. Ferdinand de Saussure aveva stabilito la dicotomia *langue* e *parole*. Si parla ora di codice e messaggio. La dicotomia è interessante particolarmente per quello che concerne l'identità: «È la stessa frase» o «È la stessa musica». Quando si afferma: «Tu hai detto la stessa frase di poco fa», si fonda più spesso sul criterio di senso che sull'identità sonora delle due frasi.

Ora, in musica questi sono i criteri formali che essenzialmente ci permettono di sostenere che due frasi siano identiche.

Quanto all'omonimia, si risolve, nel linguaggio come nella musica, riferendosi al contesto nel quale è pronunciata: è per esempio in musica, il caso della seconda aumentata in rapporto alla terza minore: solo il contesto armonico permetterà di distinguerle.

d. Da dove viene l'idea stessa che la musica è un linguaggio?
Ecco due elementi di risposta possibile:
❑ l'opera è un discorso che suppone un certo codice;
❑ con l'opera l'artista parla.
Stravinskij diceva tuttavia: «La musica non significa niente; non è in

alcun caso un discorso». Cosa bisogna pensarne?

Se musica e linguaggio sono due sistemi d'espressione, solo il linguaggio è sistema di comunicazione, eccezion fatta per:

❑ la musica che suscita delle associazioni mentali.
  - la Polonia nei Concerti brandeburghesi di Bach;
  - la Turchia nella Marcia turca di Mozart;
  - la Spagna nell'opera di Debussy, Ravel;
  - delle onomatopee;
  - il canto del gallo nella *Danza macabra* di Saint-Saens;
  - il rumore del tuono nella *Fantastica* di Berlioz;
  - e, certamente, i colpi di fucile in *Pierino e il lupo* di Prokofiev;

❑ dei fenomeni extra-musicali (condizioni materiali affettive, psicologiche al momento dell'ascolto di un'opera), tali che la musica che passava al momento di avvenimenti personali e affettivi importanti non saprebbe generare la stessa emozione da un individuo all'altro.

Facciamo ora degli esempi musicali per osservare l'aspetto semantico. Per l'armonia classica c'è sempre una distinzione tra il modo maggiore e il modo minore: tutta la musica corrisponde all'uno o all'altro modo, e necessariamente ad uno dei due. Spesso capita che lo stesso tema sia trattato in un modo e poi nell'altro, quello che gli conferisce un valore espressivo differente: il terzo grado della gamma (terza) gioca allora un ruolo diacritico (Martin, 1978).

La gamma classica occidentale si articola intorno a due gradi fondamentali: la tonica (primo grado) e la dominante (quinto grado). Prendendo l'esempio della gamma di Do maggiore e di quella costruita a partire dalla sua dominante (Sol), si ottengono:

do, re, mi, fa, sol, la, si, do
e
sol, la, si, do, re, mi, fa, sol

Solo il settimo grado della gamma di Sol maggiore modifica i due intervalli; gli altri sono strettamente identici tra le due gamme, considerando l'enunciato «sol la si do re mi fa» due sole possibilità si offrono a livello del fa:

❑ fa naturale, e siamo allora in Do maggiore con sol come dominante
❑ un fa#, e siamo allora in sol maggiore con sol come tonico.

Questa opposizione permette in musica tonale molte differenziazioni espressive, grazie a questo settimo grado. Serge Martin cita come esempio le prime misure del finale del Concerto in Mi maggiore per violino di Bach.

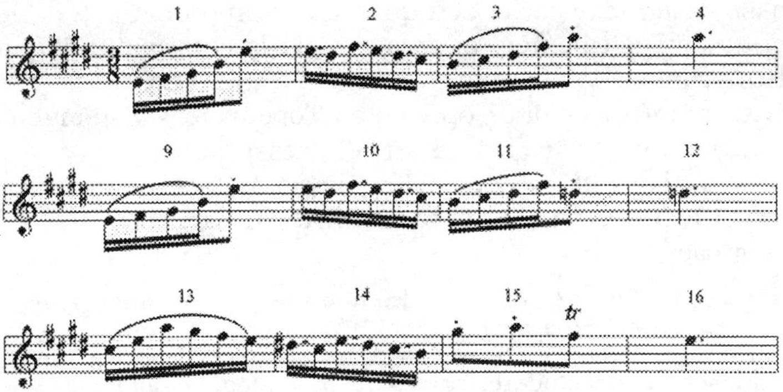

Il motivo della prima battuta, costruito sull'accordo perfetto maggiore, è seguito da un disegno melodico intorno alla tonica ma donante al settimo grado un ruolo privilegiato che conduce alla dominante. Il motivo della terza battuta riprende quello della prima trasponendolo sull'accordo di settima dominante. La quarta battuta riprende, accentuandola, la settima minore (la). Le battute 5, 6, 7 e 8 preparano il ritorno del motivo originale alla nona battuta, ma questa volta l'accordo di settima si costruirà in battuta 11 a partire dalla tonica, annunciando una modulazione in La maggiore anche se il re# della battuta 14 ricorda la tonalità iniziale. Tale gioco è possibile grazie ai rapporti di intervalli che le note intrattengono tra loro, ed anche grazie a questa successione di rapporti acustici che si differenziano e che si oppongono.

Gli intervalli in Do maggiore, con settima minore e settima maggiore:

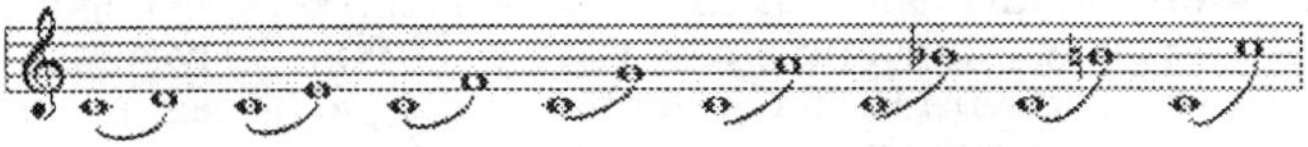

Per Serge Martin, l'intervallo appare come un'«operazione che trova la sua garanzia nella sua ripetizione»; così può introdursi la nozione di *schema operativo*. Proseguendo, a proposito della scrittura musicale, Serge Martin non esita ad affermare che:

> il suo statuto è radicalmente differente dalla scrittura propriamente detta, che è un linguaggio. In effetti la parola scritta è un segno il cui significato è nell'idea: anche se delle immagini foniche giocano un ruolo nella lettura, esse non costituiscono il significato della parola. Al contrario, quello che significa scrittura musicale è l'insieme dei suoni costituenti il linguaggio musicale: essa ne è dunque la codificazione. E tale codificazione è una convenzione del linguaggio musicale: il pentagramma indica la gamma di Do maggiore; corrisponde ai tasti bianchi degli strumenti a tastiera.

Non posso essere d'accordo con questa affermazione:
- ❑ la scrittura musicale non rappresenta più la musica più di quanto la scrittura rappresenti la musica;
- ❑ la scrittura musicale di un'opera sta all'opera stessa (suonata) come una cartina topografica sta ad un bel paesaggio;
- ❑ secondo me la scrittura non è il linguaggio e la notazione musicale non è la musica. Tra la parola e la scrittura, Jean Gagnepain parla di segno e di segnale:

> Capisco bene che non c'è scrittura che non passi per il linguaggio; ma si converrà che non ci siano delle ragioni a priori perché l'incidenza, vale a dire la forma, predomini graficamente la relazione nel segno e che non è dunque questione di escludere, quale che sia il modo, quello che si definisce la *logografia* (sotto il nome di sonogrammi o di pittogrammi), la trascrizione dei suoni che foneticamente non sono affatto immagini acustiche, ma investimento di fonemi, o di senso che semanticamente sono ideati perché non sono percepiti, ma concepiti (Deschamps, 1392).

2. Elementi di semiologia musicale

La semiologia musicale ha come obiettivo quello di spiegare la natura e di descrivere i fenomeni di richiamo ai quali la musica dà luogo. De Saussure non ha forse scritto nel suo *Corso di linguistica generale*:

> Se si vuole scoprire la vera natura della lingua è necessario, fin dall'inizio, rendersi conto di quali elementi ha in comune con tutti gli altri sistemi del medesimo ordine. In tal modo non solo si chiarirà il problema linguistico, ma pensiamo che considerando i riti, i costumi, ecc... come dei segni, questi fatti appariranno sotto un'altra luce, e si sentirà il bisogno di raggrupparli all'interno della semiologia e di spiegarli seguendo le leggi di questa scienza.

Così iniziava a svilupparsi la semiologia comparata.

Ma l'arte è un linguaggio? Nel suo saggio critico *Structure et fondement de la communication humaine* (1965) il filosofo Réné Schérer distingue due forme d'arte:
- ❑ una «la cui funzione sembra acquisirsi nella rappresentazione» e
- ❑ l'altra «la cui funzione in una società data è simbolica, vale a dire comunicativa di un certo contenuto».

Per Jean Gagnepain, tutto con il segno è costituito dalle due facce *significante* e *significato*, lo strumento utilizzato nell'arte (lo scalpello per lo scultore, lo strumento per il musicista, il corpo per il ballerino...) è composto da due facce: «Formante e formato».

Allo stesso modo in cui l'acculturazione del simbolo porta congiuntamente, in effetti, sul segno e il senso, il mezzo e il fine accedono simultaneamente alla forma, di fatto quella dello strumento. Così quello che appartiene allo strumento è, per forza di cose e qualunque sia l'investimento, sempre e necessariamente doppio, poiché è definibile talvolta attraverso il materiale che contiene e attraverso la mansione a cui conviene. Ora, il materiale, per noi, non è il mezzo, ma l'analisi del mezzo fornita dalla materia; quanto alla mansione, non è il fine ma l'analisi del fine.

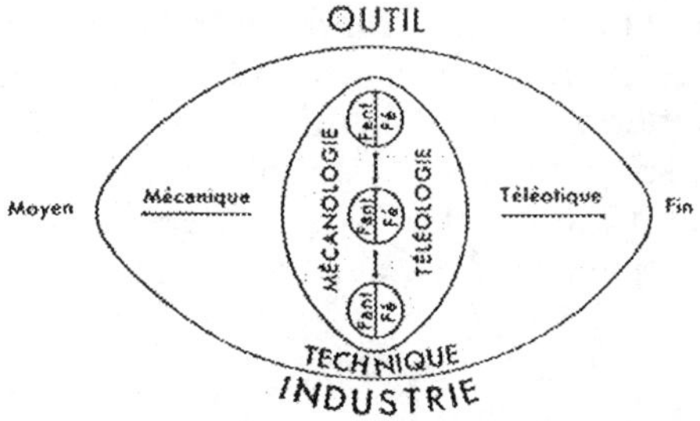

(J. Gagnepain, *Du Vouloir dire*, Paris, Pergamon Press, 1982)

Per meccanologia e teleologia bisogna intendere quella mutuale analisi del supporto e della funzione «che fa rispettivamente emergere dal mezzo al materiale, in ciò che deve ancora prodursi e dal fine al lavoro, in ciò che è ormai costruito».

Infatti l'opera musicale è un lavoro come glossolicamente si produce dal messaggio, ma questo messaggio, che sia mitico, poetico o artistico deve ancora soddisfare una condizione per essere opera musicale: il lavoro deve essere sufficientemente musicale perché la musicalità divenga un fine. Questo non significa però che tutte le opere musicali rispondano al medesimo criterio estetico: esistono stili differenti. E lo stile sta all'arte come la langue sta al linguaggio.

In realtà che cos'è un musicista? Un buon tecnico? Un essere sensibile? L'artista deve poter riunire musicalità e tecnicismo.

- ❑ Senza la musicalità, il virtuoso non è che un buon interprete delle opere degli altri. L'artista deve poter arrivare alla creazione di opere, sviluppando fin da piccolo quei giochi sonori che si offrono naturalmente al bambino;
- ❑ senza la tecnica, l'artista limita lo sviluppo della sua musicalità. Lo strumento musicale deve essere lo strumento al servizio del formante e la tecnica strumentale non dovrà mai essere un fine. Il fine in musica non è il grado di virtuosismo necessario per suonare l'opera, ma l'opera stessa condivisa (dimensione sociologica).

Ridurre la musica alla sola pratica strumentale significa fermarsi al mezzo, senza scopo.

Nel teatro di una grande città bretone in cui mi trovavo recentemente, un pianista di fama mondiale teneva un concerto. Il programma era composto di opere tecnicamente (meccanicamente) difficili da suonare; l'artista riuscì nella sua performance e fu molto applaudito. Fu richiamato e accettò di suonare il bis; spiegò nondimeno che quello che avrebbe suonato era di una semplicità di esecuzione tale che almeno la metà del teatro sapeva senza dubbio suonarlo (si trattava di pezzi di Chopin che effettivamente tutti i principianti suonano al piano), ma che comunque lui desiderava suonarli per il piacere suo e quello del pubblico, tanto li amava. Suonò in un brusio indescrivibile tanto il pubblico, per la maggior parte, era furioso. «È un affronto suonarci questa roba». «Non abbiamo pagato per sentir suonare un'opera».

In realtà quel pubblico era andato non per ascoltare un'opera ma per controllarne l'esecuzione, assistere ad una performance di tipo sportivo («arriverà a suonare tante note in un minuto senza sbagliarsi?»).

La musica non si riduce alle note tanto quanto il linguaggio alle parole o alla performance del narratore. Il musicista deve poter essere più che un narratore. Deve poter parlare senza leggere il testo, suonare la musica all'istante, passare dal recitativo all'inventivo. È sviluppando armoniosamente musicalità e tecnica che sempre più spiriti musicali emergeranno dal musicista. Quanto al solfeggio, non è più indispensabile per suonare della grammatica per parlare: ne sono la prova quegli individui capaci di cantare, di improvvisare, di armonizzare senza alcuna conoscenza precedente delle regole di solfeggio. Ne sono la prova quei bambini che suonano vari strumenti, trovano le melodie, inventano le frasi, cantano prima ancora di avere una educazione musicale. Condizionare l'accesso alla musica attraverso un preliminare solfeggio è come insegnare la grammatica, insegnare a leggere e a scrivere nei nidi d'infanzia, prima che i bambini parlino.

L'analisi semiologica studia come la musica divenga un fatto simbolico per i suoi fruitori: il compositore, l'interprete, l'ascoltatore, il musicologo.

Secondo Jean Molino (1975) il processo di simbolizzazione implica tre punti focali: il messaggio stesso nella sua realtà materiale, le strategie di produzione del messaggio esso stesso *analisi del livello neutro*, la descrizione delle strategie di produzione *poietica* e quella delle strategie di percezione *estesica*. Il livello neutro è un livello descrittivo che Molino chiama anche livello materiale.

- ❑ La poietica concerne tutto ciò che è nell'ordine del *fare*, vale a dire in musica tutto ciò che va dalla concezione alla realizzazione dell'opera:

l'ambiente del compositore, le condizioni di composizione, le condizioni materiali...

- l'estesica è la facoltà di percepire, che comprende tanto l'ascolto dell'opera che la sua analisi.

Ecco uno schema della tripartizione proposta da Molino:

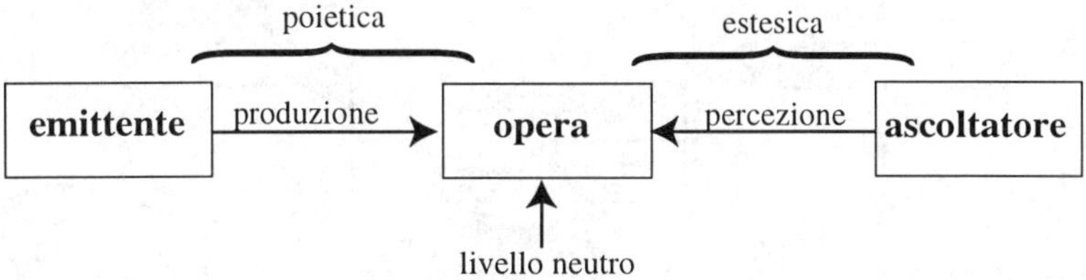

Per Jean-Jacques Nattiez (1976), il livello neutro è un livello di analisi in cui non si decide a priori se i risultati ottenuti da un passo esplicito sono pertinenti dal punto di vista dell'estesica e della poietica. Quello che rende neutro questo livello descrittivo è che gli strumenti utilizzati per l'analisi dei fenomeni sono esplorati sistematicamente fino alle loro ultime conseguenze, e non sono rimpiazzati fin quando nuove ipotesi o nuove difficoltà conducono a proporne dei nuovi. «Neutro» significa qui che si va fino alla fine dell'applicazione di una procedura data, indipendentemente dai risultati ottenuti.

Se si riprende la definizione minimale del segno, *aliquid stat pro aliquo*, si comprende come la musica sia un processo simbolico che giustifica la propria semiologia: è di natura semiotica perché i fatti musicali sono l'oggetto di rinvii all'universo dei compositori e degli ascoltatori.

La tripartizione di Molino non significa che ci sia necessariamente corrispondenza tra i fatti poietici e i fatti estesici: le esperienze di Francès (1958) hanno mostrato che il soggetto di una fuga o la serie di un'opera dodecafonica non erano necessariamente identificate dal recettore. Jean-Jacques Nattiez delimita lui stesso il progetto di semiologia musicale:

> Nella misura in cui cerca di stabilire delle relazioni esplicite e dimostrabili tra le strutture immanenti e i loro interpretanti estesici e poietici, l'analisi semiologica cessa là dove la relazione non può più essere stabilita in modo convincente, là dove non ci sono più tracce materiali dell'estesica e della poietica.

Nello schema generale che segue si propone un programma d'analisi semiologica mostrando i numerosi scambi tra i tre livelli:

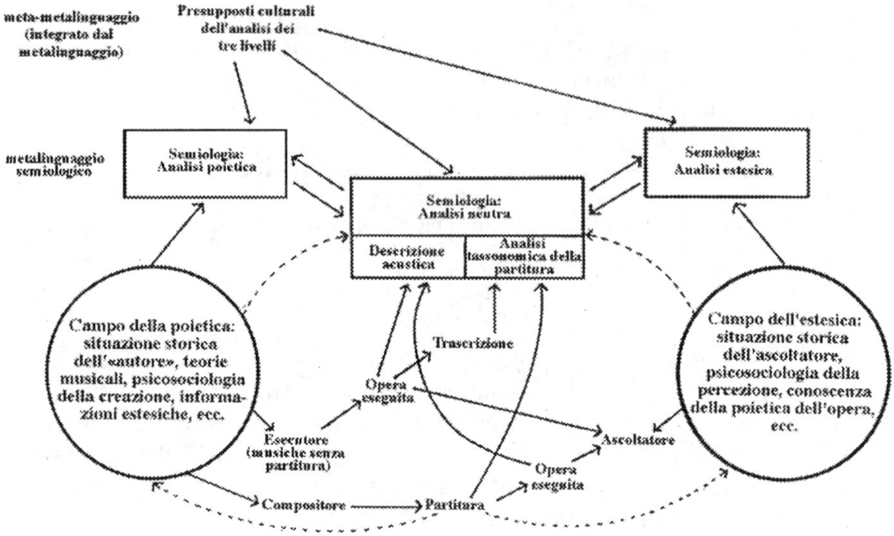

C. DAL PUNTO DI VISTA PERCETTIVO E ANALITICO

1. AL LIVELLO DELL'ORECCHIO

Consideriamo il tragitto effettuato dall'onda sonora dall'orecchio esterno all'orecchio interno passando per l'orecchio medio e osserviamo se onda musicale e onda della parola sono trattate allo stesso identico modo.

a. L'orecchio esterno

Si chiama così perché costituisce la parte visibile del nostro orecchio. Quello che viene comunemente chiamato orecchio è infatti il padiglione che serve a localizzare i suoni.

Si può certamente sentire senza avere il padiglione, ma è vero (e l'esperienza ci aiuta a capirlo schiacciando completamente i nostri padiglioni all'indietro) che la nostra capacità di reperire il suono e la sua provenienza dalla fonte sonora (destra, sinistra, davanti, dietro) incontra delle difficoltà. Infatti i padiglioni sono dei pannelli acustici, pannelli morbidi che assorbono una parte dell'energia sonora che ricevono, respingono un'altra parte e guidano la terza verso il condotto. A questo livello, la struttura del suono musicale, regolare, soffre meno delle distorsioni eventuali della parola. Proviamo a modificare il padiglione: prolunghiamo il nostro condotto con un cono (Carré, 1989) e ascoltiamo: tutto l'ambiente acustico è modificato da questo padiglione sostitutivo, rigido e lungo: le frequenze vocali vengono alterate molto più che le sequenze musicali.

Il condotto, come indica il suo nome, permette alle vibrazioni di arrivare al timpano. È la prima camera di risonanza. Alcune frequenze vengono modificate conformemente al funzionamento dei risuonatori: è un risuonatore tutta la cavità, tutto il volume delimitato dalle pareti e nel quale può nascere, transitare o fermarsi un'onda sonora. La materia e la forma del risuonatore non sono neutre, perché ogni risuonatore ha la sua frequenza o la sua banda di frequenze, così che i suoni che arrivano al risuonatore e le cui frequenze coincideranno con le frequenze dello stesso saranno modificati nel timbro e nell'intensità.

Prendiamo, per esempio, un risuonatore ad una frequenza propria di 200 Hz e un suono di 100 Hz (frequenza fondamentale). Le armoniche del suono saranno le seguenti: h1 a 200 Hz, h2 a 300 Hz, h3 a 400 Hz... L'armonica di 200 Hz che coincide con la frequenza propria del risuonatore (200 Hz) sarà amplificata.

Nello spazio il condotto presenta una banda di frequenze propria che ha come conseguenza l'amplificazione di due delle frequenze medie comprese tra 2.000 e 5.000 Hz, questo significa che il timpano riceverà più forti le tonalità medie piuttosto che le gravi o le acute. In questo contesto acustico:

- ❑ i suoni musicali di frequenze medie e gravi hanno le loro prime armoniche rafforzate (fino a 5.000 Hz) in rapporto alle armoniche superiori, il che spiega nuovamente come i suoni strumentali di frequenze medie appaiano all'ascolto più riccamente timbrati dei suoni più acuti;
- ❑ i suoni della parola sono, eccetto nel caso di voci particolarmente gravi, privilegiati da questa amplificazione di frequenze medie.

b. L'orecchio medio

I suoi elementi trasmettono, amplificandolo, il messaggio sonoro all'orecchio interno.

Il timpano è questa piccola membrana di 10 mm di diametro che riceve le vibrazioni e le trattiene. È comparabile a un tamburo la cui membrana vibra alle onde sonore che gli arrivano.

Due punti sono essenziali per il suo buon funzionamento:

- ❑ la sua continuità con la catena ossiculare, perché l'onda non abbia ostacoli nel passare, nel qual caso perderebbe una quantità importante della sua energia;
- ❑ la sua integrità, vale a dire il perfetto stato della membrana.

Immaginiamo la pelle di un tamburo lacerata e riparata con del nastro adesivo: lo strumento non risuonerà più come prima; questo pone il problema, in materia di timpano, delle temibili e temute paracentesi: quando il timpano è sotto la pressione di una infezione, bisogna o no perforarlo per liberarlo dal liquido la cui pressione su di esso è così dolorosa?

- ❑ se si procede alla paracentesi, la membrana si riforma là dove il taglio è stato realizzato; in quel punto il timpano è un po' più elastico.

Dopo numerose paracentesi si può avere come conseguenza un timpano così danneggiato che perde una parte delle sue qualità vibratorie, provocando una sordità trasmissiva che può raggiungere 40-45 Db.

Se non si procede alla paracentesi, da una parte il bambino continua a soffrire, e dall'altra il rischio può essere di due tipi:

- ❑ la pressione può essere intensa al punto che il timpano esplode «a stella» (come se un pugno squarciasse la pelle del nostro tamburello) e la riparazione di tale esplosione è più lunga e più grave in quanto a superficie alterata del timpano che nel caso della paracentesi;
- ❑ non potendo l'infezione fuoriuscire all'esterno, accade che i liquidi raggiungano allora la mastoide, rappresentando così un grave pericolo e facendo sorgere la necessità di un intervento chirurgico immediato e delicato (mastoidite).

In realtà le conseguenze sul timpano delle otiti infettive croniche sono inevitabili, perché l'integrità del timpano è comunque minacciata quale che sia l'atteggiamento adottato. Si noterà che, in caso di sordità trasmissiva temporanea, il bambino sente meno bene i suoni della parola, confondendo le sorde e le sonore, mentre la sua percezione delle sequenze musicali permane. Più il timpano offre una membrana ben tesa, liscia e senza difetti e più i suoni musicali con l'insieme delle loro armoniche saranno fedelmente messi in vibrazione.

❑ *Il sistema ossiculare*

Gli ossicini (martello, incudine e staffa) sono legati tra loro per mezzo dell'articolazione e il funzionamento della catena dipende in gran parte dai muscoli che vi sono ammessi. Questi muscoli hanno un triplice ruolo:

- ❑ ancoraggio dell'insieme della catena;

- protezione dell'orecchio interno: se la catena riceve dei suoni violenti, i muscoli diminuiscono la quantità di energia trasmessa ai liquidi labirintici;
- accomodamento: attraverso la loro contrazione sinergica, i suoni deboli vengono annientati e i suoni forti diminuiti.

L'effetto della trasmissione delle vibrazioni sonore attraverso la catena ossiculare consiste in un aumento di pressione considerevole: l'aumento della pressione esercitata sulla finestra ovale (vedere schema pagina seguente) è ventisette volte superiore a quello subito dal timpano, aumento dovuto:

- al ruolo di leve che gioca la catena degli ossicini;
- e soprattutto al rapporto tra la superficie del timpano e quella della finestra ovale, determinando una focalizzazione della pressione.

Il sistema ossiculare, in ciò che concerne il linguaggio, può aiutare a sentire o a non sentire. In caso di rifiuto di ascoltare l'individuo ha la capacità di allentare interamente la muscolatura e di trovarsi anche nella situazione di percezione che lo accomuna ai sordi; l'individuo può, in qualche modo, utilizzare un interruttore dei suoni a livello di questa catena di ossicini. Ma i suoni musicali, per la loro vasta banda frequenziale, pervengono, almeno alcuni di loro, all'orecchio interno malgrado l'embargo dei suoni realizzato a livello dell'orecchio medio. È per questo che confronti dei bambini psicotici, dei bambini autistici, il suono musicale offre un materiale sonoro distinto dal linguaggio e può, a livello percettivo come a livello più esteso della comunicazione, interessare genitori, educatori e terapeuti.

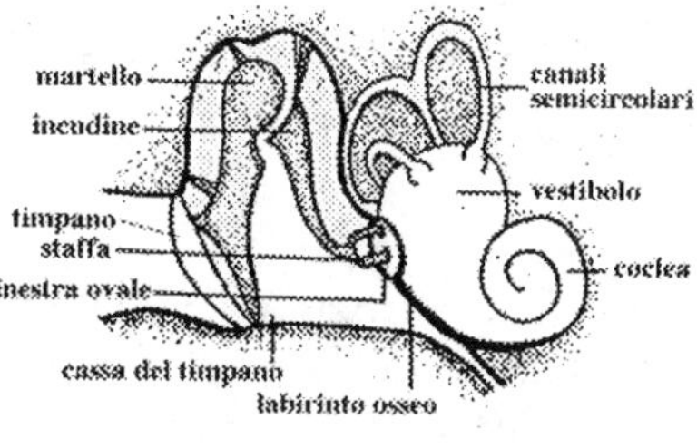

Catena degli ossicini (orecchio medio) e orecchio interno

(A. Moch, *La Sourde Oreille*, Toulose Cedex, Privat, 1985)

c. L'orecchio interno

La coclea è un sistema idrodinamico complesso, una sorta di pistone liquido oscillante grazie a due membrane (la finestra rotonda). Le 24.000 cellule ciliate trasformano la codifica del segnale ricevuto in impulsi elettrici. Da ogni cellula del Corti (dal nome del ricercatore che le ha osservate per la prima volta al microscopio nel 1851) parte una fibra nervosa e l'insieme delle fibre costituisce il nervo acustico o nervo uditivo.

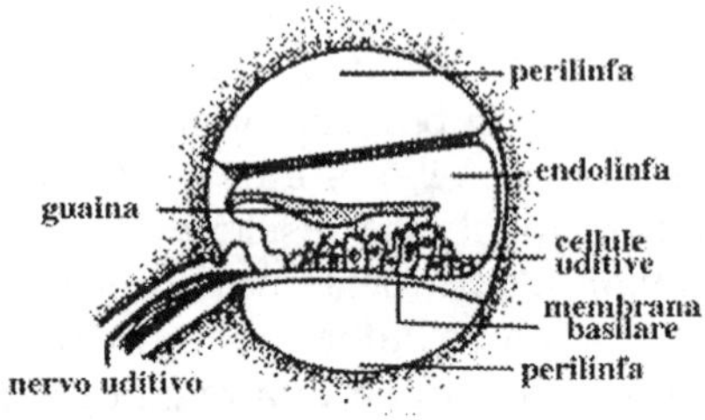

(A. Moch, *La Sourde Oreille*, Toulose Cedex, Privat, 1985)

Infatti l'orecchio interno, per la sensibilità delle sue cellule, funziona analogicamente come le lastre di Savart: una lastra di vetro viene messa in vibrazione e ricoperta di sabbia fine; questa sabbia si accumula nei punti immobili della lastra, che non sono certo gli stessi in funzione della frequenza. Si formano disegni differenti per ogni suono; ma per uno stesso suono la sabbia fa sempre lo stesso disegno. Lo schema qui sotto mostra quali disegni si realizzano alla frequenza sol 1, re 2, mi 2, sol 2, la 2.

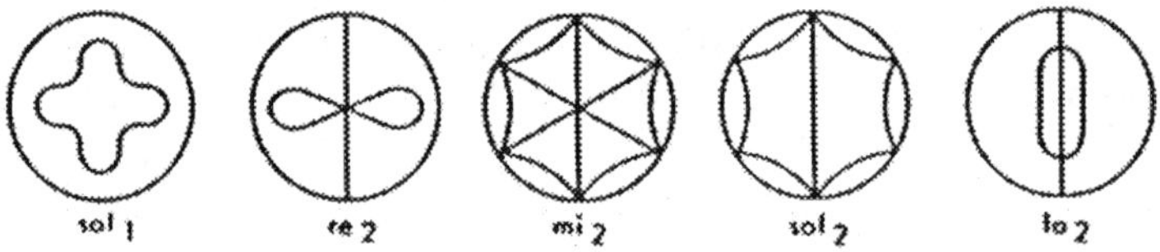

(E. Leipp, *Acoustique et Musique*, Paris, Masson, 1980).

Ciò vale per le frequenze fondamentali; le armoniche rendono più complessi questi disegni perché alla vibrazione principale si aggiungono delle vibrazioni suscettibili, in funzione della loro intensità, di modificare la disposizione della sabbia sulla lastra.

Nell'orecchio interno, ogni frequenza fa vibrare più a lungo una banda precisa della membrana basilare; questa ripartizione si ritroverà lungo tutte le vie uditive. Ogni cellula del Corti è all'origine dell'attivazione di cellule determinate nei relais e nella corteccia. Esiste dunque una specificità di frequenze per piccoli gruppi di cellule del Corti, chiamate tonotopie.

L'attività delle cellule ciliate è naturalmente più complessa quando il suono comporta molte armoniche. In caso di non funzionamento di alcune di queste è la sensazione timbrica ad essere disturbata. Nel caso di trauma può accadere che le cellule di un orecchio si attivino meno velocemente delle cellule dell'altro, provocando uno sfasamento. Ho avuto modo di studiare anche il caso di una studentessa di musica che preparava il CAPES e che, qualche settimana prima del concorso, mi contattò: dieci giorni prima era caduta, la notte, da un letto a castello; sofferente per violenti mal di testa ella fece l'indomani degli esami radiografici che non rivelarono alcuna frattura. Una settimana intera soffrì di tali mal di testa; la domenica tutto cessò... I mal di testa sparirono, ma notò allora che la sua percezione dei suoni musicali era strana.

- ❏ I suoni acuti le sembravano avere una sonorità metallica;
- ❏ il piano suonava come un piano infernale;
- ❏ quando ascoltava un'opera orchestrale, sentiva due orchestre leggermente sfalsate nel tempo che suonavano con un mezzo tono d'intervallo.

Chiese più pareri e si sentì dire dopo sei visite ORL diverse: «No, signorina, il suo udito è perfettamente normale; la sua immaginazione deve essere esacerbata dall'imminenza del concorso». Disperata, mi contattò, sapendo che mi interessavo di tutto ciò che concerne la percezione dei suoni; ci incontrammo e gli feci incontrare un amico ORL e musicista esperto dell'udito e dei problemi della sordità: rapidamente questi constatò un trauma della membrana basilare a livello delle frequenze acute per una delle due orecchie (la caduta aveva provocato un trauma di una parte della membrana) e individuò una cura appropriata sufficiente a rendere attive in qualche giorno le cellule in questione. In tale alterazione della percezione degli acuti, la percezione del linguaggio non era disturbata, cosa che aveva condotto gli ORL consultati a non dare credito a quello che la giovane musicista diceva loro sulla propria percezione.

Ecco le vie utilizzate dal suono, dall'orecchio esterno fino al cervello, cioè le vie che legano il cervello all'orecchio per *regolare* il dispositivo di ascolto.

2. Al livello del cervello

Fino all'inizio del XX secolo imperava la teoria della dominanza cerebrale dell'emisfero sinistro. I ricercatori concordavano anche nel pensare che tutto quello che riguardava la motricità era generato dall'emisfero sinistro. La musica, come il linguaggio, era conosciuta, prodotta e controllata a sinistra. Il talento musicale allora si costruiva con delle strategie che privilegiavano i meccanismi neurofunzionali dell'emisfero sinistro. Tomatis con-

COME IL CERVELLO CONTROLLA LA MUSICA

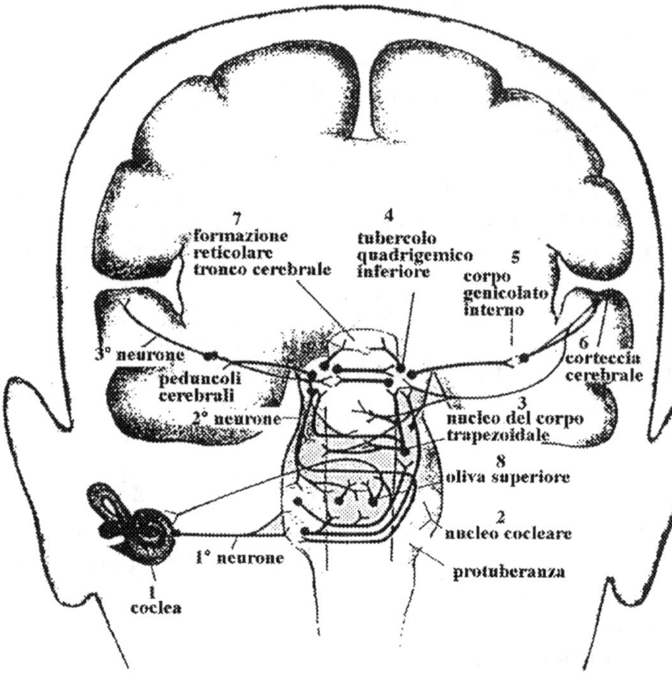

Dall'orecchio al cervello: le vie efferenti. Il suono passa attraverso molteplici relais attraverso il tronco cerebrale prima di arrivare alla corteccia. Le vie si incrociano più volte. L'esperienza mostra che allo stato normale il suono, arrivato da un orecchio è recepito dalla corteccia del lato opposto (tuttavia nel caso di una lesione della corteccia uditiva la parte restante riceverà il suono dalle due orecchie). Il nervo uditivo proveniente dall'orecchio sinistro (1) termina nella protuberanza nei nuclei cocleari (2). Da lì le fibre costituenti i corpi trapezoidali attraversano i nuclei dei corpi trapezoidali (3) per arrivare al tubercolo quadrigemico inferiore destro (4). Quest'ultimo relais permette ugualmente alle fibre nervose di collegare da un lato il tubercolo del lato sinistro e dall'altra parte il corpo genicolato interno destro (5): ultimo relais prima della parte della prima circonvoluzione temporale della corteccia cerebrale (6).

Dal cervello alle orecchie: le vie efferenti. Dalla corteccia (6) delle vie potano in senso inverso delle vie sensitive per controllare il meccanismo dell'orecchio interno (1). Queste arrivano al corpo genicolato interno (5) e al tubercolo quadrigemico inferiore (4) e da lì alla formazione reticolata del tronco cerebrale (7) e infine all'oliva superiore (8). Di quest'ultimo nucleo delle fibre ritornano all'organo del Corti per «adeguare» il suo funzionamento alle necessità della corteccia. («Science et Vie», numero speciale dedicato al suono, 1982)

solidò tale punto di vista elaborando la sua teoria dell'orecchio guida (Tomatis, 1978): un solo orecchio è musicale, il destro, perché è tra l'orecchio destro e l'emisfero sinistro che esiste il circuito più corto per l'informazione (i suoni pervenuti all'orecchio sinistro devono prima raggiungere la corteccia del lato opposto, il destro, poi andare a farsi analizzare a sinistra dalla corteccia opposta). La teoria di Tomatis implicava dunque un ruolo dominante dell'emisfero sinistro tanto per la musica che per il linguaggio. Pertanto, prima che Broca pubblicasse i risultati delle sue ricerche sulla localizzazione del linguaggio nel 1861 (Broca), Wigan pubblicò un'opera a Londra in cui difendeva la dualità funzionale del cervello:

> Posso provare che in primo luogo ogni emisfero si distingue dall'altro e che possiede il suo modo di pensare, e poi che i due emisferi possono presentare simultaneamente un processo di pensiero o di razionalizzazione talvolta separato e distinto (Wigan, 1844).

La clinica aspettò un secolo per cominciare a riconoscere, dopo numerosi studi di lesioni unilaterali del cervello, che l'emisfero destro poteva essere superiore al sinistro in certi ambiti, come l'emisfero sinistro era riconosciuto superiore per il linguaggio in particolar modo. È Kimura che permise, a partire dal 1961, di apportare nuovi elementi quanto al ruolo dei due emisferi (Kimura, 1961). Ella affermava così che l'emisfero destro superava il sinistro in molte funzioni non linguistiche, come la percezione delle tonalità della voce e il trattamento delle melodie senza parole. Seguirono numerose esperienze di ricercatori che confermarono e amplificarono questi lavori.

Jean-Claude Despins, nel suo libro *Il cervello della musica* (Despins, 1986) descrive le tecniche che sono state utilizzate clinicamente.

La commissurotomia

È una tecnica della neurochirurgia funzionale che consiste nel togliere il corpo calloso e le commessure tra i due emisferi. Questa deconnessione chirurgica ha permesso di constatare una specializzazione emisferica, verificata e confermata in seguito in soggetti normali il cui cervello era intatto.

❑ le lesioni dell'emisfero sinistro provocano degli handicap più o meno duraturi a livello:
  - dell'elocuzione;
  - della scrittura;
  - del calcolo;
  - del giudizio e del ragionamento;
  - del senso ritmico;
  - del controllo motorio.

❑ le lesioni dell'emisfero destro provocano dei disturbi:
- della percezione delle immagini;
- delle strutture;
- delle proporzioni spaziali;
- della creatività;
- dell'interpretazione (in senso musicale).

Perciò, una persona che fosse stata un'eccellente interprete non potrebbe più suonare che «meccanicamente e senz'anima» (Botez – Aubé). Queste conclusioni di specializzazione emisferica devono essere non di meno considerate con prudenza, perché può succedere che a causa della deconnessione chirurgica l'emisfero restante elabori delle nuove strategie per decodificare gli stimoli che gli giungono. Inoltre, come aveva già dimostrato Rudel (1978), quando un emisfero, predominante per una funzione, è fortemente leso, l'altro emisfero può prendere parzialmente in carica la funzione, particolarmente nei casi di immaturità cerebrale.

È interessante notare che le lesioni cerebrali che fanno perdere il senso del ritmo in un musicista sono precisamente quelle che disturbano il controllo dei movimenti. Ritmo e movimento non possono essere che intimamente legati, poiché senza movimento il ritmo non esiste; il ritmo non esiste che attraverso una successione di movimenti. E per questi, confrontati a delle difficoltà quanto alla nozione di tempo, la musica presenta una misura temporale:
- attraverso il movimento dell'archetto, o del soffio, che occupa uno spazio-tempo;
- attraverso il suono stesso nella sua durata.

Piaget del resto ha mostrato (Piaget, 1977) come bambino colga la nozione di durata attraverso i propri gesti: è necessario del tempo al suo braccio per arrivare vicino all'altro, e questa durata, avvertita dal corpo, imprime poco a poco in lui la nozione del tempo che passa.

La dottoressa Renaud («Science et Vie», 1982) conferma il ruolo dell'emisfero destro nel trattamento dei fatti musicali. Secondo lei l'ablazione del lobo temporale destro, per tumore o epilessia, altera l'attitudine a discriminare le frequenze: impedisce al paziente di cantare arie che conosceva prima della sua malattia, benché sia capace di pronunciare le parole. D'altronde, se si inietta un barbiturico nella carotide destra, si inibisce momentaneamente l'emisfero corrispondente, e un soggetto che aveva un buon quoziente musicale prima dell'iniezione si comporta, dopo un'ora o due, come un non dotato.

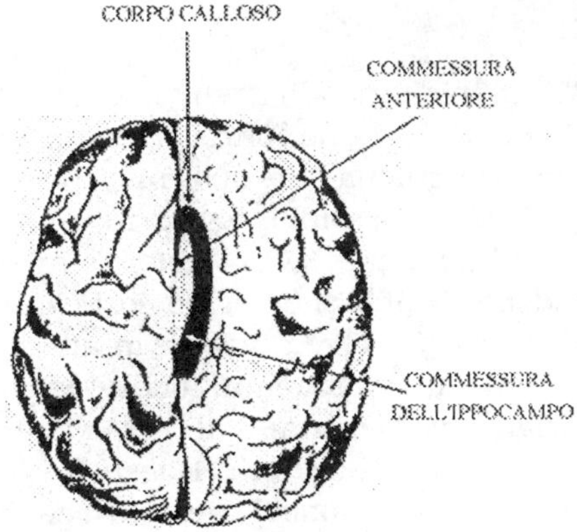

I due emisferi del cervello vengono talvolta sezionati per controllare dei casi gravi di epilessia. Il cervello destro, per esempio, viene allora deconnesso attraverso un taglio del corpo calloso o di altre commessure. ©Despins, 1986 (*Le Cerveau et la Musique*, Bourgeois).

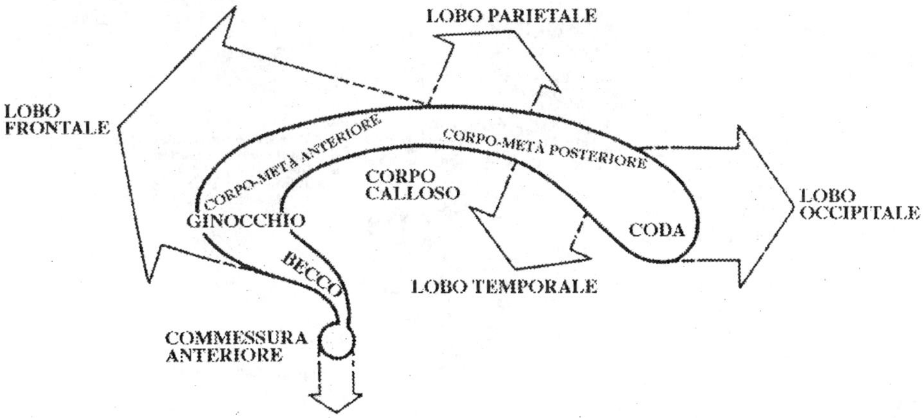

Le commessure a livello del cervello superiore. Il corpo calloso è funzionalmente organizzato in modo tale che le fibre interemisferiche, situate nella sua metà posteriore, o coda, entrano inizialmente in relazione con il lobo occipitale. Inoltre la maggior parte del corpo calloso è interrelato alle regioni del lobo parietale e del lobo frontale. Per quanto riguarda il lobo temporale, è interconnesso in due modi: attraverso la commessura anteriore e attraverso una parte della metà posteriore del corpo calloso. ©Despins, 1986 (*Le Cerveau et la Musique*, Bourgeois)

L'ablazione del lobo temporale sinistro non ostacola la valutazione delle frequenze. Essa comporta certo disturbi della parola, impedendo per esempio di recitare una poesia, ma permette al paziente di cantare una canzone con il testo. Si possono raffrontare tali conclusioni con la constatazione fatta per le vittime della balbuzie: il disturbo della parola sparisce quando il testo è cantato; ciò è così vero che nella mia esperienza clinica ho incontrato numerosi balbuzienti, che trovavano essi stessi il palliativo alla loro parola disturbata, rendendola melodica.

Dobbiamo questa tecnica a Wada (1960): si iniettano alternativamente delle piccole quantità di amobarbital sodico nell'una o nell'altra arteria principalmente responsabili della circolazione sanguigna, sia dell'emisfero destro sia dell'emisfero sinistro (carotide). È allora possibile produrre un assopimento temporaneo, dai tre ai cinque minuti circa, di un emisfero mentre l'altro continua a funzionare indipendentemente. Si è potuto così osservare, quando l'emisfero destro era addormentato, che la voce cantata era alterata: la voce rimaneva monotona e la tonalità era stonata, mentre la parola restava corretta. Il ritmo, in voce parlata o voce cantata, non era disturbato, non più dell'intonazione della voce parlata. Gordon e Bogen (1974) confermeranno che i meccanismi che controllano la tonalità durante il canto

SOGGETTI DESTRI

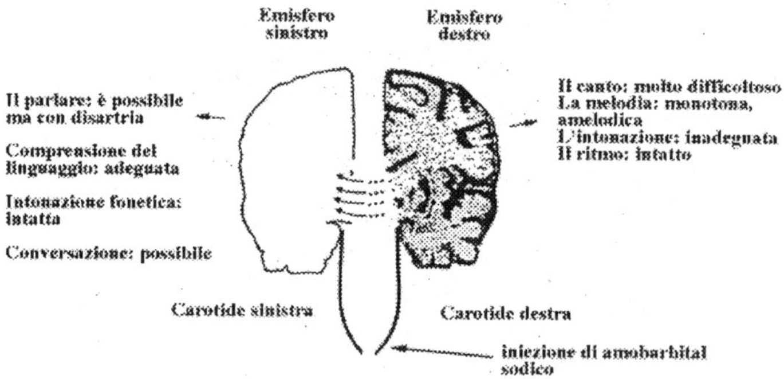

Soggetti destrimani: Iniezione nella carotide destra. Risultati. ©Despins 1986.

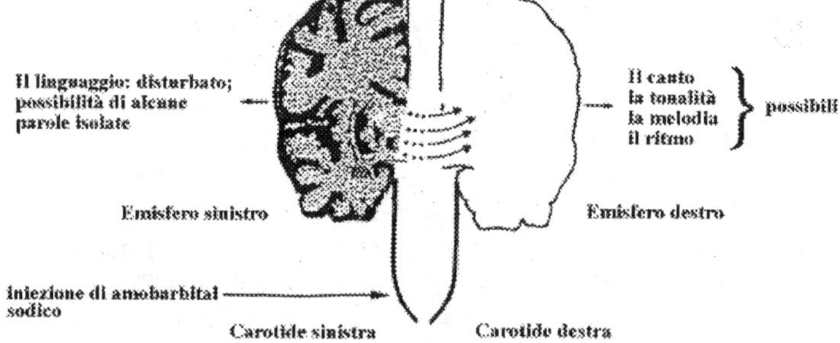

(emisfero destro) sono diversi da quelli richiesti per l'intonazione della lingua parlata, la quale è di competenza dell'emisfero sinistro. Di fatto noi troviamo tanti individui con l'intonazione ricca che cantano in modo stonato quanti sono i cantanti che hanno la parola intonativamente povera.
La sintesi dei dati attuali nell'ambito neurologico ci permette di tracciare questo primo schema, su i due emisferi e le loro funzioni.

EMISFERO SINISTRO	EMISFERO DESTRO
ANALITICA	OLISTICA
compiti di ordine temporo-sequenziale	compiti di ordine visuo-spaziale
linguaggio	analisi della musica senza il ritmo
motricità	
controllo dell'esecuzione	interpretazione (musicale) improvvisazione
giudizio	creazione

La musica è all'inizio colta nel suo insieme dai meccanismi dell'emisfero destro dove si attivano, secondo Harper (Harper & Harper, 1977), le fonti dell'emozione, ma l'esecuzione musicale, che necessita di una produzione sequenziale motoria molto sviluppata della voce o della mano, è in modo prevalente sotto il controllo dell'emisfero sinistro, come dimostrano i lavori di Wolff e Horowitz (1976).

Il canto è un'attività che mette in opera nello stesso tempo:

❑ il processo linguistico (testo);

❑ il processo musicale (melodia, timbro...).

Sembra, in base all'osservazione realizzata con il procedimento della tomografia, che il canto sia rappresentato bilateralmente: da una parte la pronuncia delle parole e la loro comprensione sono controllate prioritariamente dall'emisfero sinistro, e dall'altra l'espressione melodica e il timbro lo sono dall'emisfero destro perché è questo che codifica, decodifica e ricodifica ciò che è non verbale. Vale a dire che il canto comporta l'attività cerebrale più intensa, poiché i due emisferi concorrono a realizzare questo compito musico-linguistico.

Ora, ogni atto musicale necessita, per realizzarsi, una concordanza funzionale dei due emisferi. Facciamo l'esempio di una sequenza da suonare al violino:

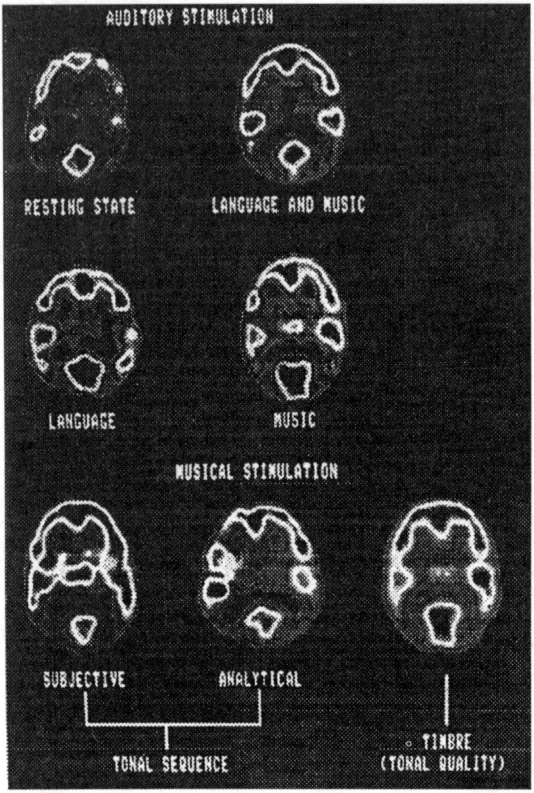

Grazie a questa tomografia computerizzata ai positroni si può visualizzare l'attività di un cervello umano sottoposto a degli stimoli sonori di differente qualità.
Questo metodo permette di osservare la variazione di attivazione delle zone corticali in funzione dei differenti stimoli: il linguaggio e la musica sono chiaramente distinti.
Questo processo cartografico recentemente messo a punto sarà di grande aiuto per l'analisi precisa dell'integrazione corticale delle sensazioni.

- l'emisfero destro concepisce la tonalità da produrre;
- l'emisfero sinistro ordina i movimenti da produrre;
- l'emisfero sinistro controlla la giusta esecuzione motoria;

mentre

- l'emisfero destro apprezza la precisione del suono prodotto;
- l'emisfero destro aggiusta un po' l'espressione della melodia;

di cui

- l'emisfero sinistro genera il ritmo.

L'ordine di tali operazioni è, certamente, indicativo, ma la loro realizzazione è effettiva grazie alla concordanza funzionale dei due emisferi.

Questa concordanza funzionale non è sempre effettiva, in realtà. In effetti, l'educazione privilegia troppo spesso la superiorità funzionale dell'uno e dell'altro dei due emisferi: in musica le funzioni dell'emisfero sinistro sono quelle che ricevono le maggiori proposte nell'educazione musicale tradizionale, in cui la strategia concerne essenzialmente la buona esecuzione motoria della frase musicale, spesso a scapito dell'interpretazione e della creazione: come si può pensare, dunque, che degli adulti si dedichino alla composizione dopo che anni di apprendistato musicale hanno ipertrofizzato il ruolo dell'emisfero sinistro (rigore nell'esecuzione, analisi delle opere...) e minimizzato il ruolo dell'emisfero destro. È allora troppo tardi. Fin dall'inizio l'educazione musicale dovrebbe fare delle proposte sistematiche volte allo sviluppo di questa concordanza funzionale: quanti musicisti hanno una postura corretta e un risultato sonoro mediocre, quanti musicisti hanno una esecuzione musicale eccellente e sono incapaci d'improvvisare sulla melodia di *Al chiaro di luna*; quanti musicisti hanno sviluppato il senso dell'improvvisazione e della creazione e mancano di rigore nell'esecuzione, impedendo al loro talento di raggiungere le sue reali proporzioni. Conoscendo oggi i processi cognitivi nella musica, le strategie d'educazione devono a questi fare riferimento e rispettarli. Ho conosciuto una giovane studentessa di violino che a sette anni suonava con una sensibilità e una precisione incantevoli, anche se la sua postura da violinista non era per niente accademica. Dovette cambiare professore e il nuovo insegnante applicava con rigore i principi del metodo Suzuki (questo metodo mette in opera un vero condizionamento gestuale, la ripetizione costituisce il principale valore pedagogico e lo studente deve consacrarsi subito e sempre al movimento). In qualche mese

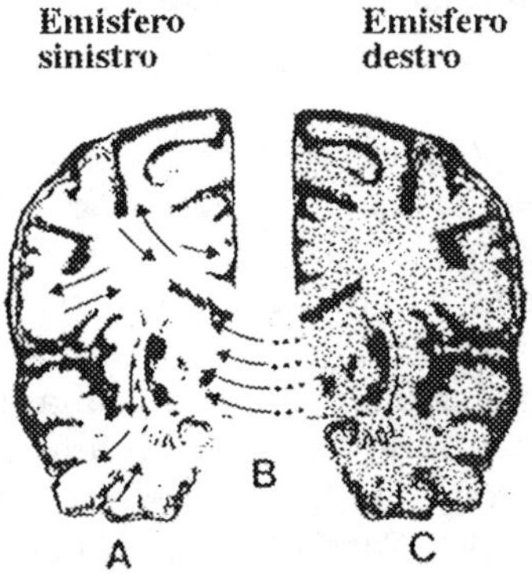

Effetti di superiorità funzionale
A. Focalizzazione sui sistemi dell'emisfero sinistro;
B. blocco dell'azione interemisferica e invasione unilaterale sinistra;
C. inibizione temporanea dei riflessi dell'emisfero destro.
©Despins, 1989.

(*Le Cerveau et la Musique, Burgeois*) © Despins, 1986.

si produsse un cambiamento di superiorità funzionale emisferica in questa bambina: in effetti la sua postura era divenuta rigorosamente accademica (si teneva ben dritta, i piedi ben disposti), ma... stonava, e le sue dita, anche prima di produrre dei suoni indesiderabili (dunque in cattiva posizione) non erano più capaci di piazzarsi leggermente per ritrovare il suono desiderato (concordanza tra l'emisfero destro e l'emisfero sinistro).

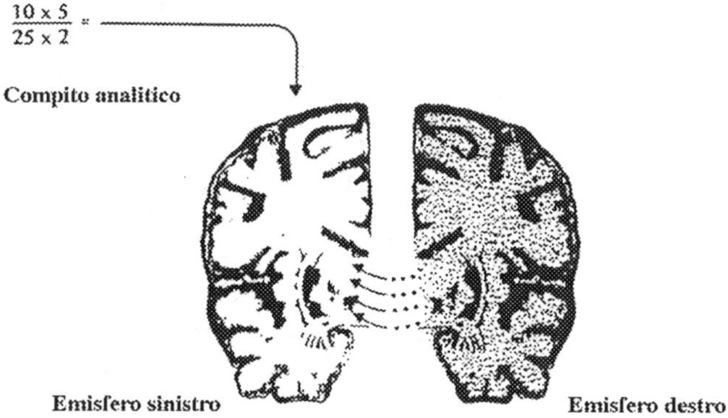

Quando la mansione è analitica, gli stimoli devono essere trattati il più rapidamente possibile dai sistemi intraemisferici sinistri, i quali sono i più adatti a trattare questi stimoli. L'emisfero destro è temporaneamente inutilizzato. © Despins 1986.

(*Le Cerveau et la Musique, Burgeois*) © Despins, 1986.

La musica esige, per restituire tutta la sua pienezza artistica, una concordanza funzionale dei due emisferi. Quando la musica è un canto, è la proposizione più adatta per sviluppare il verbale e il non-verbale.

Infine, in tutto l'insegnamento musicale interviene il linguaggio: il professore spiega sempre all'alunno come suonare, quali sono le regole... La comunicazione tra il maestro e l'allievo è prima di tutto di ordine linguistico, poi musicale! A tale livello, vorrei sottolineare l'importanza e il ruolo della parola nella comprensione della musica. Il professore spiega la musica attraverso il linguaggio. Facendo ciò, può facilitare o rendere più difficile la trattazione dei fatti musicali da parte del bambino; prendiamo due esempi:

❏ alcuni professori impiegano sistematicamente le espressioni *salire* e *calare* quando il suono diviene rispettivamente acuto o grave, associando spesso il grafismo e il movimento del braccio per far comprendere questa nozione.

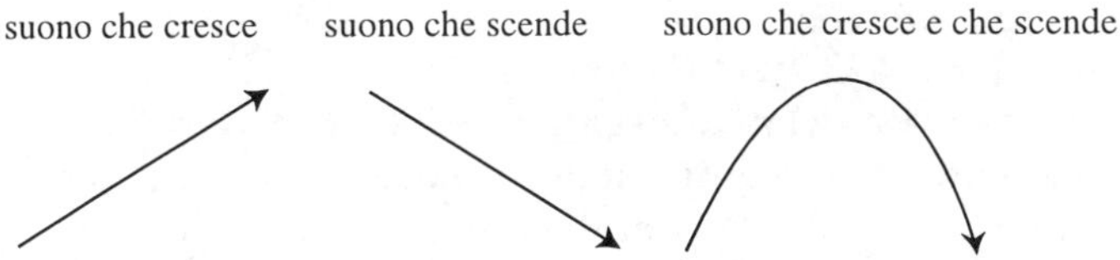

❑ acusticamente, il suono non cala né scende; le sue vibrazioni divengono più numerose o meno numerose al secondo.

❑ linguisticamente, il bambino potrebbe confondersi quando, munito di un violoncello, il professore gli dice: «Vedi che il suono sale» allorché la mano discende per fare salire il suono! Al piano né sale né discende, ma tutto va da sinistra a destra e da destra a sinistra. Al violino, quando il professore dice «Fai salire la mano», vuole significare «riporta la tua mano verso le chiavi», in quel caso il suono *discende* quando la mano *sale*, o vuole significare «porta la tua mano più lontano sulla tastiera»? In quel caso in realtà la mano *discende* allorché il suono *sale!*

❑ il secondo esempio concerne le note. Si sa come il bambino comprenda molto presto che due caramelle valgono più di una e che la metà di una fetta di dolce è più piccola di una parte intera. In musica, nella lingua francese, c'è il regno del contrario della logica linguistico-matematica: la semibreve vale due bianche (minime) 𝅝 = 𝅗𝅥 + 𝅗𝅥 (le bianche (minime) sono raramente bianche ma verdi sulle lavagne di feltro, nere sulle lavagne nere, così che le nere ♩ sono più spesso bianche sulle lavagne nere o verdi, e di un qualsiasi colore sulle lavagne bianche). La nera vale due crome ♩ = ♪ + ♪ ma quando le due crome sono scritte così ♫ tutti i bambini dicono: «è una doppia croma»; il professore dice allora «No, avete sbagliato, la doppia croma si distingue così 𝅘𝅥𝅯 e vale la metà di una croma»: il bambino dovrà dunque accettare che in musica la doppia sia in effetti la metà vale a dire esattamente l'inverso di quello che egli apprende dagli altri. Non ci si meraviglierà quindi delle difficoltà incontrate dai bambini nel famoso solfeggio, che non si contenta di essere ostico e noioso (in rapporto al fatto musicale stesso) ma semina insidie linguistiche sulla via della comprensione.

Infine, tra musica e linguaggio, tra i nostri due emisferi, due fenomeni meritano una spiegazione particolare:

❑ da una parte il riconoscimento da parte del cervello della voce come strumento: «Chi parla?»;

❑ dall'altra il riconoscimento da parte del cervello delle onomatopee, così come delle grida di animali.

Il riconoscimento della voce

Nella clinica il disturbo del riconoscimento delle voci è raramente menzionato. Per descriverlo, uno studio neuropsicologico su una serie di malati colpiti da lesioni cerebrali unilaterali destre o sinistre e di soggetti controllati ha mostrato che l'attitudine al riconoscimento delle voci poteva manifestarsi contemporaneamente mentre il soggetto parlava, e che lo studio d'ascolto dicotico mostrava una superiorità dell'emisfero destro in tale processo (Assal, 1981). Ecco una delle osservazioni concernente un paziente, il signor R.B., nato nel 1943, destrimane, scolarità elementare, commerciante a capo di un'impresa florida, ha suonato diversi anni la fisarmonica e cantato in un coro; amante della musica leggera e classica, buona conoscenza del solfeggio. Alla fine dell'agosto 1979, diarrea profusa: ammesso a CHUV in uno stato avanzato di disidratazione; salmonellosi di gruppo B; esame neurologico normale; alla TAC, vasta zona ipodensa bilaterale, cortico-sottocorticale, nella parte anteriore dei lobi temporali, lesioni più sviluppate a destra che a sinistra; EEG diffusamente alterato; alla TAC di controllo, sei settimane più tardi: regressione notevolissima delle lesioni, ma persistenza a sinistra di una discreta ipodensità temporale media. Evoluzione rapidamente favorevole dello stato generale; quattro mesi dopo l'inizio dei disturbi, ripresa di una attività normale.

All'esame neuropsicologico praticato durante la prima settimana di ospedalizzazione: agnosia uditiva globale, non riconosceva né il linguaggio, né i rumori, né la musica; udito normale confermato da un'audiogramma tonale e i potenziali evocati. Un mese dopo l'inizio dei disturbi, capisce il linguaggio e la parola corretta: a delle prove precise di riconoscimento uditivo del linguaggio (illusione fonetica...), risultati normali.

- ❑ riconoscimento dei rumori, normale all'esame clinico;
- ❑ musica: attivo riconoscimento degli strumenti, delle melodie e degli accordi, deficit dell'espressione musicale nel canto e con lo strumento, quello che corrisponde alla specificità dell'emisfero destro descritta precedentemente;
- ❑ lamentele concernenti un cattivo riconoscimento delle voci: «Quando si parla alle mie spalle, io non so chi chiacchiera, ma comprendo»;
- ❑ lamentele spontanee per il riconoscimento delle intonazioni, il soggetto non sa più «se ci si avvicina a lui seriamente o per prendere in giro«.

I disturbi del riconoscimento musicale, delle voci e delle intonazioni sono ancora messi in evidenza con un esame nove mesi più tardi. Si nota che non si sono mai avute difficoltà per il riconoscimento dei visi. Riconoscere una voce costituisce un fenomeno importante. Questa attitudine è legata all'identificazione dell'altro (attraverso la sua voce) tale attitudine è talvolta molto precoce: i neonati sono già capaci:

- ❑ di reagire alla voce materna (Mehler et al., 1976);
- ❑ di selezionare la voce della madre tra più voci (Friedlander, 1968);

Tra i bambini di età prescolare il riconoscimento delle voci familiari (Bartholomeus, 1973), come quello delle voci non familiari (Carey – Diamond, 1980) è assicurato.

Il materiale utilizzato da Assal nei suoi lavori comportava delle prove costituite da frasi brevi dall'intonazione preponderante. Ora sappiamo che l'analisi dell'intonazione è complessa, come abbiamo studiato precedentemente: se si tratta della identificazione sola intonazione, si può constatare un'attività cerebrale dominante a destra (Blumstein – Cooper, 1974). Ma si è anche potuto verificare che l'intonazione favorisce la dominanza cerebrale sinistra per il riconoscimento verbale (Zurif, 1974). Ci si può interrogare su un'eventuale differenza di lateralizzazione per delle sequenze che si presentavano recto-tono. Su questo punto i ricercatori canadesi, al momento dei test sul riconoscimento della voce in soggetti normali quando la voce si esprime senza intonazione, non hanno trovato una superiorità in favore dell'emisfero destro. I dati di cui disponiamo attualmente per il riconoscimento della voce in soggetti normali ci permettono dunque di affermare che il riconoscimento della voce può avvenire indipendentemente dalla attività verbale e che l'emisfero destro potrà giocare un ruolo determinante in questa funzione.

Il riconoscimento delle onomatopee e dei versi di animali

Si tratta di verificare se onomatopee e versi di animali sono trattati come il linguaggio in modo dominante dall'emisfero destro. Assal e Aubert hanno, in tal senso, condotto una ricerca presso il Centro di Neuropsicologia dell'Ospedale di Lausanne.

Consideriamo le produzioni vocali che rappresentano i rumori di oggetti familiari o i versi degli animali: essi tentano di imitare un fenomeno acustico grazie a un sistema fonemico dato: ping-pong, tic-tac, ding-dong, hihan... Ora la struttura acustica della produzione vocale dell'asino è abbastanza lontana dall'onomatopea per cui il bambino sordo rifiuta di ammettere che l'una e l'altra immagine acustica rinviano al medesimo animale.

Nel contesto delle lesioni cerebrali unilaterali, nel caso di lesioni sinistre le onomatopee sono più difficili da rieducare rispetto ai versi. La situazione inversa si verifica nel caso di lesioni deste: i versi e i rumori familiari non vengono riconosciuti (sequenze non linguistiche).

Il contesto di ascolto dicotico nel soggetto normale conferma che l'emisfero destro interviene largamente nel riconoscimento dei versi degli animali. Appena l'informazione comporta elementi fonemici (onomatopee), essa diviene essenzialmente tributaria dell'emisfero sinistro (Assal – Aubert, 1981).

In conclusione di tale studio del trattamento comparato della musica e del linguaggio da parte del cervello, possiamo riassumere così i risultati delle nostre ricerche e dei lavori effettuati in tale ambito: se l'emisfero sinistro genera il linguaggio e governa il gesto intenzionale, l'emisfero destro gioca un ruolo dominante nel trattamento dei dati spaziali, visuali (riconoscimento di visi e luoghi familiari), delle qualità musicali e della componente affettiva degli stati di coscienza. Questa ripartizione delle funzioni non potrebbe essere compresa in termini di opposizione o di esclusività: è verosimile che le aree dove transitano le informazioni linguistiche e quelle dove si realizza il trattamento delle informazioni volitive non verbali, intrattengono strette relazioni senza tuttavia confondersi.

Gazzanica (1967) si è interessato soprattutto alle capacità linguistiche dell'emisfero destro separato (attraverso la recisione operata dalla commissurotomia). Zaidel ha ampliato questa ricerca nel 1978 (Zaidel, 1978), e la conclusione più importante, per il presente studio, è la seguente: *l'interpretazione del messaggio da parte dell'emisfero destro è fondata sulla forma acustica globale di questo messaggio* e non è subordinata al controllo dell'analisi fonetica. Analizzeremo quali conseguenze per il sordo questa funzione dell'emisfero implica. Infine, nell'espressione del discorso come per la sua comprensione, una dialettica, che si è potuta chiamare neurologicamente concordanza funzionale, fa intervenire i due emisferi. Questa dialettica deve funzionare in un'armonia che può incontrare degli ostacoli e non è impossibile che il balbettamento risulti da conflitti irrisolti circa la sistemazione della dominanza emisferica, ciò spiegherà anche il fatto che il balbettamento interviene spesso quando il bambino è già in possesso del linguaggio, quando la sua parola è corretta, *al momento della lateralizzazione* che deve confermare la ripartizione delle dominanze.

TERZA PARTE

LA MUSICA COME CONTRIBUTO ALLO SVILUPPO ARMONIOSO DEL BAMBINO SORDO

A. DEFINIZIONE DELLA DISCIPLINA

1. Ruolo sostitutivo della musica per il sordo

Le due prime parti di questo studio ci hanno permesso di constatare che:

a. Il sordo a causa del suo deficit uditivo ha una percezione delle informazioni sonore:
   - debole a livello di intensità;
   - disturbato a livello delle frequenze del timbro;

b. i suoni musicali sono superiori ai suoni del linguaggio per il potere informazionale che hanno per il cervello del sordo;

c. quello che il sordo profondo percepisce della parola è di natura prosodica;

d. la pertinenza prosodica si sostituisce alla pertinenza fonematica nella percezione del sordo profondo;

e. la musica, più facilmente percepita, e più facilmente trattata (analizzata dal cervello), gioca un autentico ruolo compensativo nell'ascolto del sordo: la musica diviene sonorità pertinente e si sostituisce al fonema mal percepito per restituire l'aspetto semantico alle sequenze linguistiche;

f. il deficit uditivo non altera il ruolo dominante dell'emisfero sinistro nella elaborazione del linguaggio, ma aumenta il ruolo dell'emisfero destro attraverso l'importanza della musicalità nella percezione del sordo (essendo gli elementi musicali sempre prioritariamente percepiti).

Questi elementi ci conducono a concepire una formalizzazione dell'utilizzazione della musica per il bambino sordo per, da una parte, sviluppare la musicalità del sordo, cosa che appare a volte possibile e necessaria e, dall'altra, sviluppare naturalmente l'uso del suono nella comunicazione, e ancora migliorare la qualità dell'analisi della parola e le qualità della parola stessa del sordo. Si tratta di elaborare un'autentica disciplina al servizio di professionisti che intervengono sui bambini sordi, affinché il contributo della musica allo sviluppo armonioso del bambino sordo si realizzi pienamente.

Questa disciplina dovrà considerare e conciliare allo stesso tempo:

- la dimensione artistica della musica (dimensione universale) che implica lo sviluppo della sensibilità, della creatività, del gioco sonoro e musicale, così come il rispetto delle forme differenti che la musicalità può assumere da un individuo all'altro;
- la dimensione linguistica della musica (dimensione propria del sordo) che parteciperà allo sviluppo del linguaggio, della sua genesi alle qualità della parola.

Gli assi principali di questa disciplina sono stati oggetto di un lavoro pubblicato nel 1989 sotto il titolo *Musica e strumenti musicali nella rieducazione verbo-tonale*. A quell'epoca in effetti, questi assi erano stati presentati nel solo contesto del metodo verbo-tonale descritto nella prima parte; l'aggiunta di «strumenti musicali» nel titolo stava a indicare l'importanza degli strumenti nell'aspetto attivo e concreto della musica, essendo nuova questa importanza degli strumenti; inoltre questo titolo facilitava l'autonomia della proposta in rapporto al *ritmo musicale*, disciplina riconosciuta dal metodo verbo-tonale.

In realtà, benché prezioso e indispensabile, lo strumento musicale non è che uno strumento del nostro lavoro. Anche noi ci proponiamo di ritenere la musica come solo concetto fondamentale della disciplina. Del resto, la nostra proposta tende allo stesso modo a contribuire al benessere del sordo nello sviluppo della sua musicalità e a sviluppare il suo interesse per il linguaggio e la qualità della sua espressione. Il solo quadro della rieducazione verbo-tonale appariva troppo restrittivo e ci proponiamo di chiamare questa disciplina: *musica come contributo allo sviluppo armonioso del bambino sordo.*

Si tratta ora, prima di sviluppare gli assi e il campo d'applicazione di questa disciplina, di studiare le esperienze e proposte già realizzate nell'ambito della musica e della sordità.

2. Le diverse applicazioni della musica nell'educazione del sordo

Il ritmo musicale è stato fatto oggetto di una presentazione particolare nella prima parte e ho potuto sottolineare che si trattava più esattamente di ritmo fonetico. Nella prospettiva verbo-tonale, la più diffusa, raramente i bambini vengono musicalmente sollecitati nel senso che intendo, vale a dire alla padronanza degli elementi musicali sotto tutti gli aspetti.

In Italia

All'Università di Torino sono state condotte delle ricerche interessanti nell'ambito della musica e della percezione uditiva. Oskar Shindler riporta nove parametri fondamentali nella percezione uditiva (Schindler, 1984):

❑ il primo parametro è quello della coordinazione ascolto-motricità. Così come esiste una coordinazione uditivo-motoria, esiste una coordinazione visuo-motoria, tattile-motoria, olfattivo-motoria; questo vuole semplicemente dire che il soggetto apprende poco a poco a manifestare dei comportamenti motori determinati secondo una stimolazione sensoriale. Vi sono molteplici esempi: girare la manopola di una radio per aumentare o diminuire il volume secondo quello che si prova, fermarsi su una stazione o un'altra, esplorare l'ambiente per reperire la fonte sonora, prendere coscienza dell'avvicinamento o dell'allontanamento di questa fonte. Questo primo parametro viene rapportato alla coordinazione uditivo-motoria della fase senso-motoria del processo evolutivo nel bambino secondo Piaget;

❑ il secondo parametro concerne le capacità di distinguere la figura dallo sfondo. Permette, con l'abilità del soggetto, di procedere a scelte determinate. Questo ha per conseguenza la capacità di selezionare qualche centinaio di informazioni tra i miliardi che sono a nostra disposizione. La distinzione figura-sfondo è quella che permette di riconoscere una voce, uno strumento, un segno particolare nell'ambito delle produzioni, in rapporto a tutte le altre cose. Ad esempio in una conversazione di gruppo: la nostra attenzione non sarà necessariamente attirata dalla persona che parla più forte, ma lo sarà dalla persona il cui contenuto del discorso ci interesserà, anche se la voce di questa persona è meno forte. Questo secondo parametro è relativo a l'ottimizzazione dei messaggi;

❑ il terzo parametro è relativo alla costanza di forma, qui si fa riferimento alla *Gestalt* rispetto alla forma, in musica, dello sviluppo dello spettro sonoro: noi riconosciamo il suono del violino indipendentemente dal carattere grave o acuto del suono, dalla liuteria propria dello strumento anziché dalle qualità di che esegue il suono, che sia o non sia abile. Schindler prosegue affermando che praticamente la percezione della forma è quella che permette di preparare la simbolizzazione di quello che viene ascoltato; la verbalizzazione non è possibile senza la percezione della forma ed è perfettamente inutile insegnare a un soggetto che ha delle difficoltà di comunicazione una parola prima di avere sviluppato dei giochi sonori elementari.

❑ il quarto parametro è quello della differenziazione silenzio-sonorità: permette di riunire qualche aspetto fondamentale dell'ascolto e, in particolare, il ritmo da un lato e la durata dall'altro:

> È interessante notare che il silenzio assoluto non esiste e quando equilibriamo la successione silenzio-sonorità, abbiamo in realtà esclusivamente equilibrato le differenze tra un segnale al quale attribuiamo la caratteristica di sonorità e il resto; questa distinzione non sarà possibile senza il parametro precedente (Schindler, 1984).

Gli individui che non hanno una percezione corretta della durata e del ritmo possono beneficiare di un lavoro particolare per migliorare la loro percezione.

❑ il parametro seguente è quello della distinzione tra sonorità continua e sonorità discontinua. I suoni discontinui sono più interessanti dei suoni continui al livello della loro ricchezza informativa. Secondo Oskar Schindler, esiste nel linguaggio tutta una categoria di fonemi appartenenti alla famiglia dei suoni discontinui come in italiano:

/p/ come *papà*
/b/ come *babbo*
/m/ come *mamma*
/t/ come *tetto*
/d/ come *dado*
/n/ come *nonno*
/k/ come *cocco*
/g/ come *lago*
/gn/ come *gnocchi*

Questi nove fonemi veicolano più del 50 per cento delle informazioni (Schindler, 1984) e anche essi presentano grandi difficoltà di analisi, poiché la loro esistenza temporale è corta nella catena sonora.

> I loro tempi d'analisi sono talmente ristretti che più di una volta non sono analizzati direttamente ma indirettamente, vale a dire riconosciuti come tali attraverso le ripercussioni che essi hanno sul fonema che precede o su quello che segue.

L'alternanza discontinuo-continuo costituisce la parte essenziale che deve essere rispettata nel linguaggio. Per esempio, non si può insegnare ad un bambino /p/ ed in seguito /a/, ma /p/, almeno in italiano, si presenta in cinque modi differenti, vale a dire

pa *pu* *po* *pe* *pi*

❑ Un'altra opposizione è quella del *suono* e del *rumore*. Questa distinzione è molto importante, perché le entità acustiche del suono e del rumore sono fondamentalmente opposte in base al criterio di regolarità (il suono ha una curva regolare che il rumore non ha). Questa distinzione è alla base dei tratti distintivi delle opposizioni applicate al nostro sistema fonologico tra vocali e consonanti. La struttura regolare del suono, e in particolare delle vocali, offre la possibilità acustica di modulazioni che costituiscono gli elementi prosodici. Questi elementi prosodici costituiscono l'oggetto dei due parametri seguenti;

❑ si tratta della *dinamica della melodia*, che noi dobbiamo intendere nel senso di curva melodica della parola, così come è stata descritta nel secondo capitolo. Esempio: «Piove. Piove! Piove?», vale a dire che in questi numerosi casi è la sola curva melodica a sottolineare l'affermazione, l'esclamazione o l'interrogazione.

❑ La penultima categoria è rappresentata dalla dinamica dell'intensità. La sola intensità del suono non deve essere considerata; è necessario sempre considerare le variazioni dell'intensità nell'insieme della catena.

Questo parametro della dinamica dell'intensità si manifesta attraverso gli accenti, che possono essere linguisticamente pertinenti come la differenza tra

PAPA «il papa» PAPÀ «il padre»

❑ L'ultimo parametro percettivo proposto è quello della distinzione tra sonorità continua e *sonorità discontinua regolare*; egli intende così presentare l'opposizione fonematica che esiste tra una /l/ come *lulu* e /rr/ come un *ramarro*, considerando che la struttura ritmica del suono /rr/ (discontinuità ma regolarità) è pertinente nell'opposizione. Questi nove parametri, dalla motricità alla prosodia, si inscrivono nella nostra preoccupazione attuale di considerare il suono sotto tutti i suoi aspetti, e l'intenzione di mostrare il suono fino alla sua analisi, che si tratti di un suono linguistico o di un suono musicale, per comprendere e facilitare la percezione sonora del bambino sordo. La musica come proposta nell'educazione del sordo è divenuta poco a poco un ambito di ricerca in Italia, forse troppo spesso ancora confuso con la musicoterapia (Cremaschi Trovesi, 1987): vasto dominio nel quale i protocolli terapeutici si impongono sulla musicalità dei pazienti. La qualità delle ricerche nell'ambito della musica e della sordità dipende strettamente dalla convergenza delle competenze linguistiche, musicali, neurologiche, spesso difficilmente riunibili.

Negli U.S.A.

Sono stato invitato a utilizzare gli elementi musicali nei lavori con i bambini e gli adolescenti sordi del Nord degli Stati Uniti e ho potuto incontrare e parlare con il personale specializzato nell'educazione del sordo. In effetti il metodo verbo-tonale del professor Guberina è relativamente poco conosciuto negli Stati Uniti. La principale ragione risiede nel potere del movimento della lingua dei segni americana e l'energia consacrata allo sviluppo del bilinguismo (americano segnato e americano parlato); un metodo esclusivamente oralista come il metodo verbo-tonale incontra qualche reticenza alla sua diffusione e alla sua applicazione.

Fino ad oggi negli U.S.A quando il sordo beneficiava di tecniche musicali era nel contesto della musicoterapia, utilizzando i suoni musicali al servizio dell'espressione del sordo nel quadro delle tecniche di *comunicazione non verbale* (Spicknall, 1968). Ma gli scogli di questa comunicazione non verbale attraverso la musica sono numerosi:

- l'ascolto di quello che l'ha concepito;
- la conoscenza dello strumento (qui il violino);
- la tecnica (capacità di controllo nell'uso dello strumento);
- l'idea musicale che l'emittente si fa dell'idea o del sentimento da trasmettere;
- lo stato del ricevente.

❑ la comunicazione non verbale presuppone un codice purché il sistema possa essere utilizzato da tutti i membri della comunità; trattandosi dei sordi, il codice della lingua dei segni è allora più semplice. Eleanor M. Edwards ha però rilevato, nel 1974, in occasione di una ricerca universitaria (Edwards, 1974), tutto l'interesse che la musica poteva rappresentare in caso di deficit uditivo. Afferma anche, con decisione:

> Sono le capacità e non le incapacità del sordo che devono essere coltivate e portate fino alla fioritura. Quando un bambino ha un handicap, deve essere aiutato a superarlo tanto quanto gli è possibile. Egli non può apprendere così velocemente e così facilmente come gli altri bambini; ma può comunque apprendere. È una aberrazione e una negligenza da parte degli educatori non insegnare al bambino handicappato. Allo stesso modo accade con la musica e il sordo.

Questa affermazione non fa che precisare in materia di sordità quello che negli U.S.A., a differenza della Francia, è un principio fondamentale: l'accesso di tutti alla musica, handicappati e non. Esiste, inoltre, in questo ambito, una carta dei diritti del bambino nella musica (Dykema – Cundiff, 1955) il cui primo articolo recita:

> Ogni bambino ha il diritto, pienamente e in tutta libertà, di esplorare e di sviluppare le sue capacità nell'ambito musicale tali da apportargli buonumore e benessere; la musica stimola la sua immaginazione e sviluppa le sue attività creative.

Però questi principi generali sono seguiti da raccomandazioni molto diffuse in Francia, ovvero:

– bisogna utilizzare degli strumenti a frequenze gravi;
– conviene utilizzare le percussioni, che «passano» meglio;

e non appare nessuna proposta strutturata e adattata alle difficoltà proprie del bambino sordo.

Negli altri paesi

Poche ricerche sono state intraprese riguardo l'uso dei processi musicali del sordo, in Oriente come in Occidente, eccetto l'applicazione del ritmo musicale del metodo verbo-tonale del professor Guberina nei numerosi paesi del mondo. Segnaliamo tuttavia i lavori di Klaus Bang, in Danimarca, che tendono da anni ad applicare la musicoterapia ai sordi (Bang, 1982).

In Francia

Le nostre ricerche sono iniziate nel 1978 in modo ufficiale con il primo posto in Francia di professore di musica per sordi. Il paradosso era allora vivamente sentito e i genitori degli alunni non cessavano, giustamente, di esprimere la loro opinione: «I nostri bambini non arriveranno mai a parlare; allora la musica, siete proprio sicuri...».

In effetti, all'epoca risultò piuttosto strano affermare che fosse più facile per un sordo fare della musica che apprendere a parlare. Solo la diffusione del metodo verbo-tonale in Francia, dopo più di dieci anni, aveva introdotto tra i migliori specialisti l'idea secondo la quale la musica «poteva fare del bene ai sordi» e il ritmo musicale aiutarli a parlare.

Negli anni Ottanta, la musicoterapia, ritrovando in Francia un nuovo alito di vita, ignorava però sempre l'ambito della musica e della sordità, perché la musicoterapia occupandosi degli effetti della musica non poteva considerare allora i sordi, poiché essi non sentivano. È stato solo dopo aver intrapreso io stesso una formazione di musicoterapia che ho potuto introdurre nell'ambito della musicoterapia la nozione di musicalità del sordo. Non perché la musicoterapia possa guarire il sordo e renderlo udente, ma perché musicisti e ricercatori di tutti i tipi concorrano a conoscere meglio e far conoscere meglio la natura musicale che sonnecchia in ogni sordo.

Nel corso del mio lavoro, Christiane Mottier, specialista della psicologia del bambino sordo, si rivolse a me per spiegare l'interesse della musica negli stage del personale specializzato nell'educazione del sordo. Organizzò numerosi incontri ai quali partecipava anche suo figlio, musicista professionista... e sordo dalla nascita.

Mi interessai allora molto da vicino al caso di Christian Guyot, il cui sviluppo completo della musicalità confortava l'ipotesi che avevo elaborato del sordo-musicista. Ecco, *in extenso* la testimonianza di questo musicista sordo sull'evoluzione della qualità del suo ascolto in rapporto con lo sviluppo della sua attività musicale.

> Sono nato in Marocco in una epoca nella quale i problemi di incompatibilità del fattore Rh non erano stati ancora risolti. In seguito ad un importante ittero nucleare (eritroblastosi fetale), i miei nervi uditivi sono stati deteriorati e io sono dunque affetto da sordità percettiva bilaterale severa (80 per cento di perdita). Non ci si rese conto subito del tipo di difficoltà di cui ero affetto, mi erano tutti vicini, mi si circondava molto, ero felice. Uno dei miei primi ricordi sonori ritmici risale all'epoca degli avvenimenti che hanno accompagnato la partenza dei francesi dal Marocco. Mi ricordo molto bene il ritmo che scandivano i manifestanti per l'Algeria francese: amavo molto ascoltarli e avrei voluto sempre partire... Siamo rientrati in Francia quando avevo sei anni e non parlavo sempre. Ma fu scoperta la mia sordità. Spontaneamente tentavo di sopperire alla mia sordità con un buon uso dei miei altri sensi. Ero molto osservatore e, malgrado le mie difficoltà, ero abbastanza disinvolto nella vita di tutti i giorni.
> Ripartimmo quasi immediatamente per la Martinica. Io avevo sempre, amato, in Marocco, ascoltare il rumore dei motori degli aerei. Volando per Fort de France, io non ero stato ancora protesizzato. Mi ricordo del rumore dei motori. Questo mi faceva sognare, ma all'epoca non potevo analizzare questo come musica e, ripensandoci adesso, si trattava certamente di musica. Potevo all'epoca già sentire le differenze di rumore... che fanno due aerei differenti. A sette anni, di ritorno in Francia con un linguaggio molto rozzo, fui protesizzato per la prima volta con un apparecchio acustico a scatola. Presi allora veramente coscienza del mio handicap. Io non ero come gli altri e non sarei mai diventato come loro. Avevo molti complessi e avevo l'impressione che tutti mi guardassero (ah, se i walkman fossero esistiti... sarei

stato alla moda). Malgrado le difficoltà ho sempre vissuto vicino agli udenti. Al di fuori delle ore di lezione non portavo il mio apparecchio, ed i miei amici udenti mi parlavano nell'orecchio. Questo fu molto importante, nella mia educazione, per acquisire un linguaggio soddisfacente.
Loro mi parlavano all'orecchio nudo normalmente, senza gridare, giocavano al telefono... i suoni mi arrivavano sicuramente filtrati attraverso il nervo uditivo difettoso, ma erano naturali e non artificiali come mi sono sempre sembrati essere i suoni amplificati dagli apparecchi. Quando mi parlavano nell'orecchio non mi facevo ripetere, mi domandavano se avessi compreso, io rispondevo di sì, inconsapevole del fatto che avevo capito... il contrario; allora rispondevo a vanvera e tutti pensavano che facessi il buffone e ridevano tutti insieme. È così che sono arrivato a compensare le mie difficoltà e a farmi accettare dai miei amici. Però il mio linguaggio non era pessimo e non si prestava quasi mai attenzione alla mia sordità. Al contrario, lavoravo moltissimo sulla mia pronuncia al magnetofono: leggevo un testo, l'ascoltavo, e mamma che era specializzata nella psicologia del bambino sordo, mi aiutava. Riprendevo i miei esercizi correggendomi, più volte al giorno; mamma mi faceva ascoltare la radio. Ho sempre vissuto in un ambiente sonoro che hanno tentato di rendermi il più percettibile possibile.
A dodici anni, ho voluto fare teatro con un gruppo di giovani: ero quindi obbligato ad apprendere testi a memoria e a pronunciarli impeccabilmente. Non avevo appreso a leggere sulle labbra ed è stato sulla scena che ho cominciato ad utilizzare la lettura labiale, ma senza studiarla. Quando ho avuto veramente bisogno di leggere sulle labbra è venuto naturalmente. Mentre noi recitavamo i nostri pezzi teatrali, c'era vicino a noi un gruppo rock che lavorava. Amavamo molto andare a trovarli per ballare. Io sentivo bene le frequenze gravi (che erano quelle prodotte dalle batterie e dal basso). Poi, per seguire i miei corsi di scuola secondaria sono entrato in un istituto specializzato per sordi. Era la prima volta che incontravo dei sordi che utilizzavano il linguaggio gestuale. Poco abituato a ciò, mi sentivo escluso, e il mio grandissimo amore per la musica non era, neanche lontanamente, condiviso da tutti gli altri.
Decisi di fare dei corsi per imparare a suonare la batteria. Più passava il tempo e più volevo fare della musica la mia professione. I miei genitori si lasciarono convincere dalla mia determinazione e cominciai a preparare l'esame per entrare nella classe di percussioni classiche del conservatorio Nazionale Superiore di Musica di Parigi. Malgrado lo scetticismo di molti, il mio professore sosteneva che, se non riuscivo a seguire, era dovuto al mio ascolto e non al mio udito. «Tu non arrivi perché non ascolti», non cessava mai di ripetermi. C'era un'unica soluzione: lavorare e lavorare ancora. Dovevo prendere lezioni di solfeggio. Il professore non sapeva che fossi sordo e mi mise in una classe di bambini di otto anni. Il corso cominciò con un dettato musicale a due voci. Mi sentii completamente perso, e... copiai dal mio vicino che mi «denunciò» al professore. Fu orribile, avevo diciannove anni e copiavo un bambino di nove anni!... Cambiai allora corso per delle lezioni più adatte. Mi misi a fare cinque ore di solfeggio e di canto al giorno. Lavoravo come sempre moltissimo a orecchio nudo, l'orecchio contro il pianoforte. In capo a tre anni potevo fare dettati musicali: i miei progressi erano stati enormi. Più lavoravo con la musica, meglio comprendevo le con-

versazioni faccia a faccia o al telefono, più mi sentivo diventare me stesso. Dopo cinque anni di sforzi, mi presentai all'esame per il corso del Conservatorio Nazionale Superiore di Musica di Parigi: la prima volta ho fallito, e non ho potuto tentare la sorte una seconda volta... ero fuori dal limite di età. Provai a non scoraggiarmi e continuai ad aggrapparmi alla mia passione. Ottenni il primo premio col grado di eccellente all'unanimità del Conservatorio di Parigi. Avevo colpito nel segno. Contemporaneamente incontrai dei professionisti del jazz, ma avevo delle difficoltà di linguaggio musicale ed imparai ad improvvisare. Sostituii per supplenze degli amici al conservatorio di Musica: all'inizio temporaneamente poi definitivamente. Amo molto insegnare e ho avuto l'opportunità di mettere a profitto degli ipoacusici la mia esperienza di audioleso e di professore per udenti. Ottenni nel 1979 una borsa di studio come laureato dalla fondazione di Francia per permettermi di cominciare ad acquistare del materiale. Avevo deciso di creare un «atelier» adatto agli audiolesi.

Proporre a dei giovani sordi un atelier di musica a base di percussioni può sembrare paradossale e pertanto è necessario, proprio perché sono sordi, che il mondo musicale, già essenziale per gli udenti, divenga indispensabile allo sviluppo dei giovani (o meno giovani) audiolesi.

Questo tentativo io lo faccio innanzitutto in quanto musicista, perché la musica, via universale di comunicazione, deve e può essere accessibile a tutti (i sordi totali sono fortunatamente molto rari) [...]. Il giovane sordo apprende attraverso dei giochi l'ascolto, perché anche se la sordità è profonda esistono quasi sempre dei residui uditivi sulle frequenze gravi. Poco a poco le percezioni divengono via via più coscienti e sfruttabili. Le possibilità di discriminazione si affinano. Lavorare anche su una materia in generale così estranea per loro come la musica, è sapere certo che si è sordi, ma è anche fare un tentativo. Significa tentare di superare i limiti apparentemente imposti dall'handicap. È adattarsi a quello che si è. Ma è anche in un secondo tempo modificare il quadro sonoro quotidiano che, attraverso una doppia presa di coscienza, di sé e degli altri, anche un sordo può in una certa misura udire, ascoltare il suo ambiente e decodificarlo. Bisogna notare gli apporti che una tale educazione (non si tratta di fare una rieducazione) può fornire a livello del linguaggio e della sua acquisizione... Per gli audiolesi la musica offre il vantaggio essenziale di essere una comunicazione sonora non verbale. Essa permette anche di esprimersi, una volta superate le prime resistenze, attraverso il suono, ma senza incontrare delle difficoltà di linguaggio. La comunicazione è allora più diretta, più spontanea. Questo desiderio e questo piacere di esprimersi attraverso i suoni va secondariamente a rinforzare quello di esprimersi attraverso il linguaggio orale. Infine, e soprattutto, quello che deve assolutamente dominare è il piacere, piacere dell'ascolto, piacere dell'espressione, piacere di fare e di essere insieme.

Permettetemi di presentarvi qualche aspetto più concreto del mio lavoro nel Conservatorio Municipale di Musica di Suresnes. [...] Si tratta essenzialmente di un lavoro di ascolto, di concentrazione per permettere una migliore utilizzazione del potenziale uditivo e per accrescere la voglia, il desiderio e la gioia di comunicare attraverso i suoni. Le sedute sono animate da un gruppo d'età precisa, e all'interno del gruppo la pedagogia è adattata a ogni bambino in funzione della sua curva. Per quelli che non parlano c'è una forza comunicativa nel mondo sonoro, anche se il ritmo è il solo parametro percepito. La sordità non è una malattia. Ma è l'ascolto ad essere malato nella sordità. Senza l'udito, l'ascolto è sempre là, presente, avido di captare i minimi segnali che un udito atrofizzato gli apporta. Così come accadde a noi. Quindi se, come accadde a noi, altri audiolesi conosceranno grazie alla *musica* delle gioie immense, se, grazie alla pratica, lo sguardo che essi pongono su se stessi, e che gli altri pongono su loro è modificato, migliorato, allora l'atelier avrà raggiunto il suo scopo.

In questi ultimi dieci anni, l'interesse nell'ambito della musica e della sordità si è accresciuto, soprattutto nel mondo dell'ortofonia. Tra gli ortofonisti sensibili ai fatti musicali nella loro pratica professionale, Corine Jouaud ha dimostrato che la musica, al pari della danza e del canto, partecipa largamente all'educazione, in particolar modo uditiva, del sordo (Jouaud, 1985). È ogni volta spiacevole che il canto sia piazzato al di fuori della musica; esso è, al contrario, un fatto musicale per sua stessa natura, è la voce cantata il primo strumento musicale dell'uomo. La descrizione del ritmo musicale che Corine Jouaud opera nel contesto verbotonale è quella, che ho già ricordato, del ritmo fonetico, e gli esercizi proposti rilevano molto più la fonetica articolatoria che la musica:

> La sincronizzazione tra emissione vocale e movimenti del corpo è essenziale, soprattutto per i bambini piccoli, per la presa di coscienza del tempo fonatorio. Notiamo che i movimenti utilizzati nel ritmo musicale sono piuttosto dei movimenti periferici, che fanno appello alla motricità fine, mentre nel ritmo corporeo i movimenti sono centrati ed ampi perché fanno appello al soffio e all'espressione. Quando si arriva alla modulazione corretta di una vocale, si accorcia poco a poco il tempo fonatorio per arrivare alla stessa vocale parlata, articolata. A partire da là, si può lavorare sulla sillaba aggiungendo alla vocale l'emissione di una consonante. Si comincerà a modulare partendo dalla vocale su cui si è lavorato precedentemente, poi si inserirà la consonante sulla voce.

Al ritmo fonetico, Corine Jouaud aggiunge il grafismo fonetico: è di allora, degli anni Ottanta una nuova tecnica di rieducazione proposta da Aldo Gladic, verbo-tonalista. Noi dobbiamo presentare questo grafismo fonetico al fine di distinguerlo dalle nostre proposte (che saranno presentate più in là, nel terzo capitolo), sperimentando le analogie. Questo grafismo fonetico permette, nel caso di bambini aventi già una ricca espressione linguistica, di proseguire l'impregnazione linguistica supplendo ad una memoria linguistica insufficiente per ricordare dei testi un po' lunghi. Le filastrocche utilizzate vengono scelte in funzione dei temi della vita del bambino, delle feste, degli avvenimenti importanti. La melodia, il ritmo e le rime sono rispettate nella misura della qualità della parola del bambino.

Un grafismo viene realizzato, tutto vocalizzando, su una grande lavagna o un pannello.

Gli obiettivi essenziali del grafismo fonetico sono dunque:

❑ far memorizzare dei canti e delle filastrocche;

❑ giungere a migliorare la struttura del linguaggio (pervenire ad una migliore strutturazione del linguaggio) precisare la pronuncia (articolazione) e la successione delle sillabe;

❑ evocare delle filastrocche e dei canti abbastanza rapidamente, rispettando ritmo e melodia;

❑ provare piacere nel cantare o esprimere una filastrocca, in un gruppo, con l'aiuto di un pannello dove è affisso il grafismo fonetico corrispondente («Communiquer», 1984).

Le sedute si svolgono in tre tappe principali:

- all'inizio, richiamare un canto o una filastrocca con il ritmo del corpo;
- creazione da parte dei bambini di grafismi «oralizzando» il canto o la filastrocca;
- selezione delle tracce più significative per ciascuna frase della filastrocca o del canto, ed elaborazione definitiva su dei grandi pannelli, con pennarelli colorati.

Ecco un esempio del grafismo fonetico sulla celebre filastrocca *Pomme de reinette.*

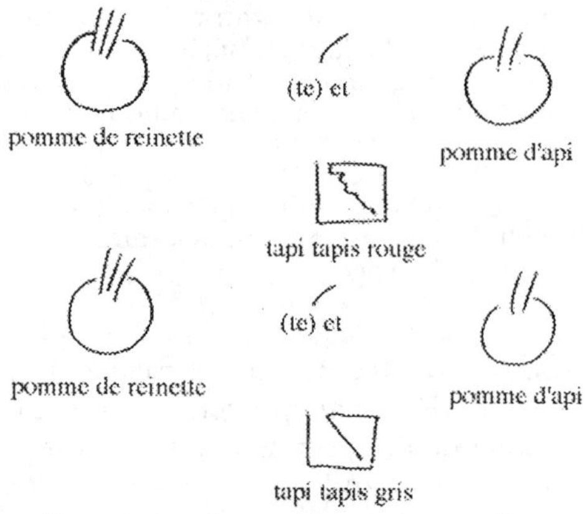

Il grafismo fonetico ci conduce ed esprimere le seguenti notazioni:

❑ quando più bambini subordinano l'espressione grafica alla loro parola (come accade in questo caso) i risultati sono dispersivi, a meno che ci sia stata prima qualche consegna modello, perché il bambino possa subordinare il proprio gesto al senso del discorso, o ad uno degli aspetti fonetici della sua parola;

❏ con un gruppo di bambini sordi, la situazione è ancora più complessa poiché nessuno dei nostri piccoli sordi dirà allo stesso modo «pomme de reinette et pomme d'api». Altrimenti detto, quando l'adulto sceglie la traccia secondo lui migliore, l'operazione è necessariamente sbagliata: lui vuole allo stesso tempo che il grafismo corrisponda alla parola del bambino e che favorisca la struttura del linguaggio, l'articolazione e la successione delle sillabe, che rispetti il ritmo e la melodia, riassumendo: che sia un modello per il bambino.

❏ in realtà è il professore o l'ortofonista che propone il grafismo, ricercato probabilmente affinché risponda a due criteri:
  a. rappresentare tutto o parti del senso del discorso (la mela);
  b. rappresentare uno degli aspetti della forma, generalmente il ritmo (il numero dei tratti) tentando, quando ciò è possibile, di rappresentare una delle caratteristiche dei fonemi.

L'impresa si rivela impossibile in queste condizioni, poiché per chi con questo grafismo  sarà possibile dare il via alla sequenza «tapis-tapis gris» (tappeto-tappeto grigio)? Per coloro che avranno inizialmente appreso la rappresentazione grafica convenzionale del maestro. Quanto alla rappresentazione grafica della forma e del senso, il grafismo fonetico non è in realtà né l'uno né l'altro. Esso lascia dei disegni carini il cui solo vantaggio è di costituire un supporto grafico alla recita della filastrocca, a condizione che il bambino possieda il codice di rappresentazione e che questo codice sia costante da un grafismo all'altro.

I lavori di Marie France Castor e Anna Thebault mettono in risalto la nozione di piacere nell'atto musicale (Castor – Thebault, 1986). Dal sondaggio che hanno realizzato tra i sordi risulta che:

❏ la maggior parte delle persone considera l'ascolto della musica un piacere;

❏ la musica è avvertita come un momento di calma, di distensione, di rilassamento, propizia la fantasticheria e il sonno; a volte viene anche percepita come stimolante. È attraente ed evocativa, facilita il corso del pensiero;

❏ la musica è un rifugio, è la fonte del conforto; è generatrice di emozioni quali gioia, tristezza, nostalgia, ricordo del passato, è uno svago, un benessere; dona voglia di cantare, di danzare, di vivere.

Le trentaquattro persone sorde che hanno risposto così al sondaggio erano di età compresa tra gli undici e i sessant'anni.

Lo studio di Marie France Castor e Anne Thebault fa riferimento agli esercizi che Christian Guyot, egli stesso sordo, propone ai bambini sordi in quanto percussionista. L'uso degli strumenti a percussione, così come è stato spiegato nella seconda parte, apre la via al lavoro sul ritmo e l'intensità. Ecco qualche esercizio realizzato con dei bambini sordi di dieci anni:

Esercizio n° 1
Il bambino è fornito di una sola bacchetta, e dispone di un timpano e di un piatto. La consegna è di battere forte sul timpano e dolcemente sul piatto. Christian Guyot esegue all'inizio l'esercizio spiegando ai bambini come procedere.

Generalmente, i bambini producono dei suoni forti su entrambi gli strumenti. Christian Guyot spiega nuovamente la consegna e a poco a poco i bambini arrivano ad eseguirla marcando esageratamente l'opposizione forte/debole. Quando i bambini devono produrre una debole intensità, essi pongono la bacchetta sullo strumento senza dare l'impulso. C'è bisogno, secondo le ortofoniste osservatrici, di diverse sedute per acquisire il modo di battere sullo strumento quando l'intensità è debole.

Esercizio n° 2
Tre strumenti sono posizionati davanti ai bambini:

- ❏ timpano;
- ❏ *caisse-claire*;
- ❏ piatto;

A ogni strumento corrisponde una onomatopea:

- ❏ il timpano fa «boum»
- ❏ la *caisse-claire* fa «tac».
- ❏ il piatto fa «pschch...».

In un primo tempo, Christian Guyot esegue una sequenza verbalizzando l'onomatopea associata allo strumento. In seguito i bambini realizzano l'esercizio individualmente. Guyot propone una combinazione di tre onomatopee e il bambino deve produrre la serie strumentale corrispondente; gli altri bambini spettatori devono dire se l'esecutore dell'esercizio si è sbagliato o ci è riuscito. In un secondo momento è il bambino che propone ad un altro una sequenza di onomatopee che quest'ultimo dovrà realizzare strumentalmente; il primo bambino veglia affinché l'esecuzione sia conforme alla sua richiesta. In un terzo momento il parametro dell'intensità viene introdotto e l'onomatopea può essere ripetuta, come nell'esempio:

«**boum**, pschch, **tac**»
«**pschch**, tac-tac, **boum**»
«boum, pschch, **tac-tac**»

Esercizio n° 3
Ogni bambino ha uno strumento davanti a sé e Christian Guyot è il maestro d'orchestra. Egli conta una misura prima di suonare, per indicare il tempo. Si tratta di una musica a quattro tempi.

I bambini devono allora battere sul primo tempo dicendo: «uno», poi contano «due, tre, quattro» a voce alta senza battere. In seguito Christian Guyot accelera il tempo. All'inizio, constatano le ortofoniste, i bambini provavano delle difficoltà a sincronizzare l'atto locutorio e il gesto, e il loro gesto con quello del maestro d'orchestra.

Esercizio n° 4
Christian Guyot suona una sequenza ad un ritmo ben marcato e domanda ai bambini di battere il tempo con le loro mani. Dopo un momento di ascolto e di assimilazione i bambini arrivano a suonare lo stesso tempo. In seguito ogni bambino passa davanti ad uno strumento. Christian Guyot batte una misura a quattro tempi cantando. Ogni bambino deve battere un tempo di una misura che deve essere sempre la stessa (1, 2, 3, 4). Sistematicamente i bambini marcano una pausa tra il 4 e l'1 della misura seguente.

Christian Guyot mostra allora ai bambini, con l'aiuto dello strumento, come tutto sia concatenato e che non bisogna fermarsi tra due misure. I bambini eseguono allora l'esercizio guardando attentamente il maestro d'orchestra e cantando. Christian Guyot cessa in seguito di battere la misura mentre i bambini dovranno continuare a suonare; essi giocano in sincronia per qualche istante poi più rapidamente si sfasano, ognuno seguendo il suo tempo.

Esercizio n° 5
È un approccio più concreto al solfeggio. Con l'aiuto di una lavagna Christian Guyot presenta le note dando ai bambini la rappresentazione grafica corrispondente al valore ritmico.

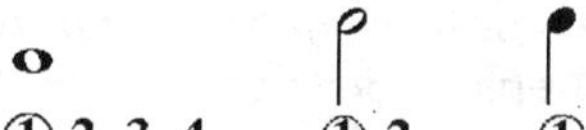

① 2 3 4 ① 2 ①

La cifra cerchiata segnala al bambino che è su questo tempo che deve battere, e, secondo il valore della nota, deve contare «2, 3, 4» o «2» senza battere. I bambini arrivano a suonare correttamente una successione di semibrevi o una successione di minime o una successione di semiminime, ma quando la serie ritmica è composta da valori differenti, i bambini falliscono, constata Maria-Franca Castor. Christian Guyot, quindi, fornisce loro una sequenza su cui lavorare, come:

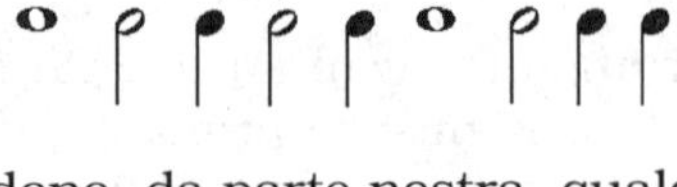

Questi esercizi richiedono, da parte nostra, qualche delucidazione. Non è una regola generale: solo gli strumenti a percussione costituiscono il veicolo della proposta sonora e si ignora invece se le reazioni dei bambini non sarebbero diverse con degli strumenti a corda, a fiato o elettronici.

Esercizio 1
Consiste nella produzione di suoni alternativamente forti e deboli con lo strumento. L'osservazione rivela che quando i bambini devono suonare un suono di debole intensità essi posano le bacchette sullo strumento senza fornire alcun impulso al braccio. Ciò si spiega facilmente: per un udente un suono suonato *piano* (debole intensità) dopo un suono suonato *forte* (di forte intensità) sembra essere suonato *pianissimo* (molto debole), perché la sensazione di intensità di un avvenimento sonoro è sempre relativo all'avvenimento che precede (allo stesso modo un suono suonato *forte* sembra essere stato suonato *fortissimo* quando succede alla serie di un suono di debole intensità).

Per i bambini sordi, questa relatività della sensazione d'intensità è ancora più pertinente che nell'udente: un suono debole che interviene dopo un suono forte sembrerà inesistente: è per questo che i bambini sordi, nel corso dell'esercizio, posano le bacchette sullo strumento e non suonano: essi esprimono non battendo la sensazione d'intensità che hanno provato con l'ascolto dei suoni deboli. In realtà affinché i bambini reagiscano con successo alla consegna che gli viene presentata è necessario procedere innanzitutto:

a. all'opposizione suono/silenzio cominciando con dei suoni di forte intensità e diversificandone i timbri;

b. alla distinzione delle sfumature dalle più lontane fino alle più sottili, non dimenticando di tenere conto della frequenza del suono proposto, perché la sensazione di intensità del bambino dipenderà anche:
   - ❑ dalle frequenze (vicine o lontane dal campo ottimale che il bambino può percepire);
   - ❑ dal timbro (le variazioni d'intensità possono favorire la messa in rilievo di certe armoniche).

È rispettando queste tappe che il bambino sordo perverrà senza difficoltà nel tempo a far avvicendare suoni forti e suoni deboli. Se si tratta di un bambino piccolo, di due o tre anni, il movimento generatore di suoni deboli è difficile da mettere in atto dopo il movimento generatore del suono forte: in effetti il movimento è lo stesso, solo l'estensione differisce; converrà quindi contrapporre i due movimenti attraverso delle estensioni nettamente distinte.

Esercizio 2

In questo esercizio intervengono le onomatopee che conosciamo, che fanno riferimento all'ordine del linguaggio e il cui trattamento emisferico dominante si trova generalmente a sinistra. Queste onomatopee tendono foneticamente ad imitare la sensazione sonora prodotta dagli strumenti a percussione.

Si potrà pensare a priori che si tratti di un esercizio ritmico. Infatti sono presenti tre strumenti a percussione, ognuno con un timbro e un campo frequenziale differenti dagli altri due. Osserviamo le onomatopee associate:

boum	per lo strumento più grave (timpano)
tac	per lo strumento medio (*caisse-claire*)
pschch	per lo strumento acuto (piatto)

I fonemi si contrappongono attraverso le rispettive zone di frequenza, come gli strumenti musicali, i cui suoni sono prioritariamente trattati dall'emisfero destro. In questo esercizio i suoni musicali sono dunque il pretesto per il linguaggio e, viceversa, le analogie sonore dovranno essere sviluppate tra i suoni di tutti gli strumenti e i suoni del linguaggio: in effetti, i suoni musicali, essendo più facilmente percepiti, offrono una via d'accesso alla comprensione delle strutture foniche del linguaggio.

Il terzo momento dell'esercizio introduce lo stesso principio delle sfumature d'intensità e delle ripetizioni. Conviene vigilare affinché una onomatopea che si vuole sentire debole non sia ripetuta. Perché nell'esempio:

«**pschch**, tac tac, **boum**»

il secondo *tac* verrà pronunciato con maggiore intensità dal bambino: prima di arrivare a una motricità molto fine tipica dei nostri movimenti (si tratti di gesti musicali o di movimenti articolatori), quando due posture identiche si succedono rapidamente nel tempo (come tac-tac o come due battute su un bongo) l'insieme della muscolatura non ha il tempo di ritornare allo stato di riposo tra i due movimenti e il controllo del secondo è più approssimativo, soprattutto per quanto riguarda la pressione; il secondo verrà prodotto in modo più forte rispetto al primo. Inoltre, nell'esempio, il suono seguente deve essere forte (boum) e l'anticipazione di questa intensità si riporterà almeno in parte sul secondo *tac* della sequenza.

Esercizio 3
Questo esercizio pone il problema della sincronizzazione del gesto e della parola nella produzione di sequenze (Carré, 1985). Sappiamo che gesti e linguaggio sono gestiti principalmente dall'emisfero sinistro, questo però non significa che anche la gestione del ritmo (dipendente anch'esso dell'emisfero sinistro) sia la stessa per il linguaggio e la musica, per le sequenze linguistiche e per le sequenze non linguistiche.

La clinica, in effetti, mostra che il ritmo della parola ha un'organizzazione ritmica autonoma dall'organizzazione ritmica motoria generale, e musicale in particolare.

Prendiamo l'esperienza verificatasi diverse volte con adulti e bambini, sordi e udenti (Castor – Thébault, 1986): quando si propone ad una persona di ascoltare il battito di un metronomo che ella non vede, l'emisfero dominante sinistro è generalmente in attività. In seguito si invita questa persona a segnare il battito sulla coscia: lo stimolo ritmico è allora il suono esterno del metronomo e l'individuo fa coincidere la sua produzione motoria con l'analisi ritmica. Nessun errore è stato osservato, né alcuna sfasatura nei soggetti attenti non affetti da turbe psicomotorie.

Il gesto è subordinato alle produzioni ritmiche esteriori.

Si propone in seguito al soggetto di continuare aggiungendo una onomatopea coincidente con ogni pulsazione (*la-la, ti-tac...*). Nella grande maggioranza dei casi, la persona perde il ritmo rispetto al metronomo, ma gesto e voce restano strettamente sincroni. Vale a dire, la voce si sostituisce allo stimolo ritmico esterno e la persona non è neanche consapevole di questa sfasatura, e sembra che il gesto sia sottomesso al ritmo della parola dato che il ritmo della parola non intende sottomettersi al ritmo di gesti non linguistici, tranne che nel caso delle filastrocche.

Bisogna notare che molti bambini, udenti o sordi, arrivano a produrre delle onomatopee (ritmi della parola) che essi non potranno scandire (ritmi non linguistici) che molto più tardi. Nell'esercizio n° 3 di Christian Guyot è normale che i bambini provino delle difficoltà a sincronizzare l'atto locutorio e il gesto, poiché le due organizzazioni ritmiche sono distinte e nell'esempio, in certi momenti la voce è sola («due, tre, quattro») e in altri momenti il gesto è associato («uno»): con un tempo lento, l'organizzazione ritmica del linguaggio quindi ha il tempo di rendere sincrono il gesto non linguistico (battere sullo strumento). Quando il tempo diviene rapido, l'organizzazione ritmica linguistica prevale nella produzione, a scapito delle battute che vogliono intervenire periodicamente di volta in volta.

Esercizio 4
Questo nuovo esercizio mostra le difficoltà ritmiche dei bambini fuori dal contesto linguistico. Queste difficoltà che appaiono sono di due ordini:

❑ i bambini marcano una pausa tra il quattro e l'uno della misura seguente.

È normale. Lo fanno perché ci sono delle misure. Se non ci fossero delle misure (vale a dire dei tagli matematici imposti) i bambini non avrebbero alcuna ragione di fare una pausa dopo il quarto tempo.

La presentazione stessa dell'esercizio è responsabile di queste pause. Al contrario, se il bambino ascoltasse una catena, senza fine né pausa, di battiti, la realizzazione sarebbe regolare. Converrebbe anche sopprimere la numerazione, che è la prova linguistica della misura: «Uno, due, tre, quattro, uno, due, tre, quattro, uno...»;

❑ quando Christian Guyot cessa di battere lui stesso il tempo, i bambini rapidamente perdono il ritmo; questo è l'indice della non interiorizzazione del tempo da parte del bambino; in effetti, la vera matrice del tempo non è quello che dipende da uno stimolo visuale (qualcuno batte, gli altri lo guardano e battono contemporaneamente) ma la capacità di controllare queste suddivisioni del tempo senza stimoli esteriori: è poter programmare un tempo avvertito interiormente e mantenerlo fino alla successiva decisione di cambiamento. Quando Christian Guyot cessa di essere lo stimolo dei tempi prodotti dagli strumenti del gruppo, i bambini che non hanno sviluppato precedentemente questa capacità perdono il ritmo rapidamente.

Esercizio 5
La notazione in 𝅝, 𝅗𝅥, ♩

Qui ci appaiono due difficoltà:

❑ da una parte gli strumenti a percussione sono i meno appropriati per lo sviluppo delle nozioni di durata, perché i suoni che producono sono generalmente brevi (come il tamburello) o diminuiscono d'intensità fin dal loro attacco (come il vibrafono). Tentiamo dunque di esprimere la durata di una semibreve al tamburello e non potremo che produrre i battiti della corrispondente durata. La semibreve 𝅝 dovrà in realtà essere espressa da un suono continuo che si appoggia su quattro battiti. Converrà quindi utilizzare uno strumento a corda, a fiato o elettrico per la distinzione della durata, con o senza il supporto di uno strumento a percussione per rafforzare il battito soggiacente.

❑ d'altra parte, i bambini arrivano a produrre correttamente una successione di semibrevi o una successione di minime una successione di semiminime, ma falliscono quando dei valori differenti si succedono in una stessa sequenza. Ciò va fatto risalire al seguente motivo: come nel linguaggio, un suono musicale non esiste che in rapporto a un altro suono musicale, un valore in rapporto a un altro valore, una frequenza in rapporto ad un'altra frequenza, una durata in rapporto ad un'altra durata. La durata simbolizzata da una minima non esiste che in rapporto alla durata che gli può essere opposta simbolizzata da una semibreve. Quando le acquisizioni del bambino procedono per queste opposizioni, la sequenza ritmica composta di valori differenti non si pone più come un problema perché si tratta, allora, non più di una giustapposizione di note, ma di una sequenza di contrapposizioni conosciute da realizzare.

Pascale Binard e Anne Dollon hanno elaborato delle sequenze musicali con l'obiettivo di osservare le reazioni dei bambini sordo profondi all'ascolto di suoni musicali, prima di proporre dei giochi sonori utilizzabili in ortofonia (Binard – Dollon, 1989). Hanno scelto quattro strumenti: pianoforte, oboe, violoncello e voce cantata, per misurare le influenze del timbro nella percezione del bambino sordo quando ascolta le seguenti melodie:

– *J'ai du bon tabac*
– *A la claire fontaine*
– *Pomme de reinette*
– *Ah! Vous dirai-je maman*

Le sequenze sono descritte alla pagina seguente e annotate musicalmente, secondo gli strumenti.

Per rispettare l'unità tonale (evitare la dispersione dei risultati per una variazione delle tonalità tra le sequenze stesse) le sequenze sono tutte suonate in sol Maggiore, qualunque sia lo strumento. Ora, per ragioni di registro:

❏ piano, violoncello e voce cantata esplorano le ottave 2 e 3;

❏ l'oboe evoluto alle ottave 3 e 4.

La voce cantata impronta l'onomatopea *pa* composta da:

[p]: occlusiva bilabiale orale sorda la cui frequenza si situa tra i 400 e gli 800 hertz, e

[a]: vocale aperta la cui frequenza si situa tra i 60 e i 200 hertz.

Vengono dunque messi in concorrenza due strumenti a corda e due strumenti a fiato rappresentanti però quattro timbri ben distinti.

STRUTTURA DI QUATTRO MELODIE

Motivo 1: *J'ai du bon tabac*
Ritmo: 4 misure a 4 tempi
c'è alternanza tra una misura veloce e una misura più lenta.
Struttura formata da crome e semiminime.
Taglio: veloce
Altezza: la melodia si estende dal Sol2 (196 Hz) al Re3 (294 Hz).
Tra ogni nota c'è in generale lo scarto di un tono:

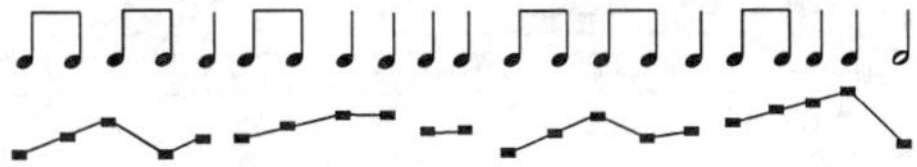

Motivo 2: *À la claire fontaine*
Ritmo: 4 misure a 2 tempi
Il ritmo somiglia a quello del motivo 1
Altezza: la melodia si estende dal Sol2 (196 Hz) al Si2 (247 Hz), si osserva una curva melodica abbastanza piatta.
Tra ogni nota c'è in generale lo scarto di un tono:

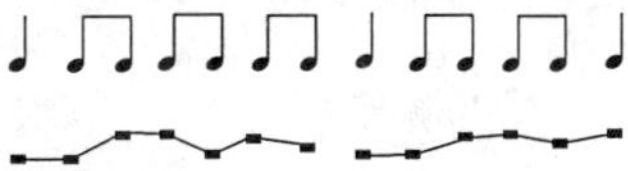

Motivo 3: *Pomme de reinette*
Ritmo: è molto più marcato e vivace di quello degli altri motivi.
Le semicrome danno un effetto di rapidità.
Altezza: dei grandi intervalli tra alcune note. Degli scarti di 2 toni, di quarta e di un'ottava. La melodia si estende dal Re2 (147 Hz) al Re3 (294 Hz).
Tra ogni nota c'è in generale lo scarto di un tono:

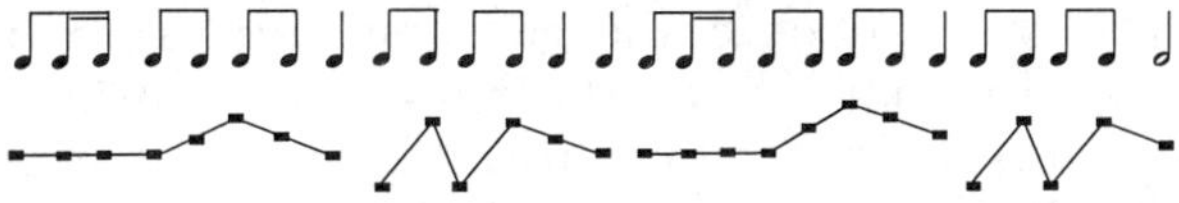

Motivo 4: *Ah! Vou dirai-je maman*
Ritmo: 4 misure a 4 tempi.
Contrasta con gli altri motivi per il suo ritmo molto più lento.
Altezza: la melodia è ricca ed equilibrata. Si estende dal Sol2 (196 Hz) al Mi3 (330 Hz).
C'è una curva ascendente e una discendente. Questo ultimo motivo è il più semplice sia al livello del ritmo che di melodia.

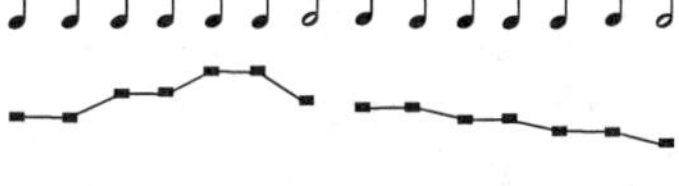

Motivo 1

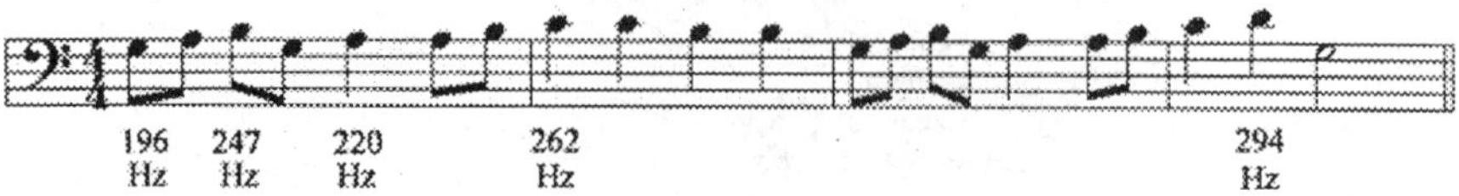

Motivo 2

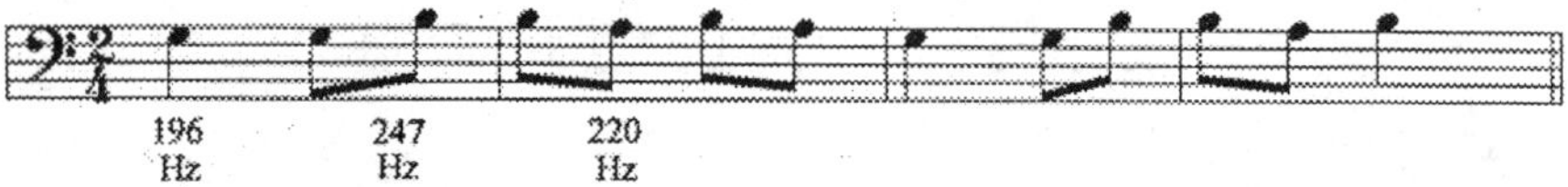

Motivo 3

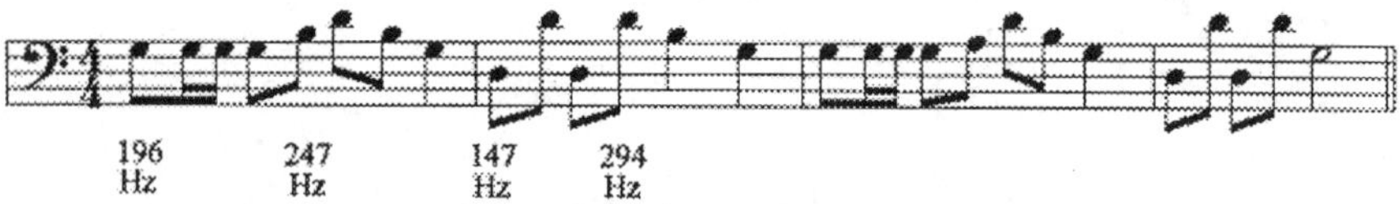

Motivo 4

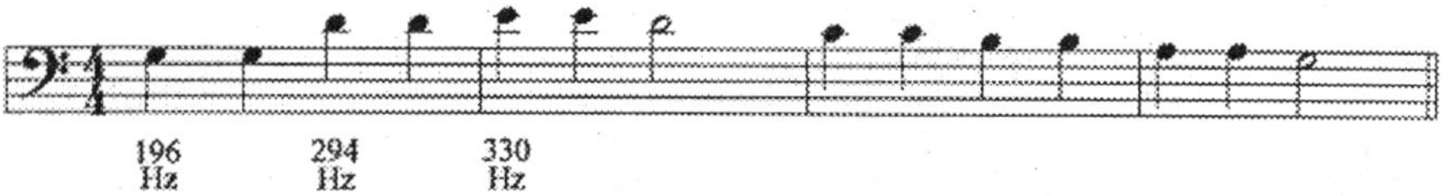

Dopo la somministrazione dei test si notava che:

❑ il pianoforte e l'oboe erano gli strumenti meglio riconosciuti dai bambini sordo profondi testati. Ma le ortofoniste all'inizio di questi test fanno molto giustamente rimarcare che questi due strumenti erano anche i primi due ad essere stati presentati ai bambini (ogni settimana veniva introdotto uno strumento);

❑ violoncello e voce cantata sono state oggetto del più grande numero di confusioni e incertezze;

Le autrici fanno notare che:

- quando si fa ascoltare la voce cantata, uno qualsiasi degli strumenti viene indicato come risposta;
- e lo stesso, quando si fanno ascoltare il piano, l'oboe o il violoncello, accade spesso che la voce cantata venga indicata come risposta, e se ne deduce che «la voce cantata è generalmente la più difficile da percepire».

Questo non è esatto. Abbiamo visto che la voce cantata è, al contrario,

Motivo 1

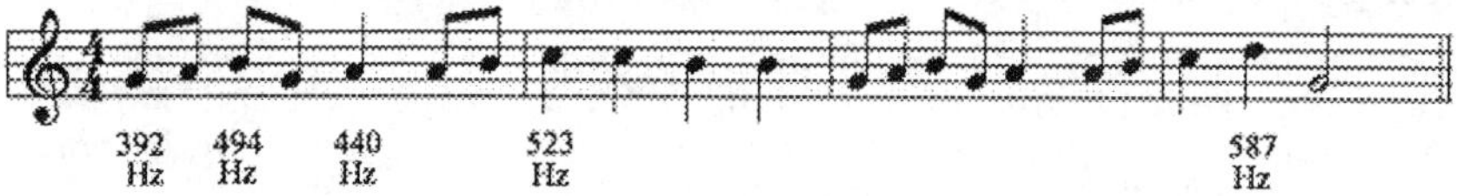

Motivo 2

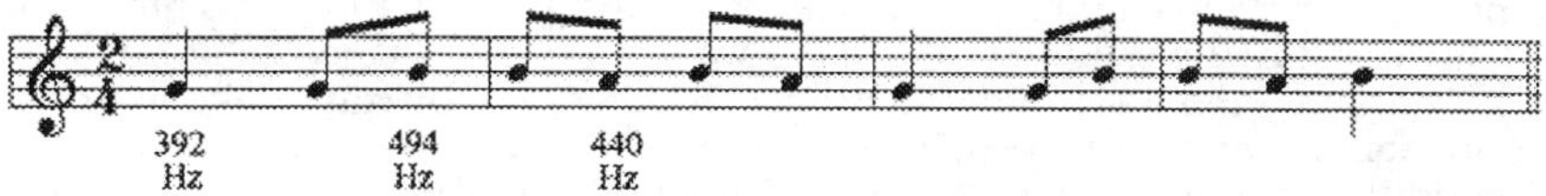

Motivo 3

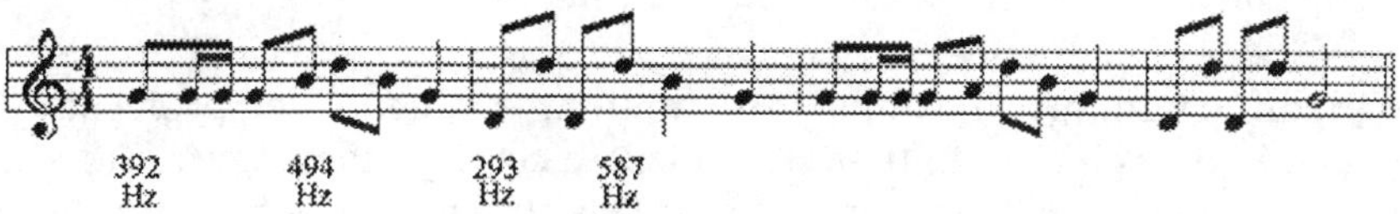

Motivo 4

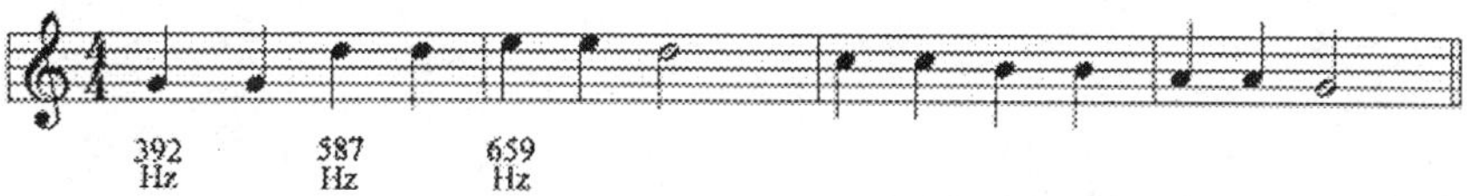

più facilmente percepita dal bambino in generale, e dal bambino sordo in particolare, e che la sua decodifica richiede meno sforzo. Cosa accade nella fattispecie? L'uso dell'onomatopea *pa* ha ridotto il valore musicale della voce cantata; era necessario utilizzare la sola vocale [a] che sarebbe stata portatrice di ricche armoniche e avrebbe legato l'insieme della melodia, al contrario dell'onomatopea della quale i bambini sordi dovrebbero percepire essenzialmente i tratti d'attacco dell'occlusiva bilabiale; potrebbe trattarsi allora per loro di una qualsiasi transitoria d'attacco degli altri strumenti.

Ma ugualmente, quando questi bambini sordi profondi ascoltano il piano, l'oboe o il violoncello la stabilità delle frequenze e la ricchezza armonica non esistono senza evocare le qualità della voce cantata così come si presenta abitualmente, tanto che i bambini la citano in buona fede. La confusione è allora tanto più probabile in quanto i timbri del violoncello e dell'oboe sono vicini a quelli della voce umana cantata.

Infine è qui riportata, in riferimento all'importanza della musica nell'educazione del sordo, la proposta di Denise Busquet, medico ORL e foniatra, specializzata nel settore della sordità (Busquet, 1980).

> Da qualche anno, la musica ha assunto un posto importante nelle nuove vie pedagogiche proposte per la riabilitazione dei deficit uditivi. È a diverso titolo che ciò ci appare interessante, ma in quanto medico audiofonico, logopedista, insisterò su due aspetti:
> – il comportamento di fronte alla musica, variabile a seconda dei bambini sordi, ci dà delle informazioni sulla loro percezione del mondo sonoro, cosa che ci permette di completare l'analisi delle loro possibilità di discriminazione uditiva, che non è sempre molto accurata con i mezzi diagnostici abituali;
> – si constata che l'allenamento ad ascoltare e ad analizzare delle informazioni sonore interessanti costituisce una vera rieducazione funzionale delle vie uditive, che non sono mai completamente distrutte. Questa riabilitazione della funzione uditiva resta parziale ma migliora considerevolmente l'acquisizione del linguaggio orale e in particolare la matrice degli elementi prosodici del discorso, supporto essenziale della comunicazione.

Gli incoraggiamenti di Denise Busquet, il sostegno del professor Guberina e le ricerche in linguistica realizzate con l'aiuto di Henriette Walter e di Jean Gagnepain hanno permesso l'elaborazione di una vera disciplina di educazione uditiva del bambino sordo, di cui verranno ora presentati i fondamenti principali.

B. FONDAMENTI DELLA DISCIPLINA

Questi fondamenti mettono in moto l'educazione uditiva, musicale e linguistica del bambino sordo. L'andamento corretto dell'insieme del sistema è condizionato dal buon funzionamento dei moduli, chiamati, nella loro presentazione nella parte *C. Modalità di applicazione.*

I fondamenti sono tredici e ciascuno all'interno comporta, nel suo andamento, delle attività satelliti:

1. conoscenza degli strumenti;
2. riconoscimento degli strumenti attraverso l'ascolto;
3. costruzione degli strumenti;
4. il gesto intenzionalmente musicale;
5. orientamento spaziale con l'aiuto dell'ascolto;
6. percezione della durata e ascolto;
7. pratica vocale e strumentale;
8. strumenti musicali e linguaggio;
9. fatti musicali e rappresentazioni analogiche;

10. mimo dei diversi fenomeni della natura e della società;
11. rapporti tra ascolto ed esecuzione musicale;
12. composizioni musicali scelte;
13. creatività a scuola e fuori della scuola.

Aldo Gladic, linguista, ideatore del grafismo fonetico, aveva contribuito alla redazione dell'enunciato dei fondamenti, redazione presentata al simposio europeo della comunicazione, nel gennaio 1989 (Carré, 1989). La presentazione che ne viene fatta nelle pagine seguenti comporta delle numerose variazioni, perché essa tiene conto degli apporti della mia clinica.

Questi fondamenti sono soprattutto dei *principi di ricerca* volti a studiare, considerare e sviluppare tutti i mezzi che:

- ❑ porteranno il bambino sordo a *provare interesse per il materiale sonoro*;
- ❑ porteranno il bambino sordo, in seguito, a *manifestare il suo interesse per il suono*;
- ❑ indurranno il bambino a *strutturare la materia sonora* per il suo piacere e nell'ambito di giochi con gli altri;
- ❑ faremo in modo che il bambino sordo possa *accedere ai piaceri del gioco musicale*;
- ❑ miglioreranno, nel bambino sordo, *la percezione e l'analisi della parola*;
- ❑ *miglioreranno la prosodia* nella parola del bambino sordo;
- ❑ renderanno i rapporti del bambino sordo con il mondo sonoro *più armoniosi*.

1. Conoscenza degli strumenti

La conoscenza degli strumenti è importante nella cultura generale e arricchisce la pedagogia diversificando il modo di approccio educativo e terapeutico.

a. primi contatti con i diversi strumenti;
b. manipolazione, esplorazione degli oggetti;
c. giochi liberi con gli strumenti;
d. strumenti preferiti (scelta spontanea tenendo presente il residuo uditivo);
e. considerazione dell'età nell'abito dell'interesse del bambino per gli strumenti;
f. considerazione della motricità del bambino nell'esplorazione degli strumenti;
g. considerazione della reazione affettiva al timbro degli strumenti per i bambini;
h. lessico preciso quanto agli strumenti e alla loro costituzione.

2. Riconoscimento degli strumenti attraverso l'ascolto

Il riconoscimento uditivo dello strumento musicale sviluppa la funzione fondamentale della percezione, che consiste in una identificazione della natura e della fonte sonora dello stimolo.

a. Identificazione degli strumenti attraverso l'ascolto, considerando le variazioni di frequenze, di durata e d'intensità;

b. riconoscimento degli strumenti (senza informazione visiva né tattile) in funzione solamente delle loro caratteristiche acustiche (gli altri parametri restano costanti) e considerando il campo uditivo ottimale di ciascuno;

c. riconoscimento degli strumenti musicali le cui vibrazioni sono percepite in conduzione ossea o in modo vibro-tattile:
- mani sullo strumento;
- seduti sullo strumento appoggiato;
- sdraiati sullo strumento;

d. riconoscimento degli strumenti durante l'ascolto di un'altra informazione sonora:
- durante l'ascolto delle parole;
- durante l'ascolto del canto;
- durante l'ascolto di un insieme di strumenti;

e. Valutazione, in funzione della sola analisi uditiva, delle caratteristiche proprie di ogni strumento: forma, grandezza, peso, materiale, volume...

3. Costruzione di strumenti

Attraverso la sua partecipazione all'elaborazione e alla realizzazione di strumenti, il bambino deve familiarizzare con l'oggetto sonoro sotto tutti i suoi aspetti, cosa che gli permette di meglio comprendere e sfruttare il carattere *sonogeno* di ogni oggetto sonoro e di ogni strumento musicale.

a. Approccio ai materiali sonori grezzi;

b. utilizzazione degli strumenti;

c. ideazione di oggetti sonori e strumenti musicali in funzione di criteri determinati: forma, sonorità, possibilità di espressione...;

d. realizzazione collettiva di certi strumenti, alternata con delle realizzazioni individuali di strumenti;

e. uso funzionale degli oggetti e degli strumenti realizzati:
- nei giochi strumentali;
- negli esercizi di educazione uditiva;
- nelle attività di creazione sonora.

4. Il gesto intenzionalmente musicale

L'esperienza spontanea creata dagli elementi per la presa di coscienza della relazione tra il gesto e il risultato sonoro. La capacità di evocazione di questa relazione è all'origine dell'elaborazione di gesti intenzionalmente musicali via via più raffinati e complessi.

a. Interesse a concepire il gesto musicale;
b. progettazione del suono da produrre e concettualizzazione del gesto destinato a realizzarlo;
c. qualità del gesto musicale in rapporto con i comandi neuromotori e il sistema neurofisiologico;
d. svolgimento del gesto e produzione del suono in uno spazio acustico determinato;
e. analisi delle qualità del suono prodotto in rapporto all'intenzione iniziale;
f. aggiustamento della motricità in funzione delle correzioni suscitate dal risultato sonoro;
g. esercizio della memoria tattile e motoria nella produzione di suoni strumentali e di suoni del linguaggio.

5. Orientamento spaziale con l'aiuto dell'ascolto

Questo lavoro consiste nel dimostrare ed esplorare il ruolo dell'ascolto nell'orientamento spaziale, sviluppando la lateralizzazione uditiva.

a. Localizzazione della fonte sonora in rapporto all'uditore;
b. distanza della fonte sonora in rapporto all'ascoltatore;
c. spostamento della fonte sonora nello spazio e modificazione della percezione dell'ascoltatore;
d. velocità di spostamento della fonte sonora e tempi di reazione dell'ascoltatore;
e. localizzazione di diverse fonti che emettono in successione dei suoni nello spazio;
f. localizzazione di diverse fonti che emettono simultaneamente dei suoni nello spazio;
g. considerazione del ruolo rispettivo della frequenza, dell'intensità, della durata e del timbro in questo orientamento.

6. Percezione della durata e ascolto

Gli strumenti musicali facilitano l'analisi dei rapporti temporali, che a turno partecipano allo sviluppo della sensibilità musicale e alla costruzione di tutte le strutture espressive e in particolare linguistiche.

a. Motricità sincronizzata con i suoni strumentali poi con i suoni delle parole;

b. valutazione della durata dei suoni, ed espressione della sensazione di durata in modo analogico:
– con l'aiuto del movimento di un dito;
– con l'aiuto del movimento della mano;
– con l'aiuto del movimento del braccio o del corpo intero, simultaneamente o posteriormente all'emissione sonora;

c. considerazione della frequenza, dell'intensità e del timbro nella percezione della durata;

d. valutazione della durata di sequenze linguistiche e di sequenze musicali, e di sequenze musico-linguistiche (canti con testi);

e. considerazione della affaticabilità del bambino e delle sue capacità d'ascolto nella modificazione della percezione della durata.

7. Pratica musicale vocale e strumentale

L'introduzione degli strumenti musicali nel lavoro sulla voce permette di illustrare in modo adatto le componenti della voce, e di modificarne le caratteristiche nel quadro del progetto pedagogico.

a. Sviluppo dell'espressione con gli strumenti;

b. improvvisazione e memorizzazione di sequenze;

c. presa di coscienza delle componenti vocali;

d. esplorazione dei meccanismi modificanti le componenti vocali;

e. gioco simultaneo della voce cantata e dello strumento:
– a livello della percezione;
– a livello della produzione;

f. sviluppo del senso armonico attraverso:
– la messa in opera di orchestrazioni;
– la pratica di più strumenti;
– la creazione di opere armoniche;

g. percezione armonica di voci cantate e di voci parlate;

h. imitazione vocale dei suoni strumentali e imitazione strumentale dei suoni vocali.

8. Strumenti musicali e linguaggio

Uno dei ruoli fondamentali dell'uso della musica è la facilitazione della comunicazione attraverso la parola normale, in funzione dei campi comuni della musica e del linguaggio nell'ambito della motricità e della percezione.

a. Ritmi della voce parlata espressa con diversi strumenti musicali, esplorandone tutte le bande di frequenza:
- ritmi fonetici;
- ritmi di filastrocche intere;
- ritmi di una frase;
- ritmi di una recita;

b. imitazione, con l'aiuto di strumenti musicali, di voci umane considerando l'insieme dei parametri acustici;

c. produzione di curve intonative della voce con gli strumenti musicali, prendendo in considerazione il timbro dello strumento in rapporto al timbro della voce.

d. uso degli strumenti considerando la struttura acustica del suono prodotto e la struttura acustica dei fonemi da introdurre.

e. Imitazione degli strumenti con la voce

f. Utilizzazione dei ritmi e degli strumenti nella lettura per:
- il sostegno della dinamica;
- la giusta articolazione;
- la varietà degli accidenti e la ricchezza dell'intonazione.

9. Fatti musicali e rappresentazione analogica

Certamente non esistono delle analogie perfette fra fatti musicali e fatti linguistici, ma l'esplorazione di alcune di esse risulta pertinente e arricchente, in particolare nel quadro dell'educazione del bambino sordo.

a. Rappresentazione grafica analogica del gesto musicale:
- con gli strumenti
- con la voce cantata

b. Rappresentazione grafica analogica della sensazione sonora globale:

c. Rappresentazione grafica analogica di ogni parametro:
- melodia;
- intensità;
- timbro;
- ritmo;

d. rappresentazioni grafiche analogiche con combinazioni dei parametri;
e. espressione pittorica di evocazioni suggerite dall'ascolto di sequenze musicali;
f. espressione corporea di sequenze musicali.

10. Mimo di fenomeni della natura e della società

Il lavoro con gli strumenti musicali non può concepirsi senza la considerazione del contesto affettivo e del contesto sociale, il quale implica l'uso di procedure quali il mimo, la rappresentazione di fenomeni naturali e di fatti sociali.

a. Mimare, con gli strumenti e i loro suoni, delle scene di vita quotidiana;
b. imitare, con l'aiuto di strumenti musicali:
  – gli animali domestici;
  – i suoni dell'ambiente;
  – i suoni di fenomeni naturali (vento, pioggia...);
  – i suoni provenienti da azioni quali grattare, battere, martellare...
c. esprimere, con gli strumenti, delle emozioni che si tende in seguito ad esprimere con i linguaggio;
d. mimo di gesti strumentali e di posture, con produzione vocale del suono corrispondente;
e. giochi di mimo di voce parlata nell'ambito di contesti inusuali:
  – con un altro senso;
  – con un controsenso.

11. Rapporto tra ascolto ed educazione musicale

Gli stimoli appropriati dell'ascolto favoriscono uno sviluppo neurologico equilibrato tra la funzione concettuale sonora o musicale e l'esecuzione della sequenza.

a. Motricità globale e motricità fine con gli strumenti musicali;
b. influenza dei parametri conosciuti sulla qualità della motricità con lo strumento;
c. analisi di sequenze prodotte da altri bambini, dal punto di vista del rapporto gesto-suono;
d. analisi di proprie sequenze che si producono, apportandovi delle modifiche:
  – attraverso una trasformazione intenzionale del gesto avendo per con-

seguenza una produzione sonora differente;
  - attraverso una modifica del gesto subordinato alle qualità del nuovo suono che si intende produrre;

e. esplorazione degli elementi corporei (piedi, mani, dita, lingua) nelle pro duzioni sonore;

f. studio della lateralizzazione in funzione degli strumenti e delle loro implicazioni motorie.

12. Composizioni musicali scelte

Si basano sui processi imitativi nella musica, tratte dal repertorio musicale, dall'ambiente o create pedagogicamente e poste all'attenzione dei bambini con deficit uditivo, queste composizioni mettono alla prova le strutture musicali nei differenti contesti integrando in modo naturale la voce cantata e la parola.

a. Espressione di sentimenti e di stati d'animo:
  - gioia e crisi, danza, festa, sorriso;
  - tristezza, dolore, pianto;
  - forza, sforzo, azione;
  - quiete, riposo, sonnolenza;
  - agitazione, litigio, minaccia;
  - fatica, lentezza, pesantezza;
  - leggerezza, chiarore, delicatezza;
  - raccoglimento, calma, preghiera;
  - corsa, impazienza, nervosismo;

b. ascolto e analisi di impressioni comparate tra più sequenze musicali;

c. ascolto e analisi di impressioni comparate tra più sequenze linguistiche;

d. creazione di sequenze musicali modificando degli elementi di sequenze linguistiche e viceversa.

13. Creatività a scuola e fuori della scuola

Funzione artistica per natura, la creatività sviluppa tutto: sia la produzione linguistica che la produzione musicale. La creatività musicale, per i suoi aspetti ludici e originali, genera una capacità generale nel trattare il suono, in particolare i suoni vocali parlati e cantati.

a. Creazione di sequenze sonore, oltre che vocali e strumentali (suoni dell'ambiente);

b. Creazione di sequenze musicali utilizzando:
- uno strumento solo;
- diversi strumenti;

c. creazione di sequenze vocali cantate:
- a una voce;
- a più voci;

d. trasformazione di testi parlati in testi cantati;
e. trasformazione di canti in testi parlati;
f. creazione di sequenze facendo intervenire simultaneamente gli strumenti musicali, la voce cantata e la voce parlata;
g. creazione di filastrocche e di storie.

C. MODALITÀ DI APPLICAZIONE

1. Presentazione dei moduli

Ogni modulo contiene la strategia da sviluppare nell'educazione uditiva del bambino sordo. I moduli sono dieci e rappresentano ognuno un polo di proposte concrete. Ognuno dei dieci moduli si compone di quattro programmi che saranno l'oggetto dello svolgimento seguente.

ASCOLTO	A
FREQUENZA	F
ARMONIA	H
INTENSITA'	I
LINGUAGGIO	L
MOTRICITA'	M
PRATICA STRUMENTALE	P
RITMO	R
TIMBRO	T
VOCE	V

A. MODULO D'ASCOLTO

1. Le condizioni di ascolto;
2. Tecniche d'ascolto dei suoni musicali;
3. Sviluppo dell'ascolto delle parole;
4. L'ascolto e la produzione simultanea.

F. MODULO FREQUENZA

1. Discriminazione delle frequenze;
2. Qualità informazionale della melodia;
3. Esercizio della produzione delle frequenze vocali;
4. Progressione dei grafismi analogici.

H. MODULO ARMONIA

1. Esercizio dell'ascolto armonico;
2. Esercizio dell'analisi armonica;
3. Le produzioni armoniche vocali;
4. Le produzioni armoniche strumentali.

I. MODULO INTENSITÀ

1. Esercizi di produzione;
2. esercizi di percezione e di analisi;
3. rappresentazioni grafiche delle variazioni d'intensità;
4. sviluppo degli accenti della parola.

L. MODULO LINGUAGGIO

1. Sviluppo delle qualità prosodiche delle parole;
2. esercizi dalla musica alla parola;
3. esercizi dal linguaggio alla musica;
4. esplorazione dei rapporti analogici fonemi/suoni musicali.

M. MODULO MOTRICITÀ

1. Sviluppo del gesto strumentale;
2. dalla macromotricità alla motricità fine;
3. esercizi sul rapporto motricità/ascolto;
4. esercizi di motricità in rapporto alla voce.

P. MODULO PRATICA STRUMENTALE

1. Pratica strumentale individuale;
2. pratica strumentale collettiva;
3. realizzazione di sequenze;
4. creazione di sequenze.

R. MODULO RITMO

1. La nozione di tempo; battuta; accadimenti sonori;
2. Ritmi della parola e ritmo vocale;
3. Progressione degli esercizi ritmici;
4. Realizzazione di poliritmi (voce e strumenti).

T. MODULO TIMBRO

1. Presentazione degli strumenti
2. Discriminazione uditiva dei timbri
3. Utilizzazione delle carte degli strumenti (spartiti)
4. Costruzione di strumenti

V. MODULO VOCE

1. Voce cantata e voce parlata;
2. esercizio collettivo sulla voce;
3. lavoro individuale sulla voce;
4. voce e strumenti.

2. Sviluppo dei programmi

Senza pretendere e senza allo stesso modo presentare *in extenso* e fin nel minimo dettaglio i programmi di ogni modulo, ci sembra a questo punto del nostro studio che lo sviluppo di questi programmi dimostri quale funzione abbia il dispositivo musicale e linguistico nell'educazione uditiva del bambino sordo, e che tale studio faciliti le modalità d'applicazione per il personale specializzato che interviene sui bambini sordi.

Ora è necessario fare due osservazioni:

– se i programmi vengono sviluppati, essi non sono né completi nel loro sviluppo (si arricchiscono costantemente nella clinica) né dettagliati nella loro realizzazione (che verrà fatta oggetto di un lavoro metodologico);

– è il caso di distinguere tra questi programmi e la pedagogia di cui si valgono. Questa infatti viene fatta oggetto di lavori direttamente con il personale specializzato e in un contesto clinico.

A.1 CONDIZIONI D'ASCOLTO

Queste condizioni sono di quattro ordini: acustico, materiale, psicologico e temporale.

CONDIZIONI ACUSTICHE: Lo spazio dove si svolgono le attività di educazione uditiva deve essere minuziosamente scelto e sistemato. La stanza deve essere spaziosa per contenere bambini e strumenti e permettergli di muoversi nello spazio facilmente. I suoni devono poter essere riverberati dai muri in modo soddisfacente, ma un tasso minimo di assorbimento dovrà essere rispettato perché non si producano delle confusioni sonore quando diverse emissioni si succedono rapidamente.

Il soffitto dovrà essere abbastanza basso e costituito di lastre isofoniche, così che l'energia sonora non si perda nella parte superiore del volume del locale. Il suolo dovrà essere ricoperto di moquette per l'assorbimento dei suoni e il benessere nei giochi sul pavimento, soprattutto con i bambini piccoli. Si dovrà poi lasciare nella stanza uno spazio attrezzato con una piattaforma in pino di alcuni metri quadrati di superficie, che sarà utilizzata nella fase di esercizio della percezione vibratoria e dell'ascolto sul pavimento, in posizione distesa.

È fondamentale che nessun suono parassita possa turbare l'ascolto e l'analisi dei bambini; così come non potrà essere tollerato nessun fattore sonoro dai locali vicini o dall'esterno. L'esigenza di ascolto che possiamo far sorgere nei bambini deve avere per corollario l'esigenza di buone condizioni acustiche. Siamo stati troppo spesso sorpresi dalle condizioni sfavorevoli nelle quali si svolgono le sedute in cui l'adulto esige dal bambino quello che non potrebbe ammettere per se stesso se fosse nelle stesse condizioni di ascolto deficitario.

CONDIZIONI MATERIALI: Per favorire l'ascolto del bambino è necessario, per quanto riguarda la musica, disporre di un impianto ad alta fedeltà di una potenza di circa 80 watt, dotato di quattro uscite munite ognuna di un altoparlante a tre livelli: uno per i suoni gravi, uno per i medi, uno per gli acuti.

Queste quattro uscite acustiche devono essere disposte ai quattro angoli della stanza in modo che il punto di convergenza delle quattro fonti sia il punto centrale della maggior parte delle attività di educazione uditiva. Converrà anche orientare le uscite in modo che nelle tre posture in piedi, seduti, distesi, la percezione sia ottimale.

Generalmente le uscite saranno disposte all'altezza dell'orecchio (per dei bambini seduti sulle sedie), ma la loro posizione non deve essere fissa, per permettere alle uscite una certa mobilità (al fine di spostarle rapidamente in alcuni giochi sonori).

L'impianto di alta-fedeltà deve essere provvisto:
- di un amplificatore di 80 watt con regolatore del tono ed equalizzatore;
- di una doppia piastra con due prese per microfoni;
- di un piatto per dischi in vinile;
- di due microfoni e di due aste.

Questo materiale deve essere disposto ad un'altezza media e deve essere accessibile rapidamente; i bambini devono poterlo utilizzare senza sforzo per diverse manipolazioni. Un unico telecomando per tutti gli apparecchi facilita la qualità dell'ascolto evitando degli spostamenti che rompono la concentrazione e disperdono l'attenzione.

Dieci cuffie devono poter essere legate ad una scatola di distribuzione, essa stessa collegata ad un apparecchio SUVAG II munito di tutte le sue capacità di filtraggio. Per facilitare la libertà di evoluzione nello spazio, il sistema a infrarossi sopprime il fastidio dei fili delle cuffie (la descrizione del sistema è stata fatta nella prima parte). Si dovranno adattare al SUVAG II due microfoni. Saranno anche necessari dieci vibratori per collegare in qualsiasi momento:

- la presa di coscienza dei fenomeni vibratori;
- la comprensione della parola;
- l'ascolto delle sequenze musicali;
- i giochi linguistici e musicali.

CONDIZIONI PSICOLOGICHE: Malgrado le migliori condizioni acustiche e le migliori condizioni materiali, la voglia di ascoltare del bambino nascerà con il piacere dell'ascolto che l'adulto stesso manifesterà, con la giusta progressione di proposte di ascolto, e con la considerazione attenta delle reazioni del bambino e del suo comportamento.

Le proposte d'ascolto dovranno variare:

- in rapporto all'età del bambino;
- in rapporto alla dinamica o alla fatica dei bambini da una seduta all'altra;
- in rapporto agli avvenimenti familiari o personali che colpiscono il bambino.

L'adulto non deve mai esigere l'ascolto, ma portare il bambino a provare un interesse talmente forte per il suono, che egli ascolti.

CONDIZIONI TEMPORALI: I tempi di ascolto devono essere di qualche secondo se si tratta di suoni isolati, dai due a tre minuti o più se si tratta di sequenze strutturate. Ma, all'interno della seduta di educazione uditiva questi tempi di ascolto devono costituire più di un terzo della seduta. Il limite di tempo d'ascolto è spesso dato dal bambino che si distrae e questo tempo varia da una seduta all'altra, da un bambino all'altro. Ma è anche in funzione delle qualità pedagogiche dell'adulto che interviene sui bambini.

Ecco a titolo indicativo i tempi delle sedute giornaliere nell'educazione uditiva di gruppo che suggerisco:

- bambini piccoli e fino ai tre anni, trenta minuti;
- dai tre ai sette anni, quarantacinque minuti;
- dopo i sette anni, un'ora.

Quattro elementi meritano di essere considerati:
- il momento dell'ascolto nella seduta;
- la disposizione dei bambini nello spazio;
- gli aiuti tecnici all'ascolto;
- la progressione globale.

Il momento dell'ascolto nella seduta: il momento dell'ascolto deve intervenire abbastanza presto nella seduta. Questo non esclude ora un altro tempo di ascolto alla fine della seduta, per lo svago e il ritorno alla calma se l'attività precedente era particolarmente eccitante, ma non si tratta più allora di un ascolto analitico, ma di un ascolto più globale della sequenza. Più il tempo di ascolto comporterà delle esigenze analitiche, prima dovrà situarsi nelle sedute. Del resto, può anche accadere che certe sedute siano consacrate interamente all'ascolto; si alternano allora dei momenti forti e dei momenti meno intensi.

La disposizione dei bambini nello spazio: l'adulto deve sempre controllare che tutti i membri del gruppo siano nel suo campo visivo, in modo da essere veramente con i bambini durante l'ascolto e considerare l'attitudine all'ascolto di ognuno. Per non essere disturbati nel loro ascolto, i bambini devono avere una postura corporea confortevole (ben seduti, o in piedi, o distesi). Le informazioni visuali ridondanti devono essere precedentemente scartate: luce viva che occasiona un fastidio, qualcuno che si muove nella stanza... Nei giochi di ascolto, se accade che un bambino si volti al momento di un indovinello sonoro conviene chiedergli di rigirarsi e di bloccare lo sguardo affinché, una volta girato, la sua analisi uditiva non sia disturbata dall'analisi visiva che fa del suo nuovo ambiente.

Se si tratta di un gioco con uno strumento conviene controllare, nel quadro dell'ascolto, affinché il bambino non possa esimersi dall'ascoltare osservando tale movimento o tale postura. Nel 1979, ho avuto una prima esperienza significativa in questo ambito: lavoravo da poco con un gruppo di bambini sordi di circa dieci anni e avevo iniziato, con l'aiuto della chitarra, nella quale era stato piazzato un microfono con il mettere alla prova l'opposizione sonora grave/acuto. I bambini osservarono tutti, ascoltando, la più grande vibrare ed anche la più piccola; percependo bene l'opposizione; il riconoscimento della opposizione proseguì, ma questa volta mi ero girato con lo strumento; di nuovo nessun bambino fece uno sbaglio; ma quando questi stessi suoni furono registrati e diffusi, apparirono molti errori nella valutazione della opposizione. Facemmo allora la stessa esperienza piazzandoci con lo strumento dietro la porta (la chitarra era sempre collegata con un microfono all'amplificatore SUVAG) e gli errori furono numerosi come nel contesto di diffusione dei suoni registrati.

Ricominciando a suonare in mezzo a loro, ma con le spalle girate, non ci fu nessun errore di opposizione. La spiegazione era questa: anche non vedendo quale corda era pizzicata (la più grave o la più acuta), i bambini deducevano dalla modificazione della posizione del gomito e dell'avambraccio, che intravedevano, se era la corda in basso o in alto ad essere verosimilmente pizzicata. Facendo questo, tutta loro attenzione era nell'analisi visiva della situazione, e quello che noi pensavamo essere un gioco d'ascolto e di analisi uditiva si realizzava invece come un gioco di osservazione visiva.

Gli aiuti *tecnici all'ascolto*: la situazione uditiva ottimale si ottiene con le cuffie nella maggior parte delle situazioni. Le cuffie permettono in effetti un'amplificazione superiore rispetto alle protesi e soprattutto, legate al complesso hi-fi o al SUVAG, trasmettono suoni modificati a piacere dal bambino stesso o dall'adulto, per adattare la struttura acustica della sequenza sonora all'ascolto del bambino. Anche tutte le nuove proposte, tutti i sofisticati esercizi di ascolto e di analisi, dovranno farsi all'inizio con l'aiuto delle cuffie (per il bambino a partire dai tre anni). Ora, dei tempi dovranno regolarmente essere consacrati a degli esercizi d'ascolto con le protesi (perché è il modo di percepire abituale del bambino sordo durante la giornata) così come senza le protesi (né le cuffie).

La progressione globale: il rispetto delle seguenti consegne è fondamentale.

- ❑ non si può esigere da un bambino che egli ascolti se le condizioni di tale ascolto non sono favorevoli. Vale a dire, non può esistere la richiesta di ascoltare «a tutti i costi» perché l'esercizio è previsto nella seduta.
- ❑ si tratta sempre di partire dagli elementi più semplici verso i più complessi, sia che si tratti di musica che di linguaggio.
- ❑ un suono del linguaggio o della musica non può essere considerato come ben percepito, giustamente analizzato, riconosciuto, che dopo essere stato presentato nel più grande numero di contesti differenti possibili.
- ❑ conviene sempre riprendere la prima fase di ascolto in caso di difficoltà del bambino. Questa fase *sensoriale* deve permanentemente servire come referente, perché il bambino sordo, prima ancora dell'udente, deve essere un osservatore critico delle sensazioni vibratorie e sonore che prova.

- man mano che si va avanti, il tempo di analisi del suono da parte del bambino deve ridursi. Le tecniche di ascolto devono aiutare il bambino a divenire molto pronto nel saggiare i suoni, malgrado la loro distorsione, per rispondere rapidamente all'informazione ricevuta, che essa sia di ordine linguistico o musicale.

A.3 SVILUPPO DELL'ASCOLTO DELLA PAROLA

La parola è il materiale sonoro più estraneo al bambino sordo nel senso che la parola, confrontata con la voce cantata e i suoni strumentali, è quella che arriva al cervello del bambino nelle condizioni acustiche più difficili. Lo sviluppo dell'ascolto della parola dipenderà essenzialmente dalla riuscita della *fase prelinguistica*. Mentre è difficile, e spesso inutile, distinguere nel bambino tale fase, questo periodo è al contrario di una importanza capitale nello sviluppo della comunicazione orale del bambino sordo.

In effetti, se si prevede che in un giorno futuro il bambino sordo profondo manifesti dell'interesse per l'ascolto della parola, conviene fin dall'inizio sviluppare il suo interesse per il suono stesso: suonare con il suono per il suono, vale a dire senza altri obiettivi che il piacere delle sensazioni sonore, lo scambio nei giochi sonori, l'esplorazione sonora degli oggetti, degli strumenti... Si tratta dunque di un periodo prelinguistico poiché il bambino non potrà accedere alla strutturazione delle emissioni vocali linguistiche se l'interesse al suono in generale non sarà stato precedentemente sviluppato. Ed è proprio perché il bambino sordo non si diverte più che cessa la lallazione verso gli otto-nove mesi, al momento della presa di coscienza del valore delle produzioni sonore. Si tratta allora di continuare a giocare in modo sonoro con il bambino, limitando la quantità di consegne linguistiche e moltiplicando le stimolazioni strumentali e vocali cantate.

Lo sviluppo dell'ascolto della parola giunge prima e in modo più naturale nel bambino sordo quando, partendo dalla voce cantata, si introducono progressivamente degli elementi parlati, già noti al bambino perché gli sono stati cantati spesso e quindi con un interesse comunicazionale evidente per il bambino.

A.4 ASCOLTO E PRODUZIONE SIMULTANEE

Il bambino sordo prova spesso delle difficoltà quando ascolta e altri suoni che lui (seleziona) sono prodotti contemporaneamente; il suo ascolto è ugualmente disturbato quando produce egli stesso dei suoni mentre sta ascoltando.

Ascolto in contesto polifonico: la realtà quotidiana ci conduce spesso ad ascoltare qualcuno che parla, o una musica diffusa, il tutto ricevendo altre informazioni sonore. Abbiamo la capacità di selezionare l'informazione sonora che ci interessa e di diminuire la rilevanza di altri suoni a livello dell'orecchio medio e a livello del cervello. Il bambino sordo non ha così facilmente questa capacità perché, così come per captare visivamente bisogna vedere correttamente, per captare uditivamente bisogna udire. Ora, come estrapolare un suono in una massa sonora confusa e percepita con molte distorsioni? È precisamente tale capacità che, ben presto, dobbiamo sviluppare nel bambino sordo, mettendolo regolarmente in un contesto in cui deve dare priorità all'analisi dell'una o dell'altra informazione in presenza di informazioni multiple simultanee. Ciò si fa progressivamente introducendo nell'ascolto una seconda informazione, poi due, poi tre... e ugualmente considerando la natura degli altri suoni: si introdurranno per primi dei suoni acusticamente molto differenti rispetto a quello proposto, poi man mano se ne avvicineranno le caratteristiche.

Ascolto e produzione : il bambino sordo deve così piuttosto presto abituarsi ad ascoltare le proprie produzioni vocali, registrate e in diretta, al fine di facilitare le correzioni, cui giungerà egli stesso, utili da apportare al suo linguaggio. Egli deve poter suonare uno strumento ed esprimere un giudizio su quello che suona: per questo, molte proposte saranno volte a non focalizzare più tutta l'attenzione (in situazione di gioco strumentale) sui movimenti che si stanno per fare, ma a consacrarla ugualmente all'ascolto e all'analisi del risultato sonoro.

F.1 DISCRIMINAZIONE DELLE FREQUENZE

Importanza dell'origine della sordità: se la sordità è di origine ereditaria, il cervello del bambino sordo non avrà mai ricevuto informazioni frequenziali in condizioni normali, e sarà sempre più difficile per questo bambino distinguere ed opporre le diverse frequenze sonore; infatti, più la sordità appare tardivamente (un po' prima della nascita, al momento della nascita, dopo la nascita) e meno il bambino proverà difficoltà a sviluppare questa capacità...

Importanza del grado di sordità: in quest'ambito, le informazioni che apporta l'audiometria sono preziose ma insufficienti. Esse sono preziose perché sappiamo quali sono le frequenze in suoni puri meglio o peggio percepite dal bambino. Esse però sono insufficienti perché l'esplorazione del campo uditivo, per essere completa, dovrà aversi anche con la voce parlata, la voce cantata e gli strumenti musicali (con un rappresentante di ogni famiglia di timbri). Si disporrà allora di indicazioni relative al grado di sordità ma anche relative ai diversi contesti di percezione.

Possibilità: i bambini udenti distinguono, all'età di sei anni, tra due suoni lontani di un tono. Sappiamo ugualmente che il bambino udente è particolarmente sensibile ai suoni acuti (primo capitolo). Per il bambino sordo è il contrario: la sordità colpisce all'inizio e con un più grande danno la zona sensibile alle frequenze acute. Converrà dunque, con i bambini sordi, moltiplicare le proposte di frequenze medie e gravi ma, allo stesso tempo, verificare con l'aiuto di uno strumento come il *melisson* (strumento elettroacustico, capace di *bilanciare* progressivamente da 1 a 18.000 hertz) dove si situa, per una intensità media, la soglia al di sotto della quale il bambino non reagisce più e soprattutto notare le frequenze alle quali reagisce in modo particolare.

Progressione: una volta stabilito il massimale di percezione del bambino, avendo considerato il parametro del timbro nell'esplorazione, si tratta di produrre regolarmente dei suoni agli estremi del campo stabilito, e un po' meno spesso dei suoni acuti del massimale osservato. All'inizio di queste proposte sonore, si aumenterà l'opposizione di frequenze attraverso l'opposizione dei timbri, per esempio: un suono grave al basso, un suono acuto al violino. Quando l'opposizione è pertinente non si lascia sussistere che l'opposizione di frequenze. Poco a poco, si deve ogni volta:

- ❑ allargare il campo utilizzando regolarmente dei suoni che si situano ai limiti e respingendoli (soprattutto verso l'acuto);
- ❑ diminuire gli scarti di frequenza avvicinando progressivamente l'uno all'altro i suoni proposti. L'analisi qualitativa dell'informazione s'affina allora in qualche anno, a condizione che il bambino abbia beneficiato di una pedagogia appropriata, la discriminazione si fa sulle scale del semitono, indipendentemente dal grado di sordità;
- ❑ esplorare sistematicamente le zone situate fuori del campo uditivo espresso dagli audiogrammi, affinché nessuna sensibilità a una frequenza determinata per un timbro determinato sfugga alla nostra conoscenza.

Questa discriminazione di frequenze, siano esse vocali, cantate o strumentali, associerà la produzione all'analisi: il bambino deve quindi essere tanto il generatore di frequenze vocali o strumentali che l'analista e la sua capacità di analisi delle frequenze si svilupperà tanto più facilmente se suonerà lui stesso tali opposizioni con la voce e gli strumenti.

Più il bambino è piccolo e più il ricorso ai movimenti sonori precederà la presentazione dei suoni fissi. Questi movimenti sonori saranno ascendenti, discendenti, ascendenti poi discendenti, discendenti e ascendenti. La sensazione ottenuta da un movimento sonoro è sempre più intensa (a livello della pertinenza frequenziale) del suono fisso, perché quest'ultimo non occupa che uno spazio della scala nello spazio sonoro; il movimento sonoro è comparabile a una scala meccanica gigante i cui scalini si siano improvvisamente appiattiti. Il movimento sonoro lascia allora un tratto nello spazio frequenziale mentre il suono fisso non lascia che un punto. Il primo sarà reperito più facilmente del secondo.

F.2 QUALITÀ INFORMAZIONALE DELLA MELODIA

Definizione della melodia: la melodia può definirsi come una successione di opposizioni frequenziali. La melodia è più difficile da analizzare del movimento sonoro che, in qualche secondo, manifesta degli scarti importanti in hertz. La melodia utilizza degli spazi della scala, ma questi sono spesso vicini gli uni agli altri; gli scarti in hertz sono dunque relativamente *piccoli* e la loro percezione e soprattutto la loro analisi diviene più difficile.

Esercizio della coscienza melodica: un bambino udente di tre anni ha già una coscienza ritmica; in effetti può, con l'aiuto di un carillon o di un tamburello, suonare il ritmo di *J'ai du bon tabac* o *Une souris verte*; potrà anche, nell'ambito di giochi appropriati, riconoscere la canzone all'ascolto del suo solo ritmo, trovare un errore in una sequenza... La coscienza melodica, e quello che la concerne, non interverrà, nei casi migliori, che dopo i quattro anni. Prima dei quattro anni (ma tutto qui deve essere di nuovo messo in relazione al bambino e al suo ambiente), il bambino annuncia che suonerà, allo xilofono e al piano *J'ai du bon tabac* e farà in realtà, a livello melodico, una cosa qualsiasi; solo il ritmo sarà conforme al modello imitato; e se voi dite in quel momento preciso al bambino che ha suonato qualcos'altro o che questo non è il vero *J'ai du bon tabac*, l'artista si offenderà e vi garantirà che si tratta della versione esatta. Qualche tempo più tardi, il bambino diviene capace di affermare che non si tratta della versione giusta quando qualcun altro suona con degli errori melodici e il bambino stesso spesso smette di suonare quando «non la sa», perché è consapevole del fatto che la sua produzione differisce melodicamente dal modello. La stessa cosa accadrà per il canto: prima di arrivare a tale consapevolezza melodica, il bambino parte con il tono giusto, ma poi senza alcun fastidio si perde melodicamente in tonalità vicina, cosa che fa affermare a torto alle persone che gli stanno intorno che il bambino stoni, in realtà il canto è stonato in rapporto al modello, ma non in rapporto alla consapevolezza del bambino. Nel bambino sordo profondo, questa coscienza melodica interviene verso i sette anni, dopo più anni di proposte musicali appropriate.

F.3 Esercizio della produzione delle frequenze vocali

Con il bambino sordo, la voce deve essere sempre considerata come uno strumento musicale. Se si intende favorire i suoni delle parole, conviene avere esercitato, in modo sistematico, la voce in tutti i sensi.

Il punto di partenza deve essere la presa di coscienza dei meccanismi naturali della fonazione. Si domanda ancora troppo spesso al bambino di controllare che la sua voce non stia un'ottava sopra, quando egli non sa neanche cosa significhi. L'adulto dovrà dunque, anche lui, avere la capacità di emettere dei suoni, come il sordo, neutralizzando i controlli effettuati abitualmente. Inoltre:

- ❑ da una parte l'adulto *saggia* la voce del bambino sordo;
- ❑ dall'altra, il bambino sordo prende coscienza dei meccanismi delle proprie produzioni, può conoscere la strutturazione della propria voce e modificarne, non in modo incerto come accade generalmente con le voci dei sordi, ma intenzionalmente la tensione, il timbro, l'energia...

Questo esercizio di produzione delle frequenze vocali con il bambino sordo esige dall'adulto le seguenti capacità:

- poter produrre egli stesso qualsiasi suono in fonazione naturale;
- poter imitare il timbro di ogni bambino in modo che, nei giochi vocali, il bambino possa «esercitare la sua voce» con un timbro uguale;
- individuare immediatamente tutte le variazioni frequenziali della voce dei bambini.

Una delle difficoltà maggiori del bambino sordo è di non poter mantenere stabile una frequenza vocale; questo rileva non una incapacità, ma un errore nel processo cognitivo: prima di cominciare con i suoni stabili si è chiesto al bambino di produrre dei suoni «che bruciano tutti i tempi» (letteralmente) e la frequenza vocale stabile non può durare; conviene invertire il processo. I giochi vocali, da quando sono bambini fino a quando divengono adolescenti, sono una delle chiavi principali:

- della voglia del bambino di utilizzare la sua voce, per parlare o per cantare;
- della qualità delle produzioni vocali parlate o cantate.

F.4 Progressione dei grafismi analogici

Questi grafismi sono sempre preceduti da grandi movimenti del corpo e delle braccia in particolare. Le sequenze sonore devono essere realizzate, per ogni configurazione, dalla voce cantata e da un numero consistente di strumenti.

1.

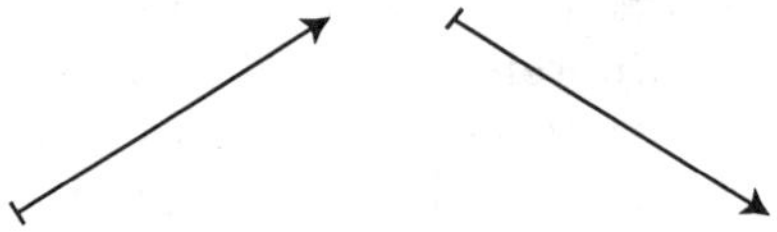

opposizione tra un suono che diviene acuto
e un suono che diviene grave

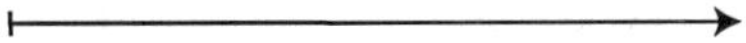

introduzione dell'opposizione suono stabile

2.

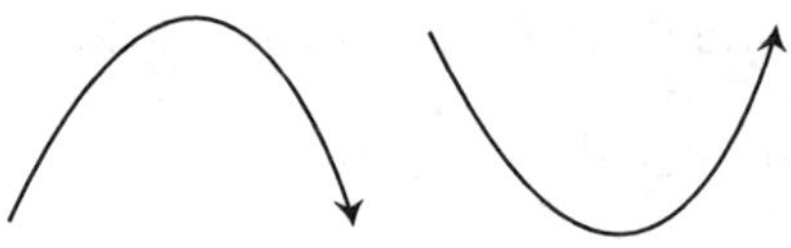

introduzione dell'opposizione suono che diviene acuto
e ridiventa grave/suono che diviene grave e ridiventa acuto

3.

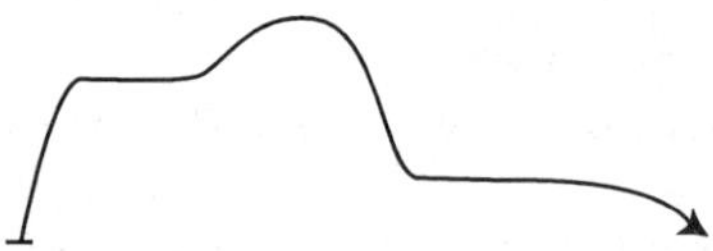

introduzione di serie comportanti le differenti opposizioni (analisi)

4.

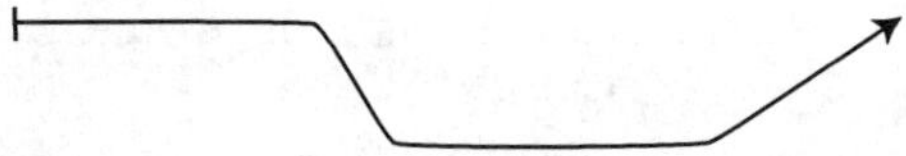

invenzione del bambino di grafismi che diano nascita ad una realizzazione sonora e possano rappresentare analogicamente un oggetto. Qui: una casseruola

5.

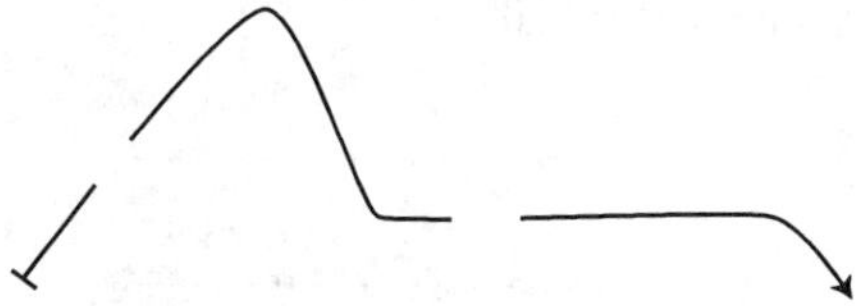

introduzione della discontinuità: il suono non viene più inteso come movimento continuo. Questo sollecita la rappresentazione mentale del movimento sonoro nel momento in cui non è più percepito. Avverrà ugualmente la produzione, vocale o strumentale

6.

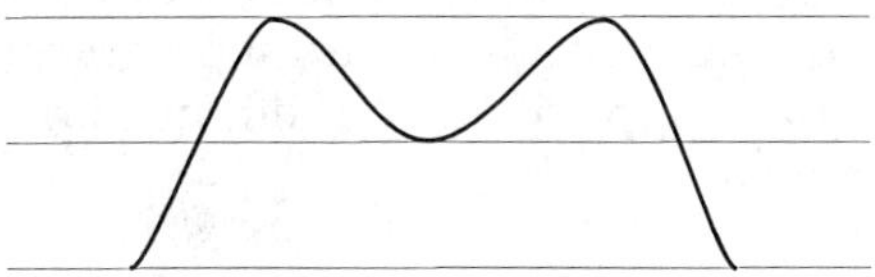

7.

introduzioni di linee di riferimento: grave e acuto durante un tempo, poi medio. Qui: una montagna, o la lettera M, o un berretto da asino.

8.

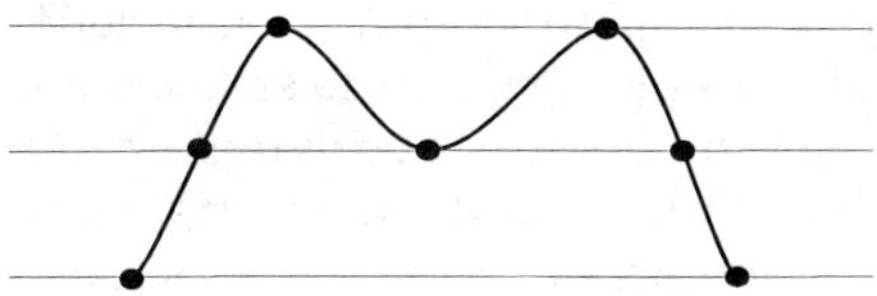

non si realizzano che i punti alle intersezioni

9.

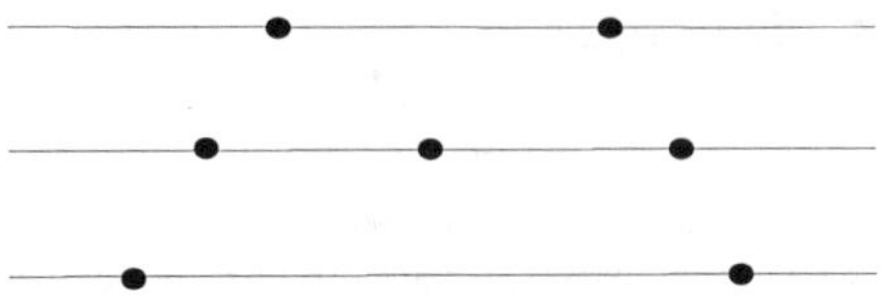

sparizione del grafismo del movimento sonoro per non lasciare che i punti

10.

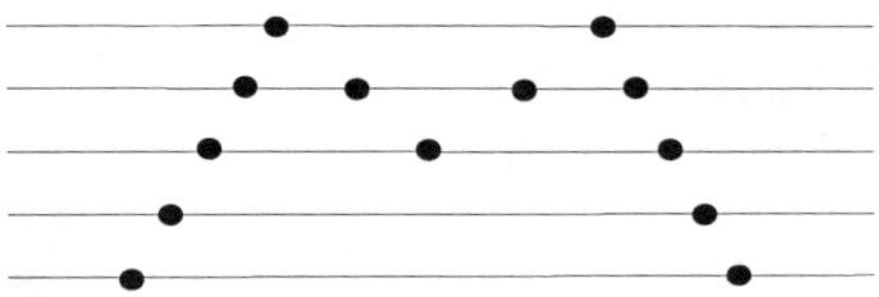

introduzione di due linee intermedie; le nostre cinque linee sono la premessa del pentagramma musicale

Gli intervalli prodotti vocalmente o dagli strumenti devono essere grandi all'inizio dell'estensione di questi grafismi e ridursi progressivamente, osservando precisamente a quali tappe di questa diminuzione la loro opposizione non è più pertinente.

H.1 Esercizio dell'ascolto armonico

L'ascolto armonico si distingue dall'ascolto dicotico. Nel contesto dell'ascolto dicotico, il soggetto riceve contemporaneamente due informazioni sonore diverse, una che perviene all'orecchio destro e l'altra che perviene all'orecchio sinistro. L'ascolto armonico sollecita l'ascolto binaurale: le due orecchie captano nello stesso tempo delle informazioni sonore differenti.

Nella vita quotidiana, il sordo sperimenta una situazione penosa quando le informazioni sonore si sovrappongono nello stesso tempo. Immaginiamo analogamente di avere la vista disturbata e di tentare di discernere una forma, un colore; la molteplicità degli avvenimenti visuali renderà difficile il nostro tentativo. Ora, la realtà sonora è tale che ci situiamo molto spesso in un contesto armonico perché è sempre più raro che il nostro ambiente sonoro ci imponga una informazione alla volta (suoni della strada, del vicinato, della conversazione del televisore, dei rumori domestici...).

Si tratta dunque di aiutare il sordo a migliorare il suo ascolto armonico. Sarà quindi utile evitare nella prima fase la confusione che risulterebbe da timbri troppo vicini e da strutture sonore vicine. Si comincerà con l'ascoltare simultaneamente uno strumento e una voce parlata, poi:

- ❑ due suoni strumentali molto contrastanti e una voce parlata;
- ❑ un suono strumentale, una voce parlata e una voce cantata;
- ❑ un rumore e un suono strumentale;
- ❑ una voce cantata e un rumore;
- ❑ un rumore e una voce parlata;
- ❑ un suono strumentale, un rumore e una voce cantata;
- ❑ una voce parlata, un rumore e un suono strumentale.

L'ordine di queste proposte tiene conto di quattro strutture sonore che sono: il rumore, la voce parlata, la voce cantata, il suono strumentale. Le proposte vanno dalla più semplice combinazione alla più complessa (per dei suoni che non sono della stessa natura) rispettando l'ordine crescente di difficoltà di analisi per il cervello, vale a dire:

- ❑ il suono strumentale;
- ❑ la voce cantata;
- ❑ la voce parlata;
- ❑ il rumore.

La voce cantata senza testo può essere considerata come il suono strumentale. La sua seconda posizione, in questo caso, significa che si tratta di un testo cantato, a cui si aggiunge alla comprensione linguistica la percezione della melodia.

L'ascolto armonico avverrà in modo progressivo e bisognerà attendere che la prima fase sia pienamente realizzata, che il bambino possa discriminare più suoni di natura acustica differente, ascoltati simultaneamente, prima di proporre di ascoltare:

- ❑ molti strumenti insieme;
- ❑ più voci parlate simultaneamente;
- ❑ più voci cantate simultaneamente;
- ❑ più rumori insieme;

poi tutte le combinazioni che associano nello stesso tempo più voci parlate, più voci cantate, più rumori e più strumenti, in un ordine considerato in modo progressivo dal più semplice al più complesso.

Questo ascolto armonico esige molti sforzi da parte del bambino e non può essere esercitato troppo a lungo. Vale a dire che soltanto qualche minuto dovrà essere dedicato in ogni seduta a questo tipo di ascolto e bisognerà fare attenzione affinché il bambino non si trovi, per caso, sottoposto ad altre sollecitazioni dello stesso tipo nella medesima seduta.

Suoni di struttura acustica differente (prima fase)

1. I suoni saranno scelti di durata abbastanza lunga perché il cervello disponga, all'inizio, del tempo necessario alla discriminazione di due suoni ascoltati simultaneamente;

2. ora, il tempo di ascolto sarà progressivamente ridotto a favore della memorizzazione: in effetti, se si effettua l'analisi nel momento stesso in cui si riceve l'informazione, non si esercita la memoria sonora (non si memorizzano le sequenze per analizzarle) e questo sistema di analisi fallirà:

❑ quando il tempo dell'informazione sarà corto;

❑ quando le componenti sonore dell'informazione saranno molteplici.

Presto, i giochi sonori porteranno il bambino ad ascoltare e a non fornire la sua risposta che dopo aver ascoltato le totalità delle sequenze, cosa che implica necessariamente l'attivazione della memoria;

3. i suoni devono essere prodotti da oggetti, strumenti e persone che il bambino vede. Quest'ultimo ascolta il suono e nello stesso tempo osserva quale strumento lo produce e quale gesto l'ha generato;

4. poi i suoni proposti devono essere rappresentati graficamente su dei fogli di cui il bambino dispone per giocare. Il bambino disegna lo spartito o gli spartiti corrispondenti ai suoni ascoltati. Così tutti i bambini del gruppo possono giocare contemporaneamente. Un bambino può anche comporre sui suoi fogli un'armonia che desidera ascoltare; chiude allora gli occhi mentre l'armonia viene prodotta; il bambino dopo l'ascolto indica allora se quello che ha analizzato è conforme a quello che aveva sperato; in occasione di questo gioco, l'adulto nota i suoni più facilmente e più difficilmente percepiti dal bambino, e partendo da queste osservazioni, elabora una strategia di proposte;

5. infine, i suoni per lungo tempo prodotti *in diretta* dagli oggetti, dalla voce e dagli strumenti, vengono registrati con l'aiuto dei bambini, e l'analisi armonica si esercita allora su delle sequenze diffuse per via aerea, dalle uscite delle casse acustiche e dall'ascolto in cuffie con il SUVAG.

Suoni di strutture acustiche vicine:

Gli strumenti musicali:

1. Le prime proposte mettono di fronte a timbri distanti, come un violoncello e di una grancassa, di un oboe e di un vibrafono... Disponendo di quattro famiglie di timbri (corde, fiati, percussioni ed elettronici) si possono elaborare delle combinazioni di quattro suoni strumentali. Ma gli strumenti dovranno essere stati precedentemente presentati al bambino e fatti oggetto di manipolazioni, di giochi...

2. in seguito, all'interno stesso di ogni famiglia di timbri, si sceglieranno dei suoni che saranno ascoltati contemporaneamente come l'arpa e il violino, l'armonica e il fagotto, il carillon e il piatto;

3. poi si affina ancora l'analisi considerando le sottofamiglie (corde strofinate, pizzicate, battute; percussioni in pelle, in legno, in metallo...).

Scegliendo dei suoni come quelli prodotti da:

❑ il violino e il contrabbassoµ

❑ il flauto traverso e il clarinetto;

❑ lo xilofono e le marimbas;

❑ il sintetizzatore e il *mélisson;*

4. infine l'analisi consisterà nel discriminare dei timbri vicini che producono un suono con la stessa frequenza, come un La3 del violino e un La3 del violoncello suonati contemporaneamente;

5. le proposte si fanno con gli strumenti *dal vivo*; gli strumenti sono disegnati su dei fogli che costituiscono a poco a poco un vero gioco di carte;

6. i suoni strumentali vengono ugualmente registrati per esercitare l'analisi dell'armonia in condizioni di percezione differenti;

7. nell'ambito strumentale, l'ultima fase consiste nella distinzione degli strumenti che compongono una formazione importante (di tipo sinfonico) dove i timbri presenti sono numerosi, oppure nella distinzione di strumenti della stessa famiglia (quindi di timbri vicini) nelle piccole formazioni (quartetti, quintetti...).

Griglia di analisi armonica degli strumenti

Ecco nella pagina che segue una griglia nella quale i tratti verticali rappresentano le battute e i tratti orizzontali gli strumenti. A partire dall'ascolto di ogni battuta, si tratta di mettere un punto in corrispondenza degli strumenti ascoltati simultaneamente. Si tratta di un esempio difficile perché i quattro strumenti in presenza sono tutti degli strumenti a percussione con strutture acustiche poco differenti.

** Le voci cantate*

1. Le prime voci cantate che verranno proposte all'ascolto simultaneo saranno di timbro e di tessitura opposti. Queste voci dovranno cantare lo

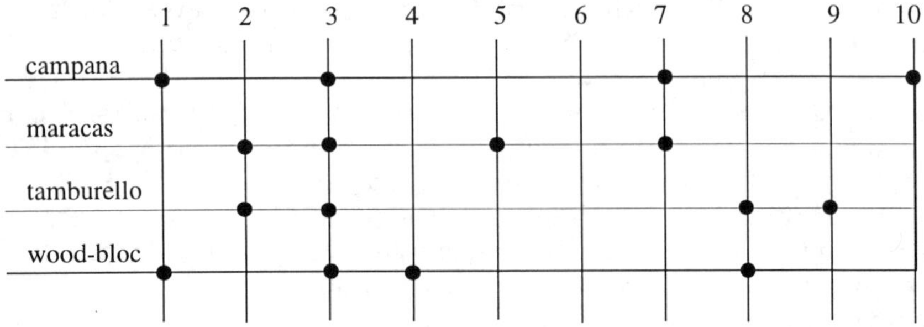

stesso testo. È inutile tentare di esercitare la capacità di analizzare due canti ascoltati nello stesso tempo e i cui i testi siano differenti, perché questa situazione non esiste in realtà, soltanto nel caso in cui radio e televisione funzionino contemporaneamente, e ciò non è di alcun interesse per il sordo.

2. Converrà anche esercitare l'analisi armonica con delle voci cantate senza testo, preferibilmente con la vocale «a», di grande apertura, che permette una rigatura fine della frequenza.

❑ Se le due voci producono la medesima melodia, l'analisi armonica consisterà allora nel distinguere i timbri.

❑ Se le due o tre voci producono delle sequenze melodiche differenti la distinzione delle melodie completerà quelle dei timbri, purché il bambino analizzi se una, due o tre voci sono presenti; ma l'analisi di una sola di queste melodie sarà resa difficile dalla presenza di altre melodie: si può allora paragonare il tentativo di sbrogliare dei fili sapientemente mescolati (le melodie) ai colori pertanto differenti (i timbri).

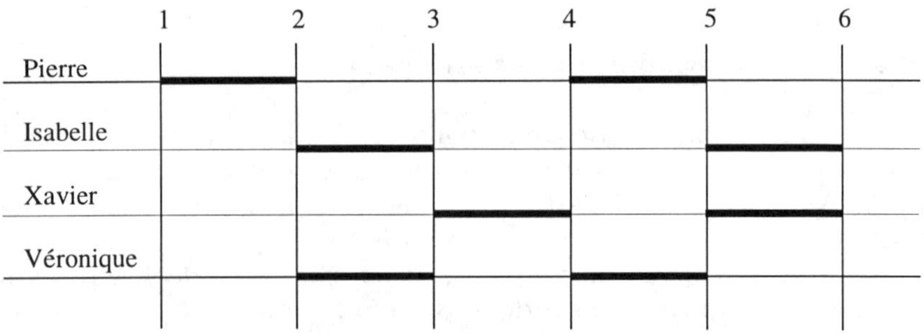

Qui, non si tratta più di punti ma di tratti rappresentanti le voci presenti. I tempi d'ascolto sono, per ogni sequenza, di tre secondi.

** Le voci parlate*

1. Le voci parlate utilizzate in sovrapposizione saranno all'inizio quelle dei membri del gruppo: la voce del bambino e quella dell'adulto, queste due voci più un'altra voce di bambino. Per quanto riguarda le voci parlate, si ascolteranno discorsi spontanei: così quando più voci parlate sono in azione, esse non si sovrappongono esattamente ma si accavallano, si intrecciano, come nella situazione di conversazioni animate attorno a una tavola in cui tutti parlano nello stesso tempo.

2. Le voci parlate saranno anche quelle dell'ambiente più vicino al bambino (genitori, fratelli e sorelle...) affinché il riconoscimento delle voci in un contesto armonico sia più facile (in quanto le voci sono conosciute) e susciti l'interesse del bambino.

3. Parallelamente, si esercita l'analisi armonica della semantica delle due voci parlate ascoltate simultaneamente, non con l'obiettivo di portare il bambino a poter sostenere due conversazioni nel medesimo tempo (ciò non è possibile né augurabile) ma come obiettivo c'è quello di permettere, seguendo una conversazione, di analizzare uno o due elementi di una conversazione vicina simultanea al fine di giudicare rapidamente se continuare a partecipare alla prima o unirsi alla seconda. Sarà più facile, per cominciare l'esercizio di quest'analisi, scegliere due testi tra alcuni precedentemente conosciuti dal bambino.

4. Si proporranno regolarmente dei giochi con i fonemi: vengono prodotti due fonemi contemporaneamente e si tratta di identificarli. Come nel caso precedente, degli strumenti musicali, si sceglieranno all'inizio i fonemi con le strutture acustiche maggiormente contrastanti prima di far ascoltare simultaneamente dei fonemi acusticamente vicini.

5. Gli esercizi distinguono per prima cosa il sistema vocalico dal sistema consonantico e, all'interno del sistema vocalico, le vocali anteriori e le vocali posteriori, per favorire l'analisi delle opposizioni armoniche in modo progressivo.

1. SISTEMA VOCALICO

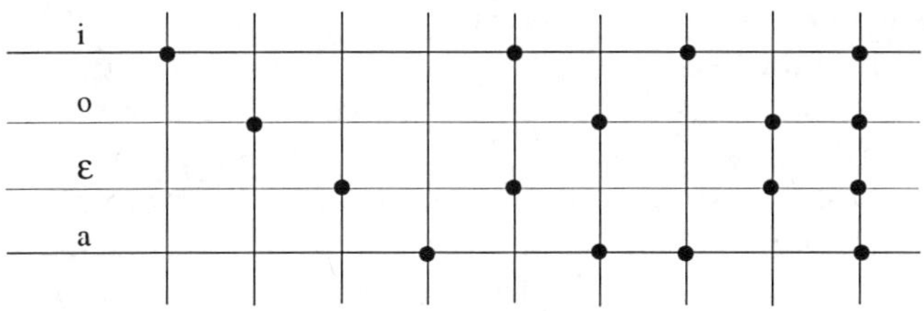

2. SISTEMA CONSONANTICO CON LE (a)

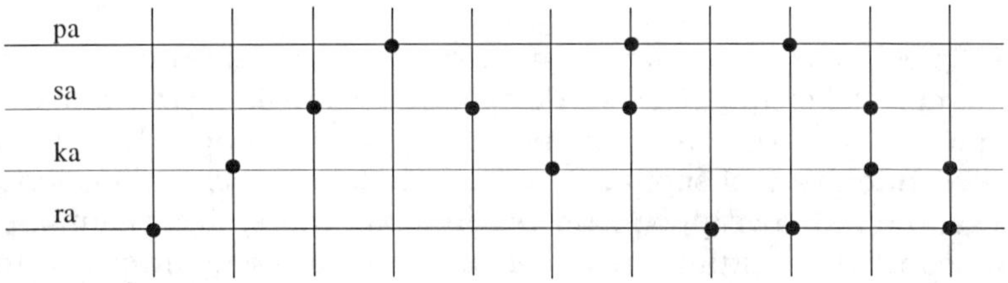

Come per gli strumenti a p. 198, si tratta di riconoscere:
– all'inizio una o più vocali ascoltate simultaneamente;
– più consonanti ascoltate simultaneamente con la stessa vocale;
– più consonanti ascoltate simultaneamente con più vocali.

Nel primo stadio, l'armonia può raggiungere quattro sonorità ascoltate simultaneamente. Con le consonanti, il carattere complesso delle strutture acustiche limita l'esercizio a due proposte simultanee, questo spiega perché nel secondo riquadro non ci sono mai più di due punti sovrapposti.

* *I rumori*

1. Questi rumori possono essere classificati in due grandi categorie:
– i suoni dell'ambiente
  * della via;
  * a casa;
  * a scuola;
– i suoni prodotti dagli animali;

2. come per i suoni precedenti, è consigliabile utilizzare *dei fogli sui quali* sono rappresentate le situazioni sonogene, per poter:
– prendere una carta tra le altre (come un gioco di carte);
– riunire le carte per famiglie sonore;
– aiutarsi con la carta, a far scattare la rappresentazione mentale del suono;

3. registrazioni di rumori diversi esistono già nel materiale pedagogico in commercio. Ora, ci appare importante:
– che il bambino veda ciò che genera il suono: il trapano, il martello...
– che i bambini procedano essi stessi alla registrazione di suoni, mettendosi pertanto alla ricerca del suono. Questi suoni registrati saranno in seguito inseriti negli esercizi di ascolto e di creazione sonora;

4. i richiami (strumenti che imitano i versi e i canti degli uccelli) occupano un posto privilegiato nello sviluppo dell'analisi armonica: è in effetti interessante pedagogicamente e armonicamente introdurre a intervalli regolari un nuovo suono di uccello che viene quindi confrontato con gli altri e ascoltato contemporaneamente agli altri canti d'uccelli già presentati. A titolo indicativo, i primi otto uccelli verranno introdotti nella nostra «voliera armonica» in questo ordine (che tiene conto delle opposizioni acustiche): tortora, cuculo, passero, anatra, cincia, rondone, usignolo, tordo.

H.3 Le produzioni armoniche vocali

Produrre *armonia*, significa partecipare in quanto individuo ad un insieme sonoro. Ecco, in materia di armonia vocale, delle proposte tendenti ad aiutare il bambino sordo a collocare la sua voce in una produzione di insieme. Con i bambini piccoli si tratta per l'adulto di giocare *contemporaneamente* alla voce del bambino, producendo con la sua voce un unisono oppure un intervallo. Questi giochi, ripetuti e naturali, inciteranno il bambino piccolo ad emettere lui stesso dei suoni vocali in armonia con quelli dell'adulto, vale a dire:

– contemporaneamente alla voce dell'adulto;
– ricercando gli effetti acustici e/o vibratori.

Con i più grandi le produzioni vocali armoniche si articolano.
Può trattarsi:

- di fare evoluzioni con la propria voce intorno alla voce stabile dell'altra /a/, che si tratti del bambino o dell'adulto.
- di produrre con un gruppo una moltitudine di /a/ cantate, domandando ai membri di ascoltarsi gli uni con gli altri e di registrare il risultato sonoro, poi di diffonderlo al fine di avere un ascolto di insieme corale.
- di emettere un fonema cantato su una frequenza determinata, per esempio una /o/, poi di modificare il timbro (nasalizzato, per esempio) che il bambino dovrà analizzare ed in seguito produrre, senza mai smettere di cantare. La modifica si può anche apportare sull'apertura della vocale. All'inizio questo gioco potrà essere fatto con l'informazione visiva della situazione (faccia a faccia, per esempio); in seguito sarà realizzato senza che il bambino possa vedere il cambiamento del risuonatore dell'adulto (apertura della bocca, posizione della mascella, tensione dei muscoli).

Per la *voce parlata*, più bambini possono tenere lo stesso discorso nello stesso tempo, con una registrazione di questa produzione armonica: il discorso a due o tre voci viene in seguito riascoltato e analizzato dal punto di vista della qualità dell'unisono: le voci stanno sempre bene insieme?

Quali elementi hanno modificato l'armonia? Può trattarsi anche di *differenti onomatopee* prodotte dai membri del gruppo mentre uno di loro recita una filastrocca. Ne risulta un'armonia di suoni parlata e un buon esercizio della parola.

H.4 Le produzioni armoniche e strumentali

La tripla produzione di armonia con gli strumenti si farà sempre con un triplo obiettivo:

- provare le sensazioni sonore prodotte dall'armonia di frequenza e di timbri;
- realizzare delle armonie precedentemente concepite e raffrontare il risultato con l'intenzione;
- creare delle vere strumentazioni che saranno oggetto di registrazioni.

1. La produzione armonica strumentale non dipende dalla tecnica sviluppata dallo strumento. Di conseguenza, i bambini utilizzano gli strumenti, con l'aiuto dell'adulto, in un contesto più pedagogico che estetico;

2. affinché l'interesse nei confronti di queste produzioni sia reale, i timbri, e di conseguenza gli strumenti, debbono essere diversificati (una produzione armonica di tamburelli avrà degli effetti limitati);

3. l'adulto dovrà creare delle sequenze armoniche nelle quali ogni bambino:
- in funzione della sua età;
- in funzione della sua sordità;
- in funzione della sua motricità;

si vedrà proporre un ruolo sonoro adatto ad un insieme strumentale. Il bambino esercita allora pienamente il suo *senso armonico* essendo di volta in volta attore ed ascoltatore.

4. Affinché l'esperienza sia completa, per una stessa sequenza il bambino terrà più ruoli strumentali differenti;

5. Queste produzioni armoniche iniziate, fin dalla più tenera età con dei giochi implicanti degli strumenti di facile manipolazione, evolvono a poco a poco:
- a livello della strumentazione, ovvero si diversificano gli strumenti;
- a livello dell'armonia, che si arricchisce.

I.1 Esercizi di produzione

La produzione di intensità è indissociabile dall'energia motoria impressa nei gesti generatori del suono, che si tratti del suono delle parole o dei suoni strumentali. Gli esercizi di produzione hanno per obiettivo quello di controllare queste energie motorie al servizio delle sfumature d'intensità via via più sottili.

All'inizio di questi esercizi di produzione d'intensità lo strumento scelto sarà potente e necessiterà, per essere suonato, di un movimento importante, in modo che si possa ridurre visibilmente l'ampiezza del movimento (per esempio: un timpano). Non si opporrà immediatamente una produzione forte a una produzione debole; si comincerà da una serie di suoni forti, e poco a poco l'intensità sarà decrescente (decrescendo) poi diverrà nuovamente, ma sempre progressivamente, forte (crescendo). È in effetti riducendo il numero di battute da forte a debole, e da debole a forte, che si arriverà all'opposizione forte/debole. Il grafismo qui sotto illustra la progressione da cui attingere.

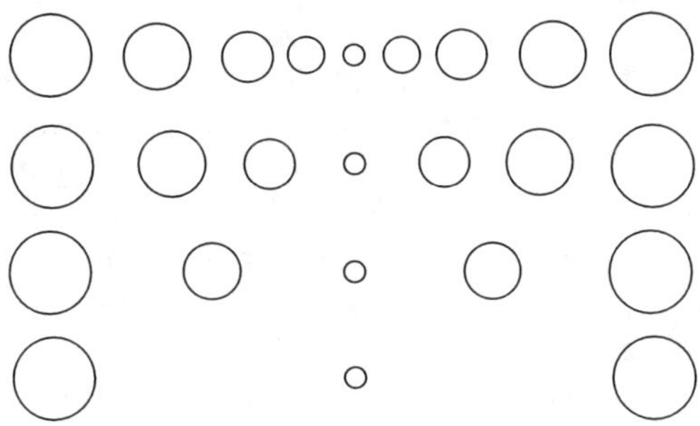

La forza dell'intensità è qui analogicamente rappresentata dall'importanza dei cerchietti. In seguito la matrice dell'intensità si svilupperà:
- introducendo via via delle sfumature (mediamente forte...);
- diversificando i modi di produzione d'intensità con gli strumenti che implicano dei gesti differenti: pizzicare forte, battere debolmente, soffiare mediamente...
- accentuando un suono in una serie di suoni deboli (accento d'intensità).

I.2 Esercizi di percezione e di analisi

Questi esercizi possono consistere in:
- subordinare la rapidità degli spostamenti dei bambini, nello spazio della stanza, alla variazione d'intensità di nuclei ritmici ripetuti al tambu-

rello o al timpano;
- dirigersi, con gli occhi chiusi, verso lo strumento che si sente più debolmente; lo strumento viene suonato da un altro bambino;
- dirigersi, nelle stesse circostanze, verso lo strumento suonato più forte (più strumenti sono suonati contemporaneamente dai bambini del gruppo);
- muovere le mani all'ascolto di una sequenza che va crescendo poi decrescendo, aprire e chiudere come se il movimento delle mani fosse collegato alle variazioni del volume. In seguito ogni bambino fa variare lui stesso l'intensità della voce mentre gli altri fanno i movimenti. Attenzione però, in questo esercizio, che la frequenza del suono vocale resti stabile e che la frequenza non vari con l'intensità;
- ascoltare, con gli occhi chiusi tre strumenti, inizialmente identici poi differenti, che producono l'uno una forte intensità, l'altro un'intensità media, il terzo una debole intensità. Il bambino classifica gli strumenti in ordine di intensità crescente o decrescente;
- ascoltare in cuffia delle sfumature di intensità in brani elaborati cominciando con un solo strumento e andando a finire alle formazioni sinfoniche;
- analizzare le sfumature d'intensità della parola, cominciando dalle filastrocche e arrivando alle proposizioni discorsive.

I.3 Rappresentazioni grafiche di variazioni di intensità

Il movimento che fa nascere un suono forte dà anche vita ad un segno grafico forte (con un pennarello, un pennello). È per questo che abbiamo scelto, per la rappresentazione analogica dell'intensità, dei cerchietti di taglia crescente o decrescente analogicamente. Questi cerchietti, che possono essere colorati, saranno abbastanza grandi perché si possa effettuare una *rilettura* della sequenza battendo, proporzionalmente all'intensità e alla taglia del cerchio, ogni elemento con le dita della mano unite.

Ecco rappresentate nella pagine che segue alcune configurazioni possibili:

Sono necessarie due notazioni:

❑ questi grafismi si applicano anche molto bene agli esercizi sulle variazioni di intensità della parola, oltre che in quelli sulle sfumature di intensità di suoni musicali;

❑ i bambini creano essi stessi delle sequenze che disegnano e vanno a realizzare:

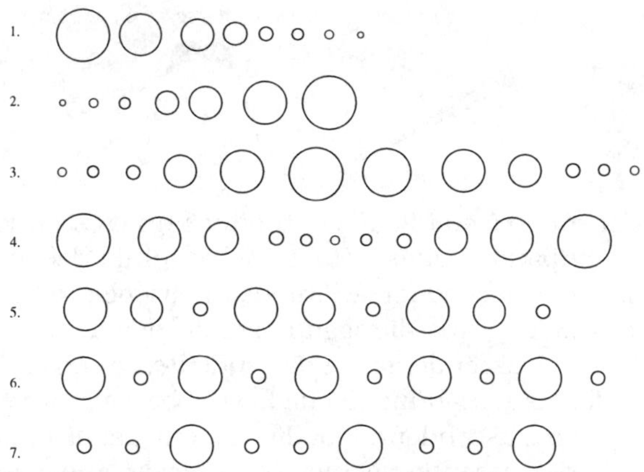

– con delle onomatopee;
– con dei suoni musicali.

Quando vibrazioni di intensità si aggiungono a vibrazioni di frequenza si può proseguire con l'analogia della dimensione applicandola nello spazio dell'altezza, come nell'esempio qui sotto:

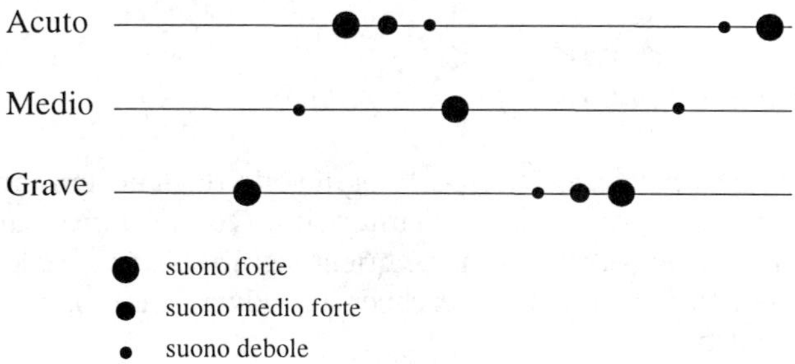

Qui il primo suono è acuto e debole
il secondo suono è grave e forte
il terzo suono è medio e mediamente forte
il quarto suono è acuto e forte, ecc...

È preferibile, certamente, non mescolare le variazioni dei due parametri della frequenza e dell'intensità prima che esse non siano controllate in modo indipendente da ognuno.

Quando si tratta di un movimento sonoro, e non di suoni isolati, la rappresentazione grafica dell'intensità si farà piuttosto attraverso un ingrandimento del tratto che esprime il senso del movimento (ascendente,

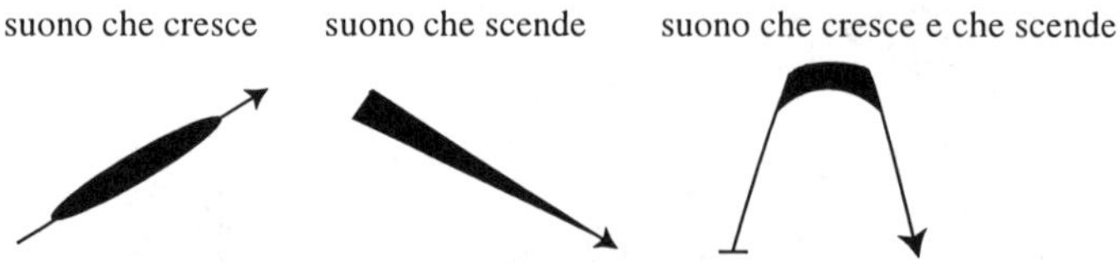

1. La frequenza del suono è stabile ma si produce un crescendo e un decrescendo che occupano la quasi totalità della durata del suono;
2. il movimento sonoro è ascendente e l'intensità diviene progressivamente forte, ritorna debole, prima di raggiungere la zona acuta;
3. il movimento sonoro è ascendente poi discendente, l'intensità molto forte inizialmente, decresce man mano che lo si abbassa in frequenza;
4. il movimento sonoro è ascendente poi discendente, senza interruzione con un crescendo-decrescendo nel mezzo del movimento, contemporaneamente alla crescita frequenziale.

Quando si tratta della parola, si distingue tra la filastrocca spontanea e la parola spontanea

- la filastrocca ha degli accenti regolari e facilmente individuabili, si può anche segnalarli con un *chevron* (utilizzato anche in musica), piazzato al di sopra delle sillabe accentate, come nell'esempio qui sotto:

< < < < < < < <
Rondin Picotin, la Marie a fait son pain

- il linguaggio spontaneo comporta ogni volta degli accenti improvvisi con delle variazioni progressive dell'intensità. Questi ultimi saranno allora segnalati con un *soufflet* (anche questo utilizzato in musica) che indica il movimento di intensità in crescendo o decrescendo, come nell'esempio qui sotto:

«il semble que monsier n'a pas fait son devoir»

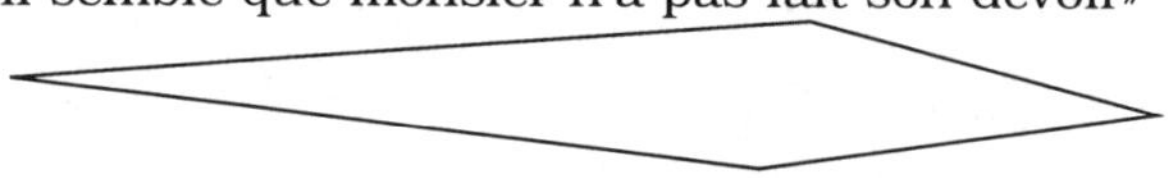

I.4 Sviluppo degli accenti della parola

Nel linguaggio del sordo, gli accenti sono inesistenti o bruschi ed esplosivi, perché tutti gli sforzi sono concentrati nell'articolazione dei fonemi, a scapito del controllo delle tensioni dell'apparato fonatorio. Si tratterà

dunque di aiutare il bambino a controllare talvolta:
– la tensione degli organi respiratori;
– la ripartizione dell'energia nella sequenza.

Per questo la voce cantata rappresenta la possibilità di esercitare le variazioni d'intensità in una sequenza più continua, con degli elementi più legati di quelli della parola. È dunque cantando che si svilupperanno più facilmente e più naturalmente le prime variazioni d'intensità.

La progressione si legherà ai movimenti crescendo e decrescendo, più facili da introdurre, per il loro carattere progressivo e continuo, degli accenti isolati. Ecco un *ta*, scelto per queste caratteristiche, incisiva /t/ e aperta /a/ che permettono d'avere una transitoria d'attacco rapida del suono se il ritmo deve essere rapido e di tenere il suono controllandolo, se si desidera prolungarlo.

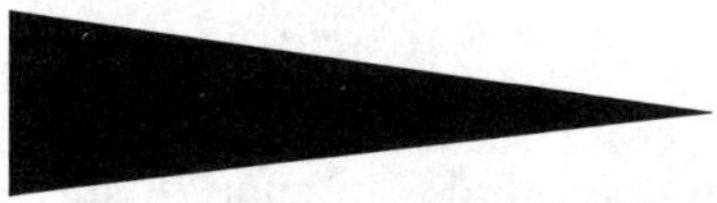

ta nasce dolcemente, si intensifica e s'interrompe bruscamente

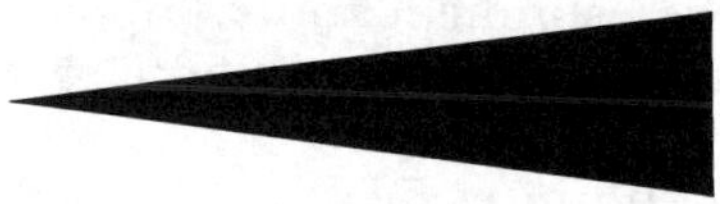

ta è prodotto in modo molto forte e l'intensità della /a/ diminuisce progressivamente fino all'estinzione completa del suono.

Passando dal continuo al discontinuo, il *ta* viene emesso regolarmente sostenendo le variazioni d'intensità come le rappresentano graficamente le sequenze seguenti:

1. TA TA TA TA TA TA TA TA

2. TA TA TA TA TA TA

3. TA TA TA TA TA TA TA TA TA TA TA

1. L'onomatopea viene prodotta in crescendo
2. L'onomatopea viene prodotta in decrescendo
3. L'onomatopea viene prodotta in crescendo poi in decrescendo

In seguito, due cambiamenti possono essere apportati all'esercizio:
– la sostituzione di [ta] con un'altra sillaba;

– dei cambiamenti di sillabe nel corso della serie.

Cambiando la vocale nel corso della serie, si presterà attenzione affinché la frequenza resti identica: per esempio /i/, la vocale più acuta, ci porta a modificare la frequenza della nostra produzione vocale, emettendo un suono più acuto. Si può evitare questa interferenza tra frequenza e intensità scegliendo una frequenza media per l'intero esercizio.

L.1 Sviluppo delle qualità prosodiche della parola

Lo sviluppo delle qualità del linguaggio del bambino sordo è direttamente legato all'esercizio del controllo:

– della frequenza;
– dell'intensità;
– del ritmo;
– del timbro;

che si afferma prima musicalmente, in caso di sordità profonda o grave prima di manifestarsi nella parola. Ognuno dei suoi parametri è rappresentato in un modello che esprime il suo sviluppo musicale e linguistico. L'insieme dei tratti prosodici può essere fatto oggetto delle seguenti proposte:

– al momento della prova di un elemento prosodico con un bambino (l'intensità, ad esempio), l'adulto rappresenta sempre il tratto prosodico con esagerazione, in modo che il bambino sordo ne percepisca la pertinenza non potendo apprezzarne tutta la potenza, e che possa quando tocca a lui riprodurlo.

❑ Ogni seduta deve rappresentare anche l'occasione di ascoltare le parole:

– di un bambino del gruppo;
– dell'adulto;
– di una sequenza registrata;

e di apprezzare i soli elementi prosodici di questa parola: come era il ritmo? Si sono percepite sfumature d'intensità?

❑ Prendendo a prestito una sequenza linguistica da una filastrocca o da un discorso, se ne può modificare volontariamente:

– il ritmo;
– o l'intonazione;
– o gli accenti;
– o il timbro;

Poi si modifica, sempre con la propria parola, due elementi prosodici come l'intonazione e gli accenti, il timbro e il ritmo, il ritmo e gli accenti... I bambini che ascoltano cercano allora, attraverso la loro analisi uditiva, quei tratti prosodici che sono stati modificati.

In seguito tre parametri potranno essere modificati, e infine quattro, in una sequenza data, dovranno essere trasformati. Questo esercizio, difficile per un udente perché esige il controllo precedente di ogni parametro separatamente, dona al bambino sordo la qualità della parola. La scelta della sequenza linguistica si fa secondo l'età dei bambini; il loro grado di sordità e il loro livello di comprensione del linguaggio e delle produzioni linguistiche.

L.2 Esercizi dalla musica alla parola

Si tratta qui non di trasformare la musica in linguaggio come il piombo in oro ma, partendo dalle qualità sonore dei suoni musicali, di arrivare, attraverso delle trasformazioni progressive ai suoni delle parole, avendo come obiettivo le manipolazioni sonore e il controllo delle trasformazioni che una tale proposizione necessita, più che il risultato linguistico finale.

Consideriamo, nel campo musicale, la voce che canta un testo e una sequenza puramente strumentale.

VOCE CANTATA CON UN TESTO: per facilitare la presentazione delle tappe, prenderemo un esempio semplice attraverso una breve canzone destinata ai bambini.

parole e musica: Alain Carré

Un petit chat tout gris
Qui traversait la route
Aperçut une souris
Et ça le faisat rire

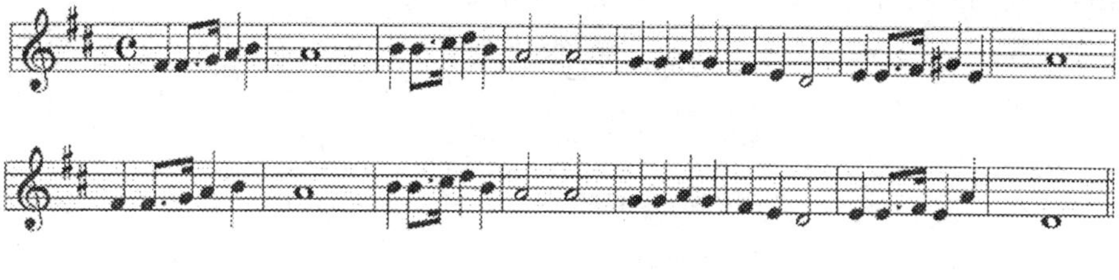

Ecco le fasi successive di questa canzone:

1. cantare di nuovo la canzone, sottolineando bene le battute battendo le mani;

2. cantare ancora, sempre con le battute ben marcate, ma sopprimendo l'accompagnamento armonico che era stato realizzato al piano o alla chitarra;

3. si tratta in seguito di cantare come fatto precedentemente, ma eliminando la melodia: tutta la canzone resta allora sulla frequenza della nota di partenza, vale a dire un fa diesis;

4. la voce parlata sostituisce in seguito la voce cantata, sulla stessa frequenza; i suoni divengono più brevi e l'insieme della produzione assomiglia ad una filastrocca dagli effetti curiosi, perché dei suoni lunghi come *gris* che, in voce cantata teneva lo spazio di due battute, non si trovano mai nelle filastrocche. In questo stadio, la realizzazione si effettua con lo stesso tempo della canzone, e conservando la stessa disposizione di battute:

Un petit chat tout gris

Qui traversait la route

Aperçut une souris

Et ça le faisat rire

5. si elimina la lunghezza dei suoni che terminano ogni vecchia frase musicale (*gris*, *route*, *souris* e *rire*) per ottenere un testo da filastrocca; i suoni che coincidono con le battute sono pronunciati in modo più forte rispetto agli altri: essi sono, a causa delle battute, necessariamente portatori d'accenti;

6. la filastrocca viene recitata nuovamente senza battere le mani;

7. più volte si accelera la recita del testo, marcando sempre una pausa dopo *gris*, *route*, *souris* e *rire*;

8. per la dinamica della recita, gli accenti si portano naturalmente all'inizio e in fine di sequenze, come qui sotto;

Un petit chat tout gris

Qui traversait la rout(e)

Aperçut une souris

Et ça le faisat rire

9. gli accenti fortemente sottolineati dalla voce portano la voce ad affievolirsi. Il testo recitato più volte, le inflessioni costituiscono poco a poco l'intonazione. Se il testo è recitato con la parola più naturale possibile, si otterrà allora una intonazione vicina a quella qui riportata:

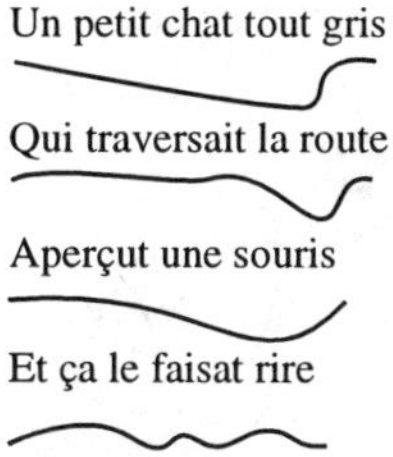

Potranno essere suggerite e realizzate altre configurazioni di intonazione. Si osserveranno verosimilmente dei tratti comuni nelle diverse versioni, in effetti la struttura della canzone d'origine implica una relativa ripetizione dello stesso schema intonativo nelle prime tre righe e un nuovo schema nell'ultima riga, contemporaneamente alla fine della storia e alla conclusione armonica dell'accompagnamento musicale;

10. dopo averle registrate si ascoltano successivamente le due versioni cantate e raccontate ed ogni bambino è invitato a esprimere la forma che preferisce (parlata o cantata), e la versione che percepisce meglio;

SEQUENZA STRUMENTALE: facciamo anche in questo caso un esempio semplice: quello della gamma dei do che scende la sua *scala* di crome come qui:

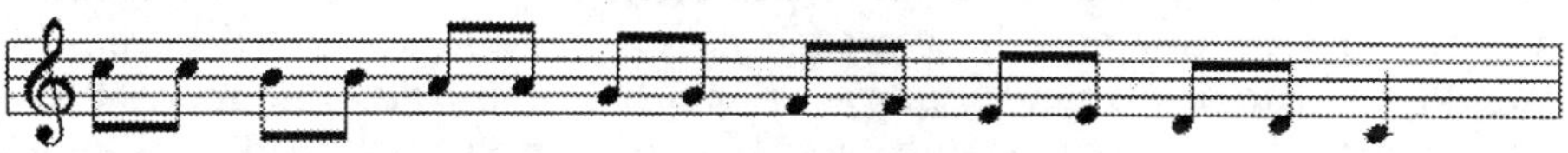

Questa sequenza potrà essere suonata al violoncello, al flauto traverso, al vibrafono...

1. È possibile all'inizio cantarla con l'onomatopea *ta* rispettando il ritmo iniziale della melodia. La prima croma di ogni coppia si realizza più forte della seconda, sarà lo stesso con le coppie di onomatopee.

2. Ecco una variazione possibile con tre vocali diverse

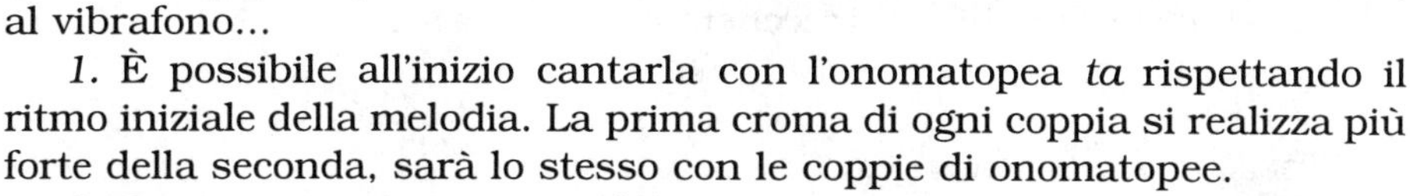

3. si può anche cercare di dire qualche parola rispettando il ritmo e la melodia; questo esercizio sviluppa considerevolmente le esperienze linguistiche; porta in effetti a concepire un testo e metterlo alla prova di questo modello musicale con esigenze ritmiche e melodiche. Ecco un esempio di testo cantato inventato:

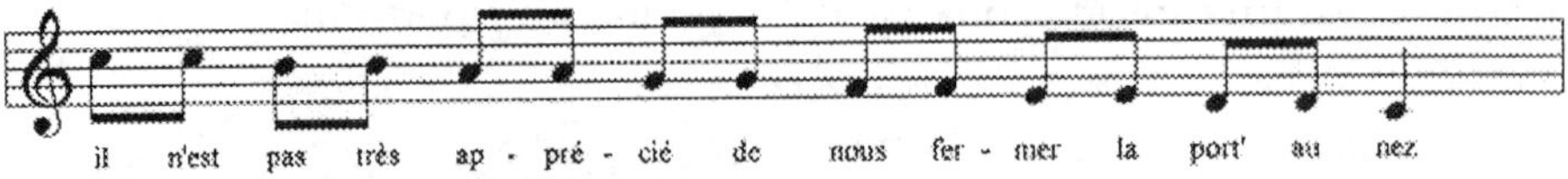

4. il testo così cantato viene in seguito pronunciato conservando lo stesso ritmo. Si osserverà allora che l'intonazione risale nel mezzo della frase, perché la parola spontanea non comporta una scala intonativa lunga come nell'esempio cantato.

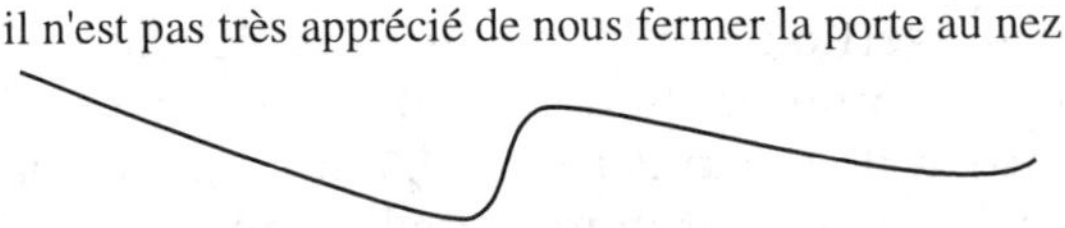

Con l'aiuto degli strumenti musicali, si proporrà anche al bambino di produrre vocalmente un suono strumentale. Il bambino imita allora con la sua voce parlata lo strumento che ascolta, tentando di trovare il fonema che secondo lui assomiglia di più al suono dello strumento. Attraverso questa proposta il bambino esercita la sua analisi uditiva e sviluppa il suo senso della parola.

Con strumenti come il violoncello, il trombone, la voce cantata (senza parole) si possono suonare dei *glissando*, vale a dire dei movimenti sonori ascendenti e discendenti. La proposta consisterà, all'inizio con uno strumento, nella produzione di sequenze con dei *glissando* che il bambino, analogicamente, esprimerà a parole, rispettando l'intonazione montante o discendente. Poi dialogheranno più strumenti, e si tratterà di esprimere verbalmente i *discorsi* tenuti dagli strumenti. La registrazione sarà utile per questi lavori lunghi ma arricchenti.

L.3 Esercizi dal linguaggio alla musica

Distingueremo, nel linguaggio, le filastrocche e le parole spontanee

Le filastrocche: Le filastrocche offrono alla percezione e all'analisi del bambino sordo degli elementi prosodici rinforzati: l'intonazione è chiara e i suoi elementi sono molto bene contrapposti, gli accenti sono forti e regolarmente ripartiti, il ritmo organizzato e strutturato in modo da favorire la memorizzazione. È dunque relativamente facile, partendo da una filastrocca, arrivare alla sua realizzazione musicale (canto) attingendo alle seguenti tappe:

1. sottolineare in modo ancora più evidente i suoni coincidenti con le battute;
2. rinforzare l'intonazione già esistente;
3. rilasciare leggermente le tensioni dell'articolazione della parola; i fonemi vengono allora pronunciati meno bene ma appare la melodia;
4. prestare nuovamente attenzione all'articolazione, conservando tutta la melodia precedentemente adottata.

Si può provare partendo da una filastrocca cantata già esistente, come «la souris verte», cosa che permette di comprendere bene l'evoluzione fino al canto. In seguito, si utilizzano dei testi che non sono stati mai messi in musica. Ecco di seguito una filastrocca parlata, con una trasformazione musicale possibile:

Roudoudou n'a pas de femme

Il se marie à sa canne

Il l'habille en feulle de chou

C'est la femme à Roudoudou

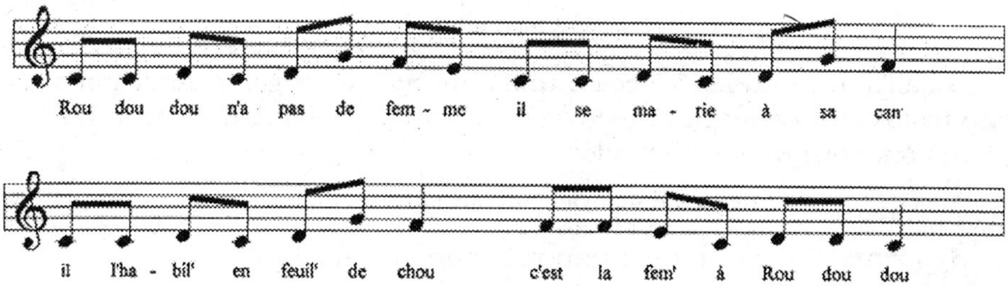

DALLA PAROLA ALLA MUSICA: Quando il bambino ha avuto una ampia conoscenza dei suoni prodotti dagli strumenti musicali, è interessante, per meglio conoscere quanto egli padroneggi il linguaggio, chiedergli di associare un suono strumentale (tra quelli che conosce) a un fonema che gli si fa ascoltare. Si dispongono anche degli insegnamenti complementari sulla comprensione che il bambino ha dei fenomeni sonori. Queste associazioni *suono della parola-suono strumentale* dipenderanno dalla qualità e dalla varietà dei suoni strumentali conosciuti dal bambino. Perché nessun strumento, nessun timbro potrà essere scartato.

Si può anche considerare una parte del discorso e trattarla così:

1. Rilevare gli accenti delle parole, come in questa frase:

< < < <
* Le soleil se levait tard quand l'hiver était là

2. Notare, nel grafismo analogico, i movimenti dell'intonazione delle parole:

Le soleil se levait tard quand l'hiver était là

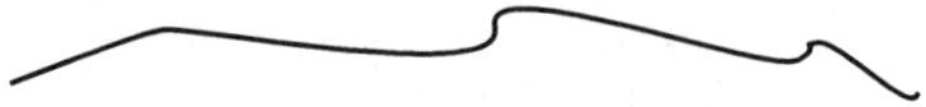

3. Separare i sintagmi, che diventeranno le proposte musicali:

Le soleil se levait tard/quand l'hiver était là

4. Conservando gli stessi accenti, ma sottolineandoli regolarmente nel tempo, la frase è di nuovo parlata:

Le soleil se levait tard quand l'hiver était là

5. La struttura ritmica non permette, così, una memorizzazione facile nel contesto della filastrocca o della canzone. In effetti

❑ da una parte più suoni precedono il primo piede accentato

Le soleil

❑ dall'altra, una filastrocca o una canzone sostengono ritmicamente il loro testo attribuendogli numerose e regolari pulsazioni. Converrà raddoppiare i supporti in questo modo:

Le soleil se levait tard quand l'hiver était là

6. Il ritmo è allora messo naturalmente in evidenza

Le soleil se levait tard quand l'hiver était là

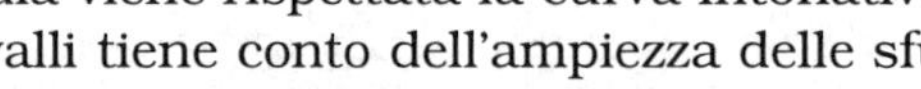

7. Per la melodia viene rispettata la curva intonativa delle parole, e la scelta degli intervalli tiene conto dell'ampiezza delle sfumature di queste curve: una leggera ampiezza si esprimerà con un intervallo di un tono, un'ampiezza maggiore con un intervallo di due toni, ecc...

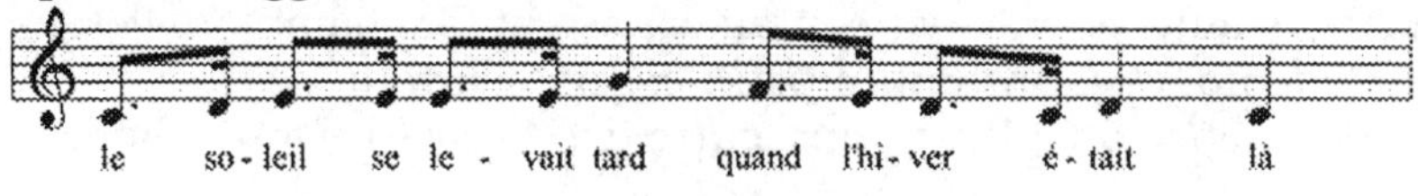

8. Il canto deve essere in seguito accompagnato e la scelta degli accordi non è senza conseguenze: gli accordi rafforzano o rendono più difficile la percezione della melodia a seconda della loro struttura. I cambiamenti degli accordi tengono conto anche dell'importanza semantica della parola che coincide con il cambiamento. Qui, i cambiamenti rispetteranno gli accenti delle parole di origine, eccetto per il Sol maggiore che interviene in più sulla /tɛ/ di *était*, perché:

- annuncia la fine della cadenza musicale
- si situa su un suono lungo (♪).

Ecco l'accompagnamento indicato al di sotto del testo; gli accordi maggiori sono scritti in maiuscolo, gli accordi minori in maiuscolo con una *m* aggiunta.

Do Mim lam Sol Do
«Le soleil se levait tard quand l'hiver était là»

9. Si possono mettere in musica anche dei testi interi, dai più semplici ai più elaborati, cosa che esercita pienamente i rapporti analogici tra linguaggio e musica, sviluppa l'ascolto, l'analisi e le qualità di produzione del bambino.

L.4 Esplorazione dei rapporti analogici

Fonemi/Suoni musicali.
Si è detto che era importante chiedere al bambino di associare un suono strumentale ad un fonema ascoltato, e un suono della parola a un suono musicale ascoltato. Esistono in effetti dei rapporti analogici tra suono della parola e suono strumentali. Questi rapporti sono di tipo:

- ❑ *acustico*: le strutture dell'uno sono allora vicine alle strutture dell'altro, e la sensazione sonora generata dalle parole e quella generata dallo strumento si assomigliano. Se prendiamo un violoncello e cantiamo la medesima melodia emessa dallo strumento con una /u/, l'ascoltatore non potrà distinguere l'uno dall'altra; si produce una vera simbiosi acustica.
- ❑ *motoria*: i gesti musicali corrispondono allora, nella loro qualità (lunghezza, tensione, intensità...) alla motricità fonatoria. Se colpiamo fortemente un tamburello con un mazzuolo, il nostro corpo coinvolto in questa postura ci permetterà più facilmente di emettere nello stesso tempo una /t/ che una /m/. Vale a dire, esistono delle corrispondenze di ordine posturale e motorio tra produzioni di suoni musicali e produzione di suoni delle parole.

La tabella che segue presenta, a titolo indicativo, delle corrispondenze tra fonemi e strumenti musicali, per le consonanti e le vocali. Non tiene conto delle sillabe, cioè dell'insieme delle combinazioni sonore, che necessitano un lavoro specifico e concreto con gli strumenti.

Uno strumento può essere caratterizzato da due fonemi:
- da una consonante per le transitorie d'attacco del suono;
- da una vocale per la struttura del suono propriamente detta.

LE CONSONANTI

	bilabiali	labiodentali	dentali	sibilanti		velari
sorde	p xilofono	f ottone suonato senza imboccatura	t clavicembalo	s violino suonato acuto	ʃ flauto traverso	k nacchere
sonore	b pianoforte	v violoncello	d *lame basse*	z contrabbasso	ʒ corno	g *baudruche pincée*
nasali	m clarinetto		n oboe			ŋ banjo
				j flauto contralto	l fagotto	r *caisse claire*

LE VOCALI

orali			nasali	
i ottavino	y tromba	u organo		
e contralto	ø sintetizzatore	o trombone	ẽ cetra	õ corno
ɛ flauto soprano	oe salterio	ɔ vibrafono	œ̃ cornamusa	ɑ̃ bombarda
	a carillon	ɑ flauto basso		

M.1 Sviluppo del gesto strumentale

Nei primi mesi il bambino produce dei suoni con gli oggetti e con il suo apparato fonatorio. I gesti causali divengono rapidamente intenzionalmente organizzati al fine di produrre dei suoni: pianto, grido, gioco con il sonaglino, con altri oggetti sonori... Gli oggetti sonori esercitano anche la motricità nella misura in cui il bambino manipola sempre di più e più a lungo l'oggetto che produce dei suoni che lui non produce.

L'adulto dovrà sempre moltiplicare la proposta di manipolazioni degli oggetti sonori e degli strumenti al bambino piccolo.

Dal sonaglino al violino, l'adulto accompagna il bambino affinerà il suo gesto con il passare degli anni e in funzione dei suoni che questi gesti generano. A questo livello il bambino sordo deve essere aiutato favorendo la sua percezione dei suoni prodotti (vegliando sulle buone condizioni acustiche, mettendo a sua disposizione degli strumenti adatti alla sua sensibilità uditiva) e stabilendo momenti costanti dedicati a dei giochi strumentali, nel corso dei quali si manipolano gli strumenti in tutti i sensi, traendone nei modi più diversi dei suoni e prendendo coscienza dei movimenti che essi necessitano. Nessuna interruzione deve farsi sentire nella progressione e lo sviluppo del gesto strumentale deve essere armonioso affinché il bambino mantenga il suo interesse per tutti i tipi di gesti generatori di suoni, in modo che la motricità non ostacoli in nessuna maniera l'evoluzione musicale e linguistica del bambino.

M.2 Dalla macromotricità alla motricità fine

1. gli strumenti non implicano tutti lo stesso grado di motricità fine. Il violino, quando le sue corde vengono pizzicate, esige un gesto fine e preciso, mentre il timpano risuona appena un largo movimento lo colpisce. Tra gli strumenti messi a disposizione del bambino si terrà dunque sempre conto della natura semplice o complessa dei gesti che essi esigono per essere suonati.

2. Appena un bambino viene sottoposto a delle informazioni ritmiche sostenute, si mette a danzare, vale a dire dà al suo corpo un movimento regolare in relazione con lo stimolo ritmico. Anche quando il bambino colpisce un timpano con una bacchetta, lo fa con tutto il corpo. La motricità è allora globale: al servizio di un gesto, tutto il corpo è coinvolto. Quando i movimenti sono ampi si parla anche di macro-motricità.

3. Si starà attenti, nella progressione neuromotoria del bambino, a non esigere mai un gesto che non può essere ancora prodotto: è una aberrazione neurologica quella di donare un vibrafono con le sue piccole lame di metallo a un bambino piccolo: non ne potrà produrre che suoni aleatori tanto il gesto della bacchetta che colpisce una lama dipende dalla motricità fine: l'interesse che potrà provare il bambino per lo strumento svanisce, poiché la ragione d'essere di questo strumento (suonare lame diverse in alcune serie strutturate) non può da lui essere sperimentata.

4. Lo strumento deve sempre precedere l'evoluzione motoria del bambino; essere avanti sulle capacità motorie. Deve essere lo strumento che fa progredire il bambino, che incita il movimento ad affinarsi progressivamente. Si introdurranno, ad esempio, degli strumenti «da strofinare» dopo gli strumenti «da colpire», ma uno stesso strumento può essere attivato in modo sonoro da gesti fondamentalmente diversi: così il timpano può essere messo in vibrazione con:

- dei colpi con una bacchetta;
- dei colpi con la mano;
- degli sfregamenti con la mano, con le dita;
- la voce parlata;
- la voce cantata.

M.3 Esercizi sul rapporto motricità/ascolto

Abbiamo già detto quanto il suono migliori la motricità moltiplicando i gesti in direzione degli oggetti sonori, in confronto ai gesti sugli oggetti che non producono dei suoni. È dunque l'ascolto nel suo insieme (percezione e analisi) che conduce la motricità a ripetersi e ad affinarsi. L'una non è sottomessa all'altra: motricità e ascolto possono funzionare in modo indipendente, ma il gesto, in molte circostanze, dipenderà, nel suo mantenersi identico o nel suo cambiamento, dall'analisi uditiva del risultato sonoro che l'ha generato. È il caso degli strumenti in cui il gesto è responsabile della giusta frequenza del suono, come il violoncello.

FREQUENZA E GESTO: il rapporto motricità-ascolto è più forte quando nessuna informazione oltre l'analisi uditiva permette di controllare la realizzazione di un gesto. Al violoncello, il bambino controllerà se il suono che produce è conforme a quello che lui voleva imitare o che aveva concepito; se ciò non accade, il dito verrà messo più lontano o meno lontano sulla corda; la frequenza è allora corretta dalla motricità subordinata al controllo dell'ascolto.

L'intensità può anche implicare delle variazioni del gesto in rapporto con l'analisi uditiva. Quando suoniamo il tamburello e dobbiamo percuoterlo sempre meno forte, è l'analisi del suono che ci indica se il nostro gesto esercita una pressione sempre meno forte sulla pelle dello strumento. L'adulto dovrà sempre vegliare affinché il bambino, in tali circostanze, non si appoggi sulla sola analisi visiva del proprio gesto per riuscire nel suo proposito (ritmo in decrescendo).

Il timbro, ugualmente, quando lo si modifica subordina il risultato della modificazione del gesto all'analisi uditiva: è per esempio il caso di uno stesso strumento di cui si cercano delle sonorità differenti, il gesto è allora guidato dall'analisi uditiva della sonorità. Esempio: si modifica il timbro di un violino suonando più in alto o più in basso con l'archetto. Anche la voce, nel suo funzionamento, sollecita il rapporto ascolto e motricità; la parte M.4 ne presenta più estesamente i legami.

SOFFIO E FONAZIONE: la fonazione si distingue dall'atto di soffiare
– perché c'è vibrazione delle corde vocali;
– perché ne risulta una produzione sonora udibile.

La maggior parte dei bambini sordi, dopo diversi anni di rieducazione ortofonica, non sanno più soffiare quando gli si presenta uno strumento: emettono volentieri dei suoni nel flauto a becco. Questo è dovuto ad una eccessiva sistematizzazione dell'atto fonatorio.

In realtà, fin dall'inizio i due modi di sfruttamento dell'aria espirata possono essere parallelamente esercitati; gli strumenti musicali ne sono il mezzo ideale; si possono utilizzare, tra gli altri strumenti costruiti, diverse canne e boccagli che si tratta di assemblare; tra questi boccagli si trovano dei *cazoo*, vale a dire quei piccoli strumenti a membrana che non si attivano che parlando o cantandoci dentro. Il bambino costruisce uno strumento a più sonorità di cui alcune saranno prodotte con il soffio e altre con la fonazione.

Tale distinzione soffio/fonazione viene rapidamente acquisita; essa dovrà essere mantenuta in seguito. Ma quello che permette al bambino di distinguere i due atti non è solamente la sensazione vibratoria che determina la fonazione (in rapporto al soffio), ma soprattutto l'analisi uditiva delle produzioni sonore che ne conseguono. La motricità dell'apparato fonatorio si modifica in assenza di elementi visuali (come uno specchio per esempio), in seguito all'analisi uditiva delle produzioni vocali. È per questo ritengo importanti i momenti in cui il bambino sordo analizza le proprie produzioni; egli non potrà che adattarle meglio alle sue intenzioni sonore iniziali.

Le modulazioni della voce parlata o cantata fanno risaltare la micromotricità. Ora, il controllo:

- delle frequenze prodotte;
- del timbro;

sarà esercitato con la macro-motricità, dagli itinerari della fonazione naturale fino ai controlli più fini.

1. Con il corpo ben posizionato in piedi (i piedi che fanno presa ben appoggiati al suolo), si procede a degli esercizi ritmici di respirazione, che terminano con una lunga espirazione.

2. Questa espirazione si fa all'inizio soffiando, espellendo l'aria fino all'ultimo soffio

3. Poi, proiettando l'insieme del corpo in avanti, si lascia l'aria uscire liberamente, cioè senza controllo dei muscoli vocali. Si produce allora una fonazione che noi qualifichiamo naturale e il cui risultato è un suono rauco.

4. In seguito viene iniziato lo stesso processo di emissione del suono ma questa volta, contemporaneamente all'emissione del suono, si concepisce una frequenza vocale da raggiungere, senza tuttavia aver preparato gli organi fonatori a produrla. Si produce allora un suono instabile di cui si possono percepire distintamente le armoniche (e particolarmente la prima armonica – l'ottava – che si sente in modo forte e che fa assomigliare la nostra voce a quella di Tarzan... che effettivamente non controllava la struttura della propria voce).

5. Poco a poco, attraverso questi esercizi si costruisce la struttura della voce, e si perviene ai seguenti risultati:

- ampliamento delle possibilità frequenziali vocali;
- controllo dell'esattezza;
- controllo del timbro.

La voce del sordo soffre troppo spesso di questa mancanza di controllo, perché nella rieducazione si è cercato di modificare certi elementi della struttura della voce quando questi elementi non erano consapevoli nel bambino. Si tratta dunque, per questi bambini, di ricostruire la voce, prendendo coscienza con precisione degli esercizi di *aggiustamento* di cui tutti gli individui dispongono per le loro produzioni vocali.

Infine, nell'ambito della motricità e della voce, il ritmo corporeo nel metodo verbo-tonale ha particolarmente e sistematicamente preparato l'emissione di ogni fonema con una postura corporea appropriata. La tensione, la lunghezza, l'anteriorità... di ogni fonema vengono precedentemente esercitate in macro-motricità, prima di essere pronunciate dal bambino. Questa proposta, aggiunta alla precedente che concerneva la qualità della voce stessa, contribuisce a favorire nel bambino sordo un'espressione vocale di qualità.

P.1 Pratica strumentale individuale

Ben presto il bambino sordo si confronterà con una varietà di strumenti musicali. Dopo un periodo la cui durata può variare a seconda dei bambini (da un anno a tre o quattro anni), periodo di scoperta, di esplorazione, di manipolazione il bambino esprime le sue preferenze per uno strumento. L'adulto dispone degli indici seguenti per comprenderlo:

- può trattarsi dello strumento verso il quale il bambino si dirige sempre per i giochi liberi;
- è lo strumento che il bambino preferisce durante l'ascolto;
- il bambino può anche essersi espresso verbalmente sull'argomento.

Lo strumento dunque non è scelto in funzione delle possibilità uditive del bambino, ma in funzione della determinazione del bambino (che non sceglierà uno strumento che non gli si confà morfologicamente o uditivamente). Inizia allora un lavoro settimanale con lo strumento, che non implica di cessare di suonare gli altri strumenti, ma che porta il bambino, con lo strumento scelto, a sviluppare la sua tecnica di utilizzazione e ad ampliare e diversificare le sue produzioni. Il bambino, ad incontri regolari, porta il suo strumento alla seduta e lo suona davanti agli altri. Il gioco strumentale del bambino viene allora integrato tra gli esercizi d'ascolto destinati all'insieme del gruppo. Ogni membro del gruppo può in questo modo individualizzarsi musicalmente.

La pratica strumentale individuale permette anche al bambino sordo d'essere in un contesto di relazione duale (solo con l'adulto) al di fuori delle sedute di ortofonia o del sostegno scolastico, che d'altronde lui conosce già. Infine, il bambino sordo che suona uno strumento esercita permanentemente la qualità del suo ascolto e gioca con i suoni.

P.2 Pratica strumentale collettiva

Appena il bambino ha intrapreso lo sviluppo della pratica di uno strumento in particolare, conviene organizzare ogni settimana un momento di gioco collettivo, che bisogna distinguere dagli esercizi di ascolto che mescolano più strumenti. In questo caso c'è invece la messa in comune delle pratiche musicali di ogni membro del gruppo.

1. L'ascolto viene esercitato considerevolmente, perché nessun maestro d'orchestra dirigerà la produzione d'insieme. I ruoli melodici, ritmici o armonici vengono affidati ad ognuno e i musicisti devono, suonando, ascoltarsi, orientarsi da uno strumento all'altro.

All'inizio, in questo esercizio con dei bambini sordi profondi, l'adulto batterà il tempo con un timpano o dei bonghi. Le produzioni saranno registrate, poi ascoltate di nuovo, analizzate, criticate, all'occorrenza modificate. Ugualmente, in ogni seduta, viene scelto un bambino come uditore in diretta per tutta la durata dell'esecuzione del complesso. Egli ascolta l'orchestra in altre condizioni acustiche, con una diversa qualità di attenzione, e può fare delle valutazioni sulla postura di una strumentista, sulla perdita di ritmo di un altro.

2. Il ritmo viene esercitato in modo particolare, perché la prima regola dell'orchestra sarà di tentare di suonare insieme dei suoni differenti ma di cui l'organizzazione accentuale ritmica ha previsto che essi si ritrovino insieme in determinati momenti stabiliti della sequenza. Dopo essere stati aiutati dall'adulto che sottolinea la battuta, gli strumentisti interiorizzano il tempo e terranno conto dell'evoluzione dell'insieme per realizzare il loro ruolo.

3. L'armonia viene sviluppata pienamente, poiché ogni parte contribuisce all'edificio armonico di insieme che presuppone dei timbri che suonano delle melodie differenti. Ogni sequenza sarà all'inizio suonata da uno strumento, poi due, poi tre... in tal modo l'analisi armonica del bambino si costruisce progressivamente.

4. Il piacere del gioco collettivo e il piacere musicale condiviso danno al bambino questa nuova dimensione del piacere dei suoni.

P.3 Realizzazione di sequenze

Prenderemo un esempio semplice di una sequenza che può essere suonata da un gruppo di bambini di sei-sette anni. La melodia principale deve essere suonata da tutti, quale che sia lo strumento: così ognuno conosce la volta architettonica della produzione d'insieme, e allora chi suonerà in seguito la propria parte riconoscerà meglio, nell'armonia, tale melodia.

1. Scegliamo la gamma dei do che cresce e che scende. Per rompere la monotonia ritmica, la discesa si farà in crome dopo una salita in semiminime. Si avrà dunque la seguente melodia:

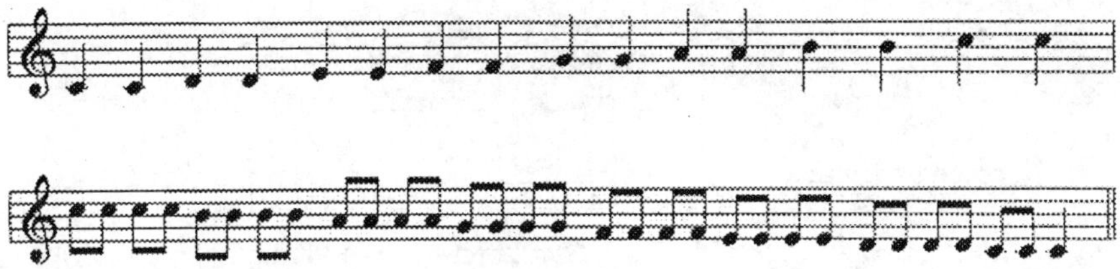

2. Dopo che questa melodia è stata:
- suonata da tutti con il flauto;
- suonata da tutti, ognuno con il suo strumento;
- cantata da tutti,

viene introdotto un primo strumento con un ruolo distinto dalla melodia. La realizzazione si fa, in questa fase, con due strumenti. È preferibile, per faci-

Esercizio 2

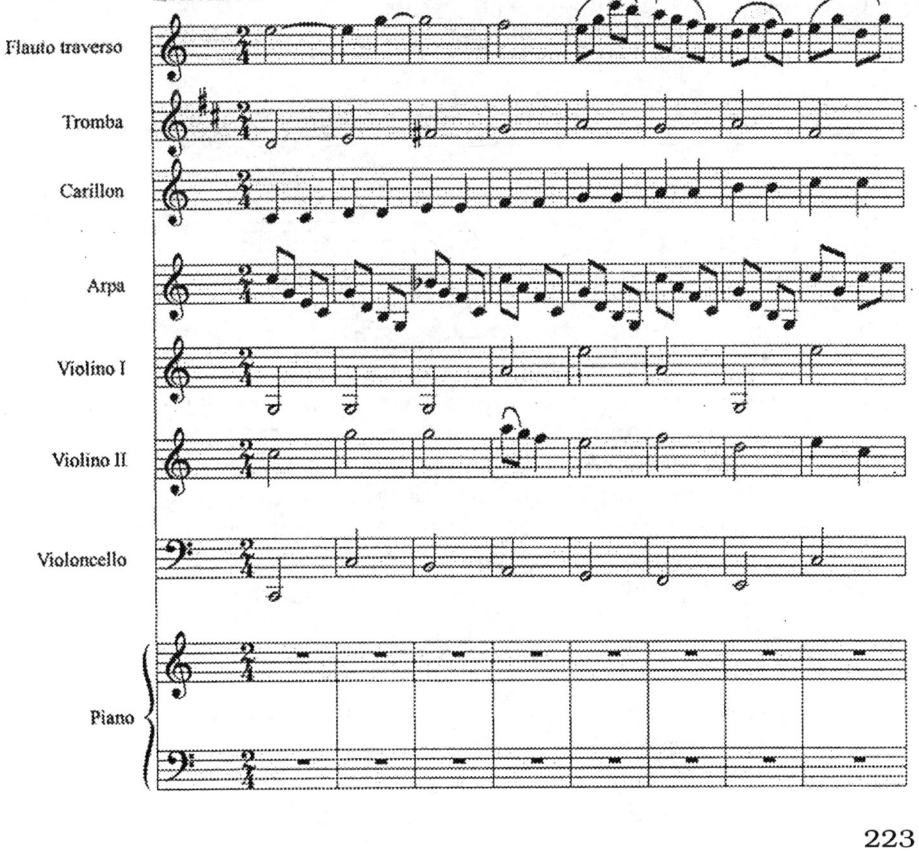

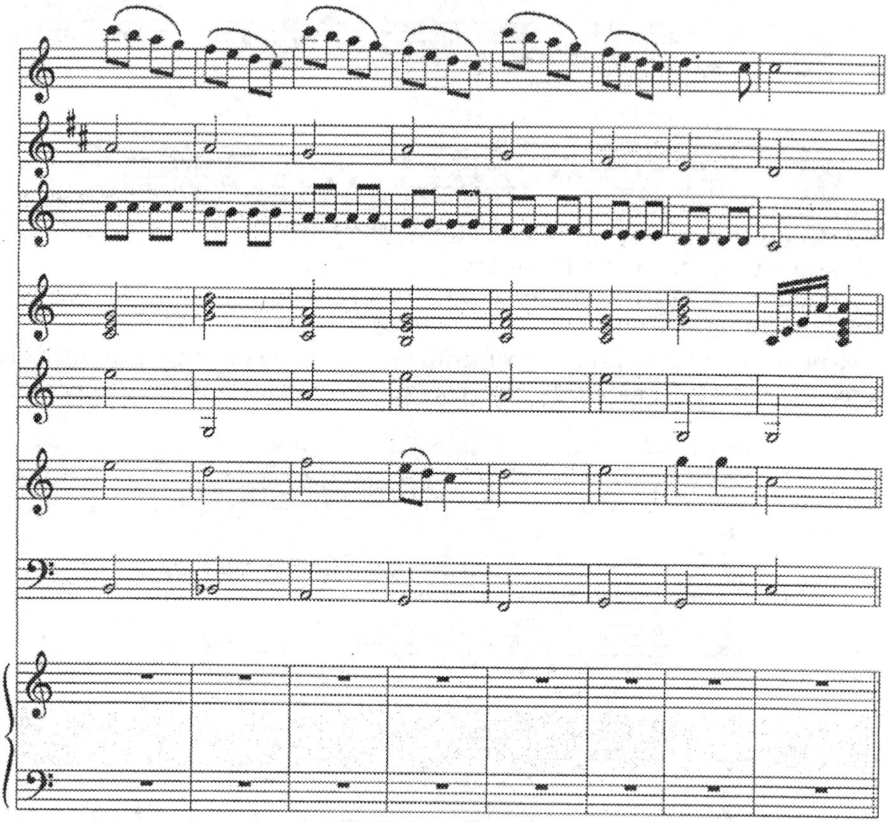

litare l'opposizione delle due voci, che la seconda parte sia di natura ritmica.

3. Viene suonato ogni volta uno strumento, e l'accompagnamento (alla chitarra e al piano) non interverrà che dopo la costituzione dell'insieme delle parti ritmiche e melodiche. Ogni parte deve essere, in sé, piacevole da suonare da sola, senza l'orchestra; deve dunque esser stata concepita come un pezzo propizio sia al gioco individuale che al gioco collettivo.

P.4 Creazione di sequenze

L'improvvisazione

1. Deve essere esercitata abbastanza presto, appena il bambino ha iniziato un apprendimento strumentale particolare. Pertanto, partendo da una sequenza conosciuta dal bambino, gli si domanda di modificare un suono risuonandola, poi due, poi tre volte...

2. Ogni bambino, davanti al gruppo, viene invitato regolarmente a produrre una sequenza inventata; può trattarsi di due suoni o di una frase intera; l'adulto gioca un ruolo essenziale nello sviluppo delle improvvisazioni sonore del bambino: è lui che incoraggia, facilita, apprezza le improvvisazioni del bambino riprendendole, descrivendole...

3. L'improvvisazione concerne anche la voce cantata con onomatopee e la voce parlata. Quest'ultima permette l'esercizio dell'improvvisazione ritmica e quello dell'articolazione. Si forniscono, per esempio, tre onomatopee:

ti *ta* *bou*

che vanno a mescolarsi con una sequenza ritmica che ogni bambino presenterà a turno.

4. Nella voce cantata, l'improvvisazione creerà spontaneamente un testo per arrivare a delle sequenze vicine ad alcune creazioni contemporanee.

5. L'improvvisazione si applica all'orchestra: mentre l'orchestra suona una sequenza già affrontata, uno dei membri tenta di produrre dei suoni imprevisti con il suo strumento, ma di cui egli tenta di apprezzare gli effetti in rapporto all'insieme.

COMPOSIZIONE: si tratta di esercitare l'immaginazione e la capacità inventiva. Si comincia col domandare al bambino di inventare cinque suoni per la seduta successiva, poi una frase intera... La sequenza composta viene suonata dall'autore, ma anche dagli altri membri del gruppo. Le composizioni divengono armoniche e vengono suonate dagli strumentisti dell'orchestra. Oltre allo sviluppo della creatività del bambino, l'invenzione delle sequenze musicali e linguistiche (parlate o cantate) esercita la rappresentazione mentale del suono, quella che in seguito aiuta il bambino a prepararsi meglio a parlare, e a produrre una sequenza musicale.

R.1 Battute ed eventi sonori

La nozione stessa di tempo è difficilmente comprensibile. L'uomo ha inventato dei segni per orientarsi nel tempo che passa, ma né l'origine né la fine di questo tempo sono noti. La musica organizza dei suoni occupando il tempo; anche la parola si svolge nel tempo. L'uomo, per misurare il tempo, ha stabilito dei segni regolari che sono i secondi. La musica si presta a ogni creazione, la misura dei suoi tempi può stabilire il tempo (velocità di svolgimento delle battute).

Il motivo per cui il ritmo musicale ci fornisce un controllo degli elementi ritmici in generale, e quelli della parola in particolare, è che la musica ci ha portati ad essere *temporalmente adattabili*: il musicista deve in effetti, indipendentemente dai propri ritmi interni (polso, respirazione...) e dai ritmi dei suoni ambientali (della natura, della società...), integrare le velocità di organizzazione del tempo, che non sono mai le stesse: una parte dell'opera è suonata con 60 battute al minuto, un'altra a 110 battute al minuto, un'altra ancora a 80, senza considerare i numerosi rallentamenti e le non meno numerose accelerazioni all'interno di uno stesso movimento.

Come l'uomo che lavora nello spazio deve abituarsi ai cambiamenti di equilibrio e di pressione, il musicista si abitua alle diverse organizzazioni temporali, via via che egli acquista il senso del ritmo. Avere il senso del ritmo significa imparare con tutto il proprio corpo la percezione e l'espressione di avvenimenti ritmici evolutivi, è adattarsi mentalmente e corporalmente a tutta la nuova configurazione ritmica percepita o prodotta. Con il bambino sordo si comincia molto presto a sottolineare le battute:

- con tutto il corpo (saltare, marciare...);
- con una parte del corpo (battere le mani, sulle ginocchia...);
- con gli strumenti musicali;
- con la voce (onomatopee);

Queste battute si manifestano:

- a partire dall'ascolto di frequenze registrate (bisogna trovare il tempo...);
- a partire da sequenze suonate in diretta al piano, alla chitarra (dunque con uno strumento armonico, perché gli avvenimenti armonici importanti si produrranno sulle battute e ne aumenteranno la percezione);
- a partire dall'ascolto della voce (trovare il tempo della sequenza).

Queste pulsazioni devono essere tanto più forti e nette quanto più il bambino è piccolo. Il procedere porta il bambino a raggiungere la capacità di localizzare la battuta nelle sequenze dove questa non è molto sottolineata. Si tratta allora di sentire la regolarità dell'accento. E la coscienza della regolarità dell'accento e il suo controllo sono le condizioni preliminari all'esercizio degli accenti regolari della parola.

Quando la battuta viene suonata regolarmente dal bambino, si introduce un avvenimento sonoro che, all'inizio, coinciderà con la battuta: può trattarsi di un'onomatopea o di un suono strumentale.

ta vocale

ritmo
scandito

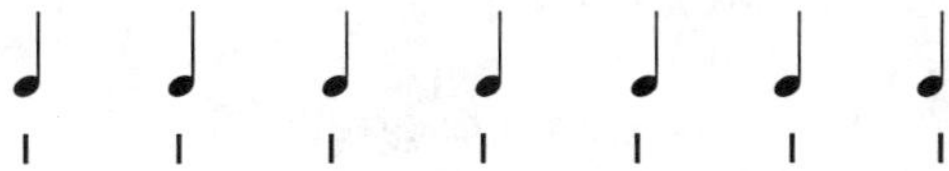

In seguito si tratta di produrre dei suoni la cui durata sia superiore allo spazio tra due battute. Il bambino sottolinea le battute emettendo un suono vocale stabile all'inizio della prima battuta, fino alla fine dello spazio della seconda.

ta

ritmo
scandito

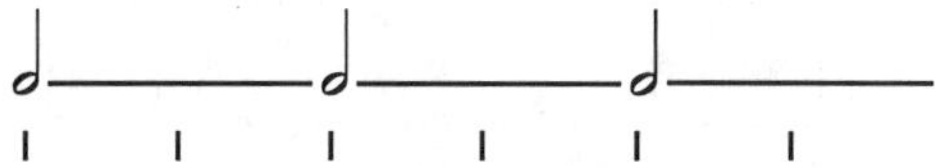

Si fa la stessa cosa con tre battute poi con quattro (𝅗𝅥. e 𝅝) prima di ritornare alla ♩ e di produrre dei suoni la cui durata sarà inferiore alla battuta. Qui cominciano le reali difficoltà perché noi produciamo più suoni, di cui alcuni accentati in funzione della loro situazione in rapporto alla battuta:

ta

ritmo
scandito

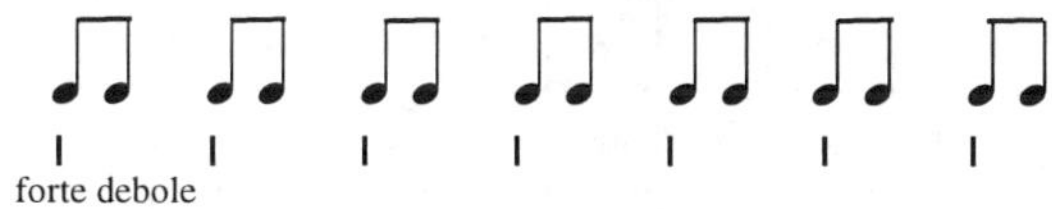

Ogni seconda croma del gruppo di crome si realizza in modo meno forte perché, per opposizione, tutto l'avvenimento che si produce con la battuta è forte, tutto l'avvenimento che si produce tra due battute decresce in intensità. Avviene lo stesso per la parola, se non c'è una irregolarità della disposizione di queste battute.

Più spesso l'apprendimento del ritmo si fa considerando le crome come degli avvenimenti uguali e autonomi. La battuta non è precedentemente avvertita, acquisita. Questo tipo di apprendistato porta il bambino a produrre delle sequenze insipide e senza sapore ritmico, vale a dire senza dinamica. Perché la dinamica nasce dal gioco permanente delle battute, flusso di energia regolare, e degli avvenimenti (suoni e silenzi) che si compongono di queste.

Senza questa dialettica battute/avvenimenti sonori il gioco ritmico non esiste. La dinamica della parola dipende da questa stessa dialettica: i fonemi devono avere una ripresa sui piedi accentuali.

Ecco presentate, sotto forma di griglie, delle proposte volte a esercitare la ritmica fonetica del bambino. La lettura si fa orizzontalmente, da sinistra a destra, ma si può anche, dopo qualche tempo, leggere verticalmente, in diagonale.

Ogni griglia contiene dieci proposte di dieci caselle ognuna. Viene attribuita una riga ad ogni bambino nei primi esercizi; con le dieci parti, si costituisce la griglia.

1.	●	●		●		●			●	●

Quando la casella riporta un ●, si emette un *ta*; quando non lo riporta, si tocca la casella con un dito senza emettere suoni.

Le dieci righe devono essere tutte diverse.

	A	B	C	D	E	F	G	H	I	J
1.	●	●		●		●			●	●
2.		●	●		●		●			●
3.	●		●	●	●	●	●		●	
4.	●	●	●		●		●		●	●
5.	●		●	●	●	●		●	●	
6.	●	●			●	●		●	●	●
7.		●		●		●	●	●		●
8.		●	●	●		●				●
9.			●	●	●	●	●	●		
10.	●		●		●		●	●	●	

Utilizzazione della griglia

1. Ogni bambino presenta la sua frase;
2. un bambino concatena le dieci frasi;
3. l'adulto annuncia la frase che va suonata (1 o 4 o 8...) e apporta una modifica che i bambini devono individuare;
4. i bambini propongono essi stessi degli indovinelli;

5. ogni bambino dispone di una griglia vergine e deve riempirla rispettando gli stessi principi;
6. l'adulto suona una delle dieci frasi e i bambini devono riconoscerla. Poi i bambini terranno, successivamente questo ruolo;
7. viene emessa una frase e i bambini devono annotarla su una seconda griglia vergine;
8. la griglia viene suonata da tutti i bambini contemporaneamente e con tutte le frasi (lavoro sull'armonia e sul tempo);
9. ogni bambino sceglie uno strumento differente e la griglia viene di nuovo suonata:
   - frase per frase;
   - tutte le frasi insieme.

Progressione dell'esercizio

1. diversificazione dei fonemi. Si può decidere:
   - di scegliere un nuovo fonema (per l'insieme della griglia)
   - di attribuire un fonema a ciascuna frase;
2. complessità del ritmo:
   - si possono legare dei suoni come qui di seguito;

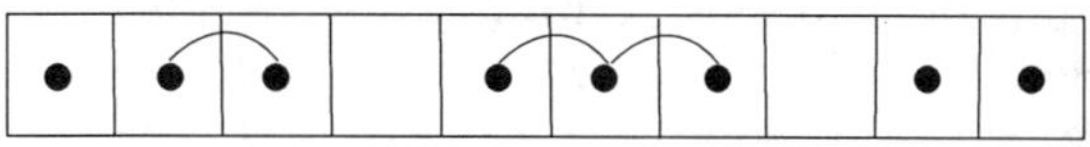

   - si possono introdurre dei nuovi nuclei ritmici

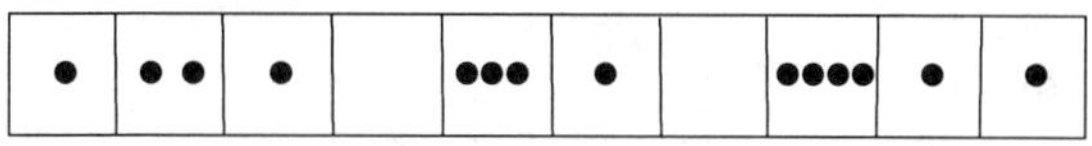

   - si possono dividere i silenzi e rappresentarli;

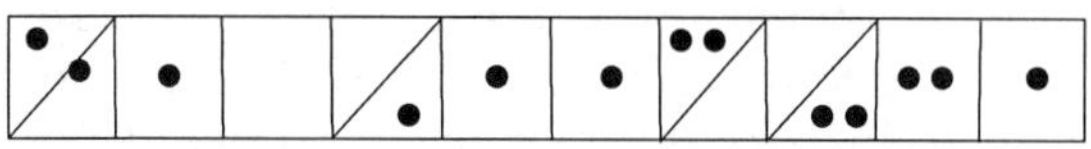

3. introduzione delle opposizioni frequenziali

Uno stesso bambino oppone un suono acuto ad un suono grave in una stessa frase:

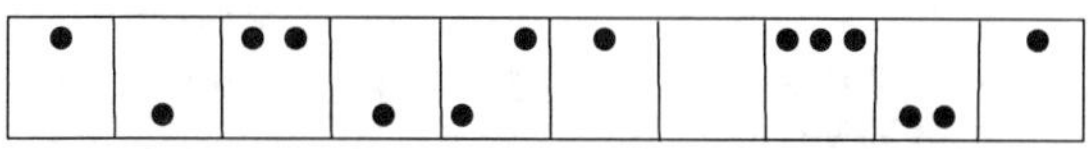

- se si tratta della parola, il suono acuto sarà piuttosto una *ti* e il più grave una *to* tenendo conto della frequenza delle vocali;

– se si tratta di suoni strumentali, si sceglieranno non due strumenti ma due suoni prodotti con lo stesso strumento: una coppia di bonghi, due *blocs sonores*, un piano, un *tube* che risuona a due toni...

4. Realizzando la griglia con:
– dei nuclei ritmici diversificati;
– delle opposizioni frequenziali;
– un timbro per ogni frase;
si produce una polifonia molto complessa poiché comporta dieci voci differenti!

5. Vengono realizzati altri esercizi ritmici dello stesso tipo nel lavoro di pedagogia.

R.3 Evoluzione degli esercizi ritmici

1. L'*imitazione* è il procedimento secondo il quale il bambino viene invitato a riprodurre il nucleo o la sequenza ritmica realizzata dall'adulto o da un altro bambino.

L'imitazione ritmica sollecita:
– l'analisi della sequenza;
– la memoria (se la sequenza è lunga);
– la produzione;
– il controllo dell'esecuzione.

Essa deve eseguirsi regolarmente con:
– la voce parlata:
– strumenti diversi.

L'adulto deve essere una persona con un buon senso ritmico: deve manifestare il suo piacere e organizzare e produrre ritmicamente i suoni; se non è così, il bambino non svilupperà mai il suo interesse al ritmo;

2. L'*accompagnamento ritmico* consiste nell'ascolto di una sequenza registrata, nel lasciare i bambini esprimersi ritmicamente con degli strumenti ascoltando sempre lo stimolo d'origine. Più lo stimolo di origine (la sequenza diffusa) è ritmicamente ricca e forte, più i bambini sono guidati nelle loro produzioni. Meno lo stimolo è ricco di informazioni ritmiche e più i bambini organizzeranno ritmicamente lo spazio, improvviseranno, arricchiranno lo stimolo. Lo stimolo può essere una voce parlata, o anche una voce cantata, una sinfonia, del jazz, delle musiche africane...

3. L'*analisi ritmica* completa gli esercizi di produzione:
– si tratterà di indicare le battute;
– sotto un testo parlato;

– sotto un testo cantato;
– sotto una frase musicale;
– in musica, si trasformeranno le o secondo le | come qui si può vedere.

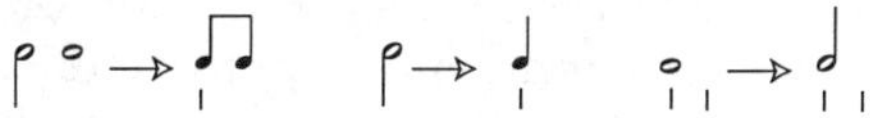

4. Si utilizzeranno dei giochi di carte per:
– indovinare una cellula ritmica;
– opporre una cellula ad un'altra;
– costruire delle frasi ritmiche;
– eseguire una frase ritmica.

Ecco uno dei primi giochi con la sillaba /ta/. La tavola è anch'essa presentata al bambino all'inizio, in modo che si possa piazzare un oggetto nella casella associata al risultato dell'analisi uditiva. La tavola viene in seguito ritagliata per essere utilizzata in un gioco... di carte.

Ecco una delle tavole ritmiche utilizzate in ritmica fonetica e in musica, presentate con l'informazione musicale:

TA	TA TA
TA TA TA	
TA	TA TA TA TA
TA	TA

Ecco un quadro ritmico utilizzato in ritmica fonetica e in musica, mostrato con la notazione musicale

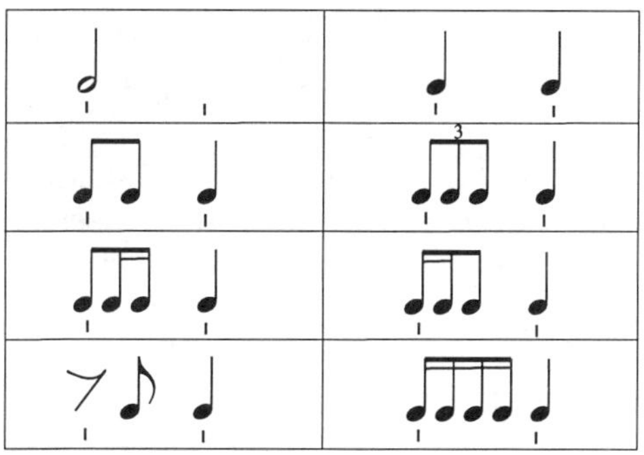

R.4 Poliritmia vocale e strumentale

È stata mostrata l'importanza della poliritmia (cfr. R 2) nell'esercizio del ritmo fonetico. La poliritmia mette insieme simultaneamente più avvenimenti ritmici di struttura differente, ma generalmente di stessa natura (voci parlate, voci cantate, strumenti).

Ora mescolando la natura delle sequenze ritmiche suonate insieme si favorisce l'autonomia ritmica della parola esercitando tutta la sua qualità: la ritmica strumentale favorisce la ritmica vocale.

POLIRITMIA INDIVIDUALE: Non si può simultaneamente parlare cantare e suonare uno strumento. Ma si può suonare uno strumento a fiato, e parlare o cantare nel medesimo tempo. Certo le strutture ritmiche non potranno essere binarie per lo strumento e ternarie vocalmente: deve esistere un rapporto logico tra le due strutture ritmiche e, per l'uso della parola, la base ritmica sarà prodotta dallo strumento e gli elementi più complessi saranno prodotti dalla parola.

POLIRITMIA COLLETTIVA: Il lavoro in gruppo ci permette di *adattare* la voce cantata alla voce parlata e agli strumenti. Ogni bambino esegue una sola base ritmica, ma riunendo insieme, esercitandole, le tre strutture acustiche principali che maggiormente pesano nell'educazione uditiva del bambino sordo: il suono strumentale, la voce cantata e la voce parlata. Ecco, su qualche battuta, un esempio semplice di poliritmia:

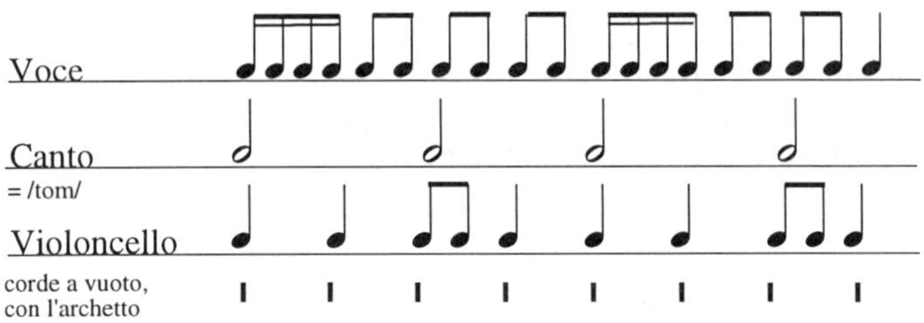

Gli strumenti musicali sono innumerevoli nel mondo, ma nel contesto dell'educazione uditiva del bambino sordo ci si interesserà di più agli aspetti acustici piuttosto che a quelli etnologici o sociologici, gli strumenti dovranno essere quelli:
- che offrono le maggiori possibilità sonore;
- che sollecitano i gesti più vari;
- che possono essere suonati facilmente dai bambini.

Gli strumenti vengono presentati in successione secondo le regole della opposizione: gli strumenti successivi saranno di famiglia differente e con implicazione motoria differente.

Il bambino sordo esamina lo strumento prima che l'adulto lo suoni; così attiva egli stesso i gesti che generano i suoni, trova mille e una maniera di far suonare la materia. L'adulto completa, all'occorrenza, l'esplorazione del bambino e suona una sequenza strutturata con lo stesso strumento. Dal momento che lo strumento è stato presentato, manipolato, suonato, ascoltato, viene dato al bambino un foglio rappresentante lo strumento e lo strumento viene ascoltato in contesti acustici diversi, con l'aiuto di registrazioni:

- solo;
- con altri strumenti.

Dopo la presentazione dello strumento, questo rimane disponibile nella stanza della musica; si integra nell'ambiente e continua ad essere utilizzato:

- nei giochi strumentali liberi;
- nelle orchestrazioni;
- negli esercizi d'ascolto, o ritmici o melodici.

Ogni anno, vengono presentati una ventina di strumenti e la conoscenza degli strumenti si inscrive innanzitutto all'interno di una pratica strumentale particolare.

T.2 Discriminazione uditiva dei timbri

DELLA VOCE: i timbri di voce sono tutti diversi e quando i bambini parlano ancora poco è già possibile distinguere la voce di Pietro dalla voce di Maria, la voce dell'adulto, la voce di papà o mamma. Si procede quindi molto presto a dei piccoli giochi di riconoscimento dei timbri delle voci che si ascoltano più frequentemente.E, per far familiarizzare il bambino ai due aspetti acustici della voce, si gioca allo stesso modo con la voce cantata degli uni e degli altri. Poi si oppongono dei timbri di voce parlata a dei timbri di voce cantata. Infine si oppone qualche timbro strumentale con la voce parlata e la voce cantata.

DEGLI STRUMENTI: i suoni si presentano individualmente o in situazione armonica.

- *individualmente*, vale a dire considerati isolatamente, i timbri si contrappongono per:
- la loro qualità di armoniche;
- la ripartizione di queste armoniche;

– l'intensità di tali armoniche in funzione del loro grado;
– le transitorie di attacco e di estinzione del suono.

Si procederà dunque con contrapposizioni più evidenti per riuscire in seguito a opporre dei timbri sempre più vicini. I timbri scelti sono collegati agli strumenti presentati (T.1) e, in ogni seduta, si può domandare l'identificazione di qualsiasi timbro già memorizzato dopo l'inizio dell'esercizio di questa analisi uditiva

– *in situazione armonica*: progressivamente, si fanno ascoltare due timbri simultaneamente, poi tre, poi quattro. Le prime presentazioni armoniche di timbri mettono in gioco dei timbri molto lontani, per facilitare le prime contrapposizioni. L'adulto sceglie dunque con molta attenzione i timbri da proporre per l'ascolto.

T.3 Utilizzazione delle carte degli strumenti

1. Le carte fanno apparire lo strumento in situazione attiva; sarebbe giusto che un personaggio, se possibile un bambino, appaia su ogni carta in una postura relativa al modo di suonare lo strumento.

2. Nel corso dei giochi di ascolto e di riconoscimento dei timbri, il bambino cerca tra le carte quella che corrisponde allo strumento che, secondo lui, ha prodotto il suono ascoltato. Facendo questo il bambino oppone e confronta sistematicamente gli altri strumenti, cosa che implica la rappresentazione mentale dei suoni prodotti dagli altri, la comparazione... e la scelta.

3. Le carte possono essere classificate in base:
– alle famiglie: le corde, i fiati, le percussioni, gli strumenti elettronici;
– ai gesti musicali: battere, pizzicare, sfiorare, scuotere;

4. si può anche:
– estrarre una carta da gioco, a caso, e prendere lo strumento corrispondente nella stanza;
– estrarre una carta e imitare vocalmente lo strumento estratto, che gli altri bambini non hanno visto ma devono nondimeno riconoscere;
– estrarre più carte, ed elaborare una partitura armonica con gli strumenti riuniti a caso;
– pronunciare correttamente il nome degli strumenti di ogni carta;
– estrarre una carta e rispondere con un sì o con un no alle domande dei bambini concernenti lo strumento che cercano di individuare (esercizio della comprensione della parola e della conoscenza degli strumenti);

5. possono essere create delle vere storie musicali, mettendo in scena degli strumenti:

– le carte possono essere allora piazzate al di sotto di un testo scritto;
– le carte si susseguono se la storia è solamente musicale.

T.4 Costruzione di strumenti

La costruzione di strumenti è un'attività fondamentale: il bambino sordo può servirsi del suono, lavorando il materiale che lo produrrà e concependo anche lo strumento.

1. All'inizio dell'attività gli strumenti sono semplici, ma sempre molto sonori:

❑ palloncini riempiti di differenti materiali (piccole biglie d'acciaio, lenticchie...);

❑ molte scatole sonore nelle quali si introducono diversi materiali tra i quali dei piccoli strumenti come dei sonagli e delle campanelle:
   – canne armoniche di diverse grandezze;
   – megafoni, per i giochi vocali;
   – percussioni in PVC con membrana di montone;

2. Gli strumenti costruiti divengono man mano più complessi, in relazione all'evoluzione dei bambini, alle loro conoscenze dei materiali e alla loro esperienza nell'attività:

- grosse percussioni che risultano, per esempio, dalla costruzione di una casa sonora in cui tutti gli elementi producono dei suoni musicali quando li si colpisce;
- tastiera gigante che permette ai bambini di suonare, in un'altra dimensione, degli intervalli, di *saltare* veramente da un suono all'altro;
- arpe semplificate;
- violino da assemblare;

3. La costruzione si fa sempre con il bambino, nell'esercizio della conoscenza del suono e dei materiali che lo producono

4. Gli strumenti costruiti si integrano agli altri strumenti dell'ambiente dei bambini e vengono utilizzati come gli altri strumenti durante le orchestrazioni, le storie musicali...

V.1 Voce cantata e voce parlata

La voce è lo strumento di tre tipi di produzioni sonore:
– lo strumento del linguaggio quando la voce parla;
– lo strumento della musica quando la voce canta;

– lo strumento congiunto del linguaggio e della musica quando la voce canta un testo.

1. Il bambino sordo profondo, all'inizio dell'educazione uditiva, non parla. Può emettere rapidamente, in una dinamica di gioco e di piacere sonoro, dei suoni musicali che si esercitano in tutti i sensi: i movimenti ascendenti e discendenti, le variazioni di intensità, le modificazioni del timbro, le strutture ritmiche... è la prima fase, determinante per il futuro timbro della voce parlata, la sottigliezza prosodica della parola e, soprattutto, la voglia e il desiderio... di andare più lontano nell'utilizzazione del suono

2. La seconda fase mescola poco a poco gli elementi linguistici alla voce cantata, cominciando dalle onomatopee e dai fonemi isolati, che però sono già attività linguistica per intero. Come è stato mostrato nella parte relativa al cervello.

3. La terza fase alleggerisce la voce cantata con testo del suo apporto musicale e lascia esprimere solo la voce parlata.

Ogni alterazione a questo processo evolutivo conduce inevitabilmente a delle situazioni che si riscontrano troppo spesso:

- bambini che non hanno alcun interesse a parlare e che parlano quindi molto poco o molto male;
- bambini che vogliono parlare ma la cui parola è così difettosa che la comunicazione orale è rimessa in causa;
- bambini la cui educazione uditiva e linguistica è stata ben condotta, ma la cui parola poteva essere prosodicamente migliore.

V.2 Esercizio collettivo della voce

1. L'uso della voce in gruppo comincia con i bambini piccoli attraverso degli scambi vocali che l'adulto sollecita: con la sua voce, l'adulto canta dei lunghi movimenti ascendenti e discendenti, emettendo la /a/; la potenza della voce, la sua ricchezza di armoniche e la sua regolarità di spostamento nello spazio frequenziale (il suono deve crescere regolarmente, senza interruzioni né salti e scendere allo stesso modo), costituiscono un avvenimento abbastanza pertinente per il cervello del bambino, purché i bambini girino la testa in direzione dell'adulto, anche se alcuni tra loro hanno deficienze uditive. Le proposte vocali dell'adulto possono farsi con un cono che amplifica la voce e rafforza certe frequenze.

2. L'espressione del piacere vocale dell'adulto deve portare il gruppo a degli scambi che si manifesteranno attraverso dei suoni più brevi di quelli d'origine; l'adulto accompagna i bambini nei giochi vocali imitando tale produzione, proseguendo il movimento di un altro, modificando ritmicamente la sequenza...

Non si tratta di un esercizio, ma di un gioco sonoro la cui regola principale è la condivisione del piacere vocale

3. Questi giochi evolvono:

- suonando sui cambiamenti di tutti i parametri (intensità, frequenza, ritmo e timbro);
- suonando sulla varietà dei fonemi.

4. L'esercizio della voce in gruppo concerne:

❑ la voce parlata; proferire un testo insieme, con un supporto ritmico come il tamburello per esempio:

- intervenire a turno con un ruolo in una storia, o anche in una frase: le voci parlate devono allora concatenarsi come se un solo bambino parlasse (esercizio del senso ritmico della parola, dell'ascolto e del controllo dell'esecuzione).
- la voce cantata, che potrà, attraverso la forma collettiva, esercitarsi attraverso dei canti all'unisono, poi a due voci, infine a tre voci.

V.3 Lavoro individuale della voce

Questo lavoro individuale, organizzato costantemente, aiuta il bambino a sviluppare le sue qualità vocali parlate e cantate esercitando:

LA RESPIRAZIONE: è il fattore essenziale delle qualità della voce poiché essa apporta energie al suono vocale. Attraverso dei giochi si tenta, presto, di:

❑ produrre un suono, lungo il più possibile, di pari intensità;
❑ produrre un suono, lungo il più possibile, di intensità crescente o decrescente;
❑ produrre un discorso, lungo il più possibile, con una sola espirazione;
❑ oltre a tutte le proposte tendenti a:
  - aumentare la potenza del soffio;
  - controllare l'utilizzazione dell'energia nelle parole e nel canto.

Spesso è necessario, con il bambino, ricorrere a degli esercizi corporei nello spazio, per comprendere a livello della macro-motricità il ruolo e l'importanza della respirazione.

LA VARIAZIONE DEI PARAMETRI DEL SUONO VOCALE: è attraverso le correzioni individuali che il bambino migliorerà le sottigliezze prosodiche della sua parola al livello:

– del ritmo di certi elementi della parola (troppo veloce, mal ritmata);
– dei fonemi il cui timbro deve essere modificato (non sufficientemente nasalizzato);
– di intonazioni esagerate o insufficienti;
– di accenti disposti male.

A livello della voce cantata, il lavoro individuale permette anche di prendere coscienza, attraverso opposizioni successive, della giusta frequenza che si emette:
– di modificare intenzionalmente il timbro
– di controllare l'intensità e il ritmo nel canto

L'ARTICOLAZIONE: tradizionalmente di dominio ortofonico, l'articolazione è qui trattata nel quadro delle contrapposizioni, inizialmente nella voce cantata poi nella parola.

V.4 Voce e strumenti

La voce deve inizialmente essere concepita come uno strumento musicale, ed esplorata come tale dal bambino: i giochi vocali costanti danno alla voce il suo statuto di strumento musicale, con il quale si lavora il suono... per se stesso.

Le strutture vicine alla voce cantata e a certi strumenti come il violoncello e l'oboe permettono di esplorare, di esercitare la voce. Si partirà da un suono eseguito al violoncello, al quale si mescolerà la voce; poi il violoncello smette di essere suonato e sussiste solo la voce. Il suono del violoncello esercita qui una forza attrattiva sul suono vocale, permette di affinare la precisione del suono vocale, i movimenti ascendenti e discendenti, i suoni lunghi e stabili...

Si mescolano con interesse più strumenti con una voce, poi più strumenti con più voci cantate.

Quanto alla voce parlata, ecco qualche esempio di proposte in cui i suoni strumentali servono da supporto alla voce.
– Leggere un testo mentre gli strumenti suonano, tenendo conto degli elementi ritmici e armonici della sequenza musicale;
– improvvisare un testo con gli strumenti musicali come supporto;
– cantare un testo improvvisato tenendo conto dell'insieme della struttura della sequenza musicale.

Al termine di questo lavoro, vorrei ricordare gli insegnamenti essenziali che clinica e ricerche fondamentali mi hanno permesso di trarre

❏ L'importanza dei fatti musicali nell'educazione del sordo è recente rispetto alla storia generale. Il sordo non prova, naturalmente, alcun interesse per il suono che percepisce a volte poco e male;

❏ ora, tra le diverse categorie di suoni, i suoni musicali si distinguono perché, anche in caso di deficit uditivo molto grave, essi sono sempre meglio percepiti rispetto ai suoni della parola o ai rumori;

❏ la musica utilizza gli elementi qualificati come prosodici per il linguaggio, per sapere:

– le variazioni frequenziali;
– le variazioni di intensità;
– le variazioni di durata;
– le variazioni di timbro;

❏ in caso di deficienza uditiva profonda le variazioni ritmiche e le variazioni frequenziali sono le principali informazioni sonore di cui il cervello dispone; la percezione di variazioni ritmiche si arricchisce di accenti di intensità. Questi tratti (ritmo, intonazione, accenti, timbro) hanno un valore essenzialmente espressivo per l'ascoltatore. Per il sordo, questi tratti permettono di contrapporre i suoni, di distinguerli l'uno dall'altro; hanno una funzione pertinente;

❏ vale a dire, gli elementi prosodici giocano un ruolo vicariante nell'ascolto del sordo. Il sordo, paradossalmente, è dunque stimolato a sviluppare un'intelligenza uditiva che l'udente non ha;

❏ le condizioni di sviluppo di questa intelligenza uditiva possono riassumersi così:

– suscitare l'interesse al suono attraverso i giochi sonori (strumentali e vocali);
– elaborare una strategia di sviluppo di tale intelligenza uditiva considerando la musicalità tanto quanto il linguaggio;
– realizzare, in una relazione adattata al bambino sordo, le proposte musicali e linguistiche esaminate, sviluppando una pedagogia originale;

❏ se musica e linguaggio non hanno altro in comune che il materiale sonoro, l'esplorazione dei loro rapporti in modo analogico esercita l'analisi uditiva del sordo e migliora la qualità della sua parola;

❏ benché il ritmo, che sia musicale o linguistico, è gestito prioritariamente dall'emisfero sinistro, l'organizzazione ritmica linguistica si distingue dall'organizzazione ritmica musicale e dell'organizzazione ritmica corporea. Ora, l'esplorazione delle analogie tra queste tre organizzazioni ritmiche ha un valore pedagogico che aiuta il sordo a memorizzare e riprodurre le sequenze ritmiche;

❑ lo sviluppo della musicalità del sordo è un vero dovere educativo, indipendentemente dalla scelta del modo di comunicazione che i genitori faranno;

❑ stimolando il cervello del bambino sordo, creando la voglia di giocare con il suono, esercitando permanentemente l'ascolto e l'analisi uditiva, favorendo lo sviluppo dell'immaginario e rinforzando la concentrazione e l'attenzione, esercitando continuamente la motricità, conferendo al suono una dimensione artistica, sviluppando l'interesse per la comunicazione orale e migliorandone la qualità, la musica contribuisce certamente allo sviluppo armonioso del bambino sordo.

Ai genitori che educano, agli ortofonisti che rieducano, ai professori e istitutori specializzati che insegnano, agli educatori che accompagnano, chiedo di comprendere il ruolo sostitutivo che la musica rappresenta per il sordo e l'importanza che i tratti prosodici della parola acquistano quando si sente così poco e così male.

Infatti, il linguista, il musicista, lo studioso di acustica, il neurofisiologo, l'ORL, il foniatra affrontano in materia d'ascolto e di sordità un vasto campo di investigazioni e di ricerche per meglio conoscere e meglio aiutare il sordo, i sordi, i quali potranno ben dire, a loro volta, che non c'è peggior udente di quello che non vuol sentire niente riguardo ai sordi.

Bibliografia

«Scienza e Vita», numero speciale fuori serie dedicato al suono, 1982.

A. Wigan, *The duality of the mind*, London, Logman, 1844.

Abbé de l'Epée, *Institution des Sourds et Muets par la voie des signes méthodiques*, opera che contiene il progetto di un linguaggio universale, Paris, Nyon, 1776.

Alegria, *Le Langage gestuel: analyse de sa structure et de son incidence sur le développment de l'enfant sourd*, in «Psychologica Belgica», 1979.

Assal – Aubert, *La reconnaissance des onomatopées*, in «Revue Neurologie, Paris 1981.

Assal G., *Asymétrue cérébrale et reconnaissancec de la voix*, «Revue de neurologie», n. 137, Paris, 1981.

Bang K., *Un monde de son et de musiqe pour les enfants sourds, malentendeants, et polyhandicapès*, in «Ravue de la musicothèrapie», n. 2, juin 1982.

Bartholomeus B., *Voice identification by nursery school children*, in «Journal canadien de psychologie», n. 27, 1973.

Bébian A., *Essai sur les sourds-muets et sur le langage naturel*, Paris, 1817.

Benveniste E., *Problèmes de linguistique générale*, Paris, Gallimard, 1966.

Binard – Dollon, *L'enfant sourd profond et les sons musicaux, memoire pour le diplôme d'orthophonie*, Université Paris VI, 1989.

Blanchet, *La surdi-mutité*, Parigi, Labé, 1850.

Blanchet, *Moyens de donner léducation à tous les sourds muets sans les séparer de la famille des parlants*, Parigi, Hachette, 1859.

Blanchet, *Petit Dictionnaire usuel de mimique et de datylogie à l'usage des médecins et des gens du monde*, Paris, Labé, 1850.

Blumstein – Cooper, *Hemispheric processing of intonation contours*, Collection Cortex, 1974.

Borel-Maisonny S., *Langage oral et écrit, Pédagogies des notions de base*, Parigi, Delachaux-Niestlé.

Botez – Aubè, *La neuromusicologie*, «Union medical du Canada», n. 11.

Bright W., *Points de contact entre langage et musique*, «Musique en jeu», n. 5.

Broca P., *Remarques sur le siége de la faculté du langage articulé*, «Bulletin société anatomique», n. 6, 1861.

BUSQUET D., prefazione a *L'enfant sourd et la musique* di Alain Carré, documento per il titolo di professore di musica specializzato in deficit uditivi, 1980.

BUSQUET D., *Rééducation de l'enfant sourd*, Cahiers Baillières.

CAREY – DIAMOND, *Maturational determination of the developmental course of face encoding*, in «Biological Studies of Mental Processes», de D. Caplan, Cambridge, The Mit Press, 1980.

CARRÉ A., *Curs sur la psychologie de l'audition*, U.F.R. des Arts de l'Université de Rennes 2, 1988.

CARRÉ A., *Elaboration d'une méthode pour mesurer la saisie du langage chez le sourd et chez l'entendant dans des conditions d'écoute perturbée*, D.E.A. di linguistica sotto la direzione di Henriette Walter, U.E.R. del linguaggio Università di Haute Bretagne.

CARRÉ A., *L'enfant sourd et la musique dans la revue des praticiens de la méthode verbo-tonale*, mars 1981.

CARRÉ A., *L'éveil musical en question*, Ed. Crfpac, 1989b.

CARRÉ A., *Les sourds ont la parole*, «Musique et perspectives de soins», CENAM.

CARRÉ A., *Les sourds ont la parole*, Cahiers du CENAM, Musique et Perspectives de soins, n. 36, mars 1985.

CARRÉ A., *Musique et instrument muscaux dans la rééducation verbo-tonale*, Rennes, CEMAC, 1989c.

CARRÉ A., *Musique et instruments musicaux dans la méthode verbo-tonale*, CEMAC, janvier 1989a.

CARRÉ A., *Musique et instruments musicaux*, CEMAC, 1989d.

CARRÉ A., *Quand les sourds entendront*, «CENAM», mai 1984.

CASTOR – THÉBAULT, *Education musicale et enfant sourd*, mémoire pour le diplome d'orthophonie, Université Paris VI, 1986.

CONRAD AMMAN J., *Surdus loquens*, medico in Olanda nel 1669, opera pubblicata nel 1692 e ristampata nel 1700 con il titolo: *Il sordo parlante o dissertazione sulla parola*.

CORNETT, *Le Cued Speech, Aides manuelles à la lecture labiale et perspectives d'aides automatiques*, Paris, Centre Scientifique IBM, 1982.

COURT R., *Langage verbal et langages esthétiques*, «Musique en jeu», n. 2, 1971.

Cremaschi Trovesi G., *Dal suono alla parola, dal suono alla musica*, Bergamo, Juvenilia, 1987.

CUXAC C., *Le langage des sourds*, Parigi, Payot, 1983.

KIMURA D. , *Cerebral domnance and the perception of verbal stimuli*, «Canadian journal of psychology», n° 15, 1961.

DE SAUSSURE F., *Cours de linguistique générale*, Paris, Pajot, 1966.

DELHOM – BOUILLON – FOURNIER – KETTLER, *Moyens de communications et solutions éducatives dans la scolarisation des enfants et adolescents déficients auditifs*, Ministère des Affaires Sociales, rapport de décembre 1985.

DESCHAMPS E., *L'art e dictier* (1392), Oeuvres complètes, Paris, Société des Anciens Textes Français, 1904.

DESPINS J.C., *Le cerveau et la musique*, Paris, Burgois, 1986.

DIDEROT D., *Lettre sur les sourds et muets à l'usage de ceux qui parlent*, in Oeuvres philosophiques 1, Bruxelles, De Coster, 1829.

DOUMENJOU – LABORIT, *Des psychiatres te des sourds et la msychanalyse*, in *La surdité chez l'enfant en France*, Paris, P.U.F., janvier 1990.

DREZANCIC Z., *Stimulations musicales dans les preméres phases du travail avec les enfants déficients de l'audition selon la méthode verbo-tonale*, Lille, CRDP, 1979.

DUMESNIL R., *Le Rythme musical, Essai Historique et critique*, Paris, Champion-Slatkine, 1979.

DYKEMA – CUNDIFF, *The Child's Bill of Rights in Music*, in «School Music Handbook», 1965.

EDWARDS E.M., *Music Education for the Deaf*, Boston, The Merriam-Eddy Company, 1974.

FIRTH J.R., *Speech*, Londres, 1930.

FLETCHER H., *Speech and heating in Communication*, New York, Editions Van Nostrand, 1929.

FÓNAGY I., *Emotions, voice and music*, in *Research aspects on singing*, Publications of the Royal Swedish Academy of Music, 51-79, 1981.

FÓNAGY I., *La viva voix, Essais de psycho-phonétique*, Paris, Payot, 1983.

FÓNAGY – Magdics, *A beszed dallama*, Budapest, Akadémiai Kiado, 1967.

FÓNAGY – Sap, *Ala recherche de traits prosodiques du français parisien*, «Phonetica» 36, 1-20.

FRANCÈS, *La perception de la musique*, Paris, Vrin, 1958.

FRIEDLANDER B.Z., *The effect of speaker identity, voice inflection, vocabulary and message redundancy on infants selection of vocal reinforcement*, in «Revue de Psychologie de l'enfant», n. 6, 1968.

GAGNEPAIN J., *Du vouloir dire*, vol. I, Paris, Pergamon Press, 1982.

GAGNEPAIN J., *Séminaire de linguistique*, Université de Rennes 2, 1989-90.

GAZZANICA – SPERRY, *Language after section of the cerebral commissures*, in «Brain», n. 90, 1967.

GLADIC A., *Le graphisme phonétique*, Bruxelles, Editions Labor, 1982.

GORDON – BOGEN, *Hemispheric lateralization of singing after intravarotid sodium amylobarbitone*, «Journal of neurology», n. 37, 1974.

GREMION J., *La planète des sourds*, Paris, Sylvie Messinger, février 1990.

GUBERINA P., *Methodologia verbotonlog sistema govor*, god. I, broj. I, Zagreb, 1967a.

GUBERINA P., *Metodologia verbotonnog sistema*, govor, god II, broj III, Zagreb, 1967b.

HARPER – HARPER, *Music, emotion and autonomic function*, in *Music and brain, Studies in the neurology of music*, London, Critchley et Henson, Heinemam, 1977.

HERREN H., *L'éducation des enfants et des adolescents handicapés*, Paris, 1971.

JONES D., *The phoneme: it nature an use*, Cambridge, Heffer, 1850.

JOUAUD C., *Musique, mouvement dansè et chant*, documento per il diploma di ortofonia, Université de Nantes, 1985.

KIMURA D., *Cerebral dominance and the perception of verbal stimuli*, «Canadian journal of psychology, n. 15, 1861.

LACAN J., *Ecrits*.

LAFON J.C., *Evaluation du Handicap, critique des barèmes actuels et principes d'actualisation*, Paris, janvier 1990, C.T.N.E.R.H.J., P.U.F.

LAFON J.C., *La mélodie de la parole*, «Mélodie et intonation», 1985.

LEIPP E., *Acoustique et musique*, Paris, Masson, 1980.

LÈON P., *B.B. o la voce «incantatrice»*, «Studia Phonetica», 18-159-171, 1981.

MÂCHE F., *Méthodes linguistiques et musicologie*, «Musique en jeu».

MARTIN S., *Le langage musical*, Paris, Editions Klincksieck, 1978.

MARTIN, *L'intonation de l'acoustique à la sémantique*, Paris, Editions Rossi, 1981.

MARTINET A., *Elements de linguistique générale*, Paris, Presses Universitaires de France, 1967.

MARTINET A., *La description phonologique*, Genève-Paris, Droz, 1956.

MAZET – HOUZEL, *Psychiatrie de l'Enfant et de l'Adolescent*, vol. 2, Paris, Masson.

MEHLER – BARRIÈRE – JASSIK-GERSCHENFELD, *La reconnaissance de la voix maternelle par le nourrisson*, in «Recherche», n. 170, 1976.

MESCHONNIC H., *Critique du rythme*, 1982, Verdier.

Méthodes éducatives: rythme corporel et graphisme phonétique, in «Communiquer», n. 73, août-septembre 1984.

MOLINO J., *Fait musical et sémiologie de la musique*, in «Musique en jeu», n. 17, 1975.

MOTTIER – BUSQUET, L'enfant sourd, Cohiers Baillières, Paris, 1978.

Myklebust R., Auditory disorders in children, New York, Grune and Stratton, 1954.

NATTIEZ J.J., *Analyse musicale et sémiologie*, «Musique en jeu», n. 5.

NATTIEZ J.J., *Fondements d'une sémiologie de la musique*, Paris, 10-18, 1976.

NETTL B., *De quelques méthodes linguistiques appliquées à l'analyse musicale*, «Musique en jeu», n. 5.

PAG. 182

PERIER –CHARLIER – HAGE – ALEGRIA, *Evaluation of the effects of prolonged Cued Speech practise upon the reception of spoken language*, Atti del Congresso mondiale sull'educazione dei sordi, Manchester, 1985.

PHILIPPE M., *L'intonation de l'acoustique à la sèmantique*, Editions Rossi, Paris, 1981.

PIAGET J., *La naissance de l'intelligence chez l'enfant*, Neuchatal, Delachoux et Niestlé, 1977.

RAINER – KENNETH – ALTSHULER, *Family and mental health problems in a deaf population*, New York, Editions Springfield, 1958.

RUDEL R.G., *Neuroplasticity: implications for development and education*, in Chall – Mersky, Education and the brain, Chicago, 1978.

RUWET N., *Langage, musique, poésie*, Paris, Seuil, 1972.

SCHÉRER R., *Structure et Fondement de la communication humaine*, Paris, SEDES, 1965.

SCHINDLER O., «Disturbi del Linguaggio», febbraio 1984a.

SCHINDLER O., *Musicoterapia come operazione di educazione e allenamento delle gnosie o percezioni uditive*, in «Quaderni di musica applicata», n. 5, 1984b.

«Science et Vie», numero speciale dedicato al suono, 1982.

SIMONIN J., *La phonétique et ses applications*, Paris, Delagrave, 1975.

SOULE – HOUZEL – BOLLAERT, *Les psychoses infantiles précoces et leur traitement*, in Psychiatrie de l'enfant, 1976.

SPICKNALL H.W., *Music for Deaf and Hard-of Hearing Children in public schools*, in «Music in Therapy», New York, The Macmillan Company, 1968.

STOKOE W., *A dictionary of American Sign language on linguistic principles*, Silver Spring (USA), Linstok Press, 1976.

STOKOE W., *Sign language structure: an outline of the visual communication system of the American deaf*, Silver Spring (USA), Lynstock Press, 1978.

TOMATIS A., *L'oreille et le langage*, Paris, Seuil, 1978.

VALADE R., *Etudes sur la lexicologie et la grammaire du langage naturel des signes*, Kowloon, Chiu Ming Publishing, 19792.

VEIT – BIZAGUET, *Evolutiòn de l'appareillage individuel et collectif des déficients auditifs dans les classes et les universités*, «Readaption», n. 305, décembre 1983.

VERNYLLOT E., *Les perceptions du nourrisson*, Paris, P.U.F., 1972.

VUILLEME P., *La pensée et les signes autres que ceux de la langue*, Paris, R. Foulon, 1940.

WADA J.A., *Intracarotid injection of sodium amytal for the lateralization of cerebral dominanc*, «Journal of neurology», n. 17, 1960.

WAGNER P., *Les réalisations de langue français*, in «Bulletins Information Société Centrale éducation et assistance pour les sourds-muets en France», n. 28, 1970.

WALTER H., *Enquête phonologique et variétés régionales du français*, Paris, PUF, 1982.

WALTER H., *La dynamique des phonèmes dans le lexique français contemporain*, Paris, France Expansion, 1976.

WALTER H., *Le Français dans tous les sens*, Paris, Laffont, 1988.

WIGAN, A., *The duality of the mind*, London, Longman, 1844.

WOLFF – HOROWITZ, *Sex differences in finger tapping*, «Neuropsychologia», n. 14, 1976.

ZAIDEL E., *Lexical organisation in the right hemisphere*, in *Cerebral correlates of conscious experience*, 1978.

ZURIF E.B., *Auditory latralization: prosodic and syntetic factors*, in *Brain Language*, 1974.

Indice

Finito di stampare
nel mese di luglio 1997
per conto della
Edizioni Scientifiche Magi srl
dalla tipografia Colitti snc
Via G. Libetta, 15/A Roma